あたらしい 栄養事典

［監修］
女子栄養大学 栄養クリニック
田中 明／蒲池桂子

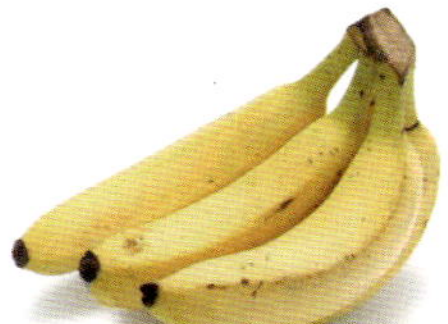

日本文芸社

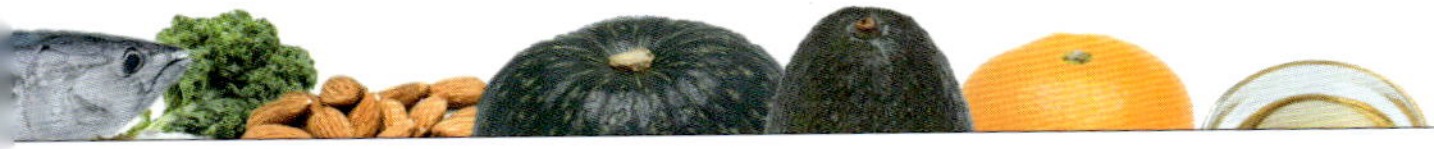

はじめに

超高齢化社会に突入し、65歳以上の割合は今や4人に一人となり、今後もしばらくはこの傾向が続きます。そして高齢者医療は重要課題です。国民の医療費負担は今後さらに増していくといわれています。そんななか、私たちひとりひとりが、それぞれで長く元気に暮らしていくための工夫が注目されています。自分の健康は自分で管理したいもの。そして、そのお手伝いになるのが本書です。

日々の健康は、毎日食べている食品とその栄養がもとになっています。しかし残念ながら、巷《ちまた》の食品や食事に関する情報は錯綜しています。そこで本書では、高齢者社会に向けた行政の取り組み事業や食事の摂取基準などをわかりやすく解説しています。

5年に一度改定される「日本人の食事摂取基準（2015年版）」を参考に、人が一日に必要なエネルギー量や、平均的に必要な栄養素の量や意義などをまとめました。15年ぶりに大改訂が行われた「日本食品標準成分表（七訂《ななてい》）」

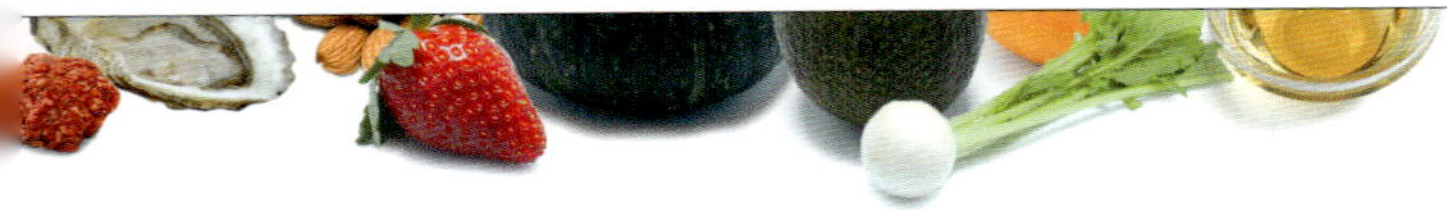

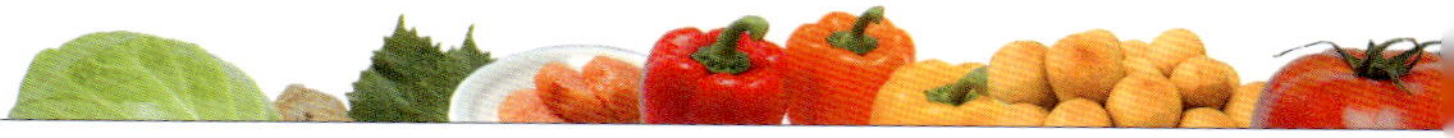

に沿って、現代に流通している各食品について、日常利用する食品をいくつか抜粋して解説しました。和食への理解を深めるために、今回新たに「日本食品標準成分表（七訂）」に掲載されたおそう菜などの品目についても触れています。また、食品表示の読み方や、最近はおなじみとなってきたいわゆる保健機能食品、スーパーフードなどもわかりやすく解説しました。かぜのひき始めや貧血、冷えなど、病院に行くほどでもないけれど、日常的に感じている不調や違和感は、まずは食事を整えることで回復することも多く、そんなときにおすすめの食材や対処法も取り上げています。しかし体調が回復しない場合や重篤な場合は、迷わず医師にかかりましょう。巻末には、ふだん疑問に思うことの多い項目をQ＆Aの形で掲載しましたので、ご参考いただければ幸いです。

　本書が皆様の日々の健康づくりに少しでもお役に立つよう、願っています。

女子栄養大学　栄養クリニック　主任
蒲池桂子

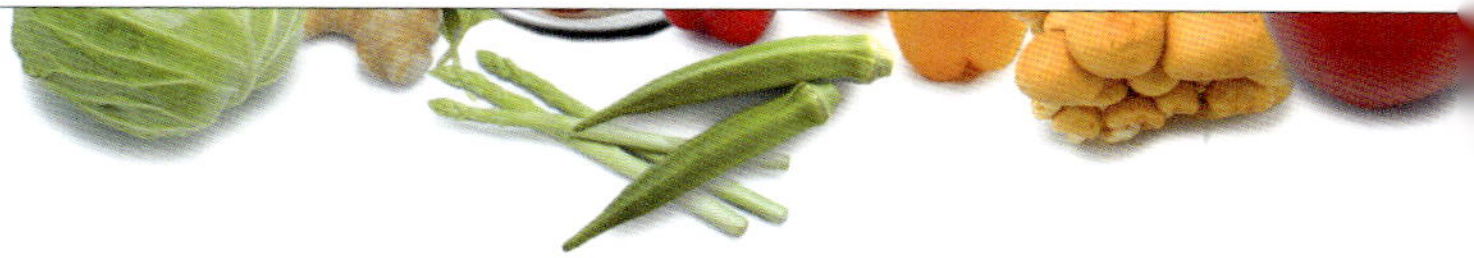

Contents

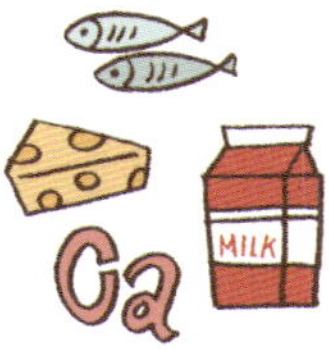

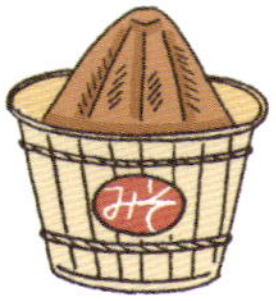

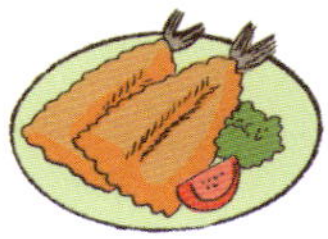

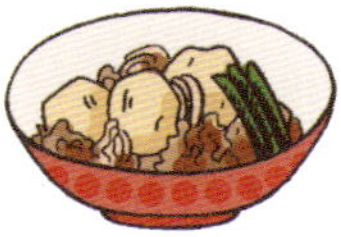

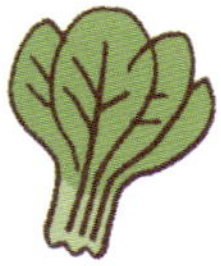

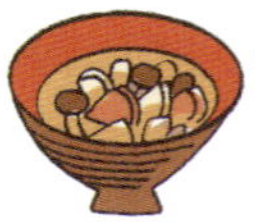

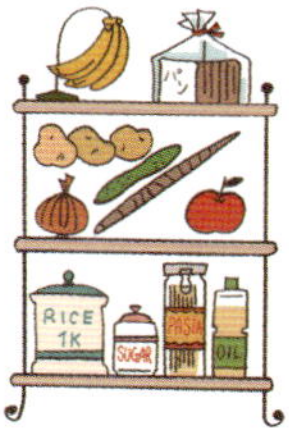

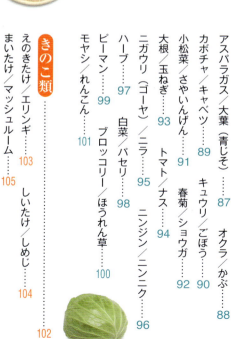

第4章 おなじみ&積極的にとりたい食材・食品事典

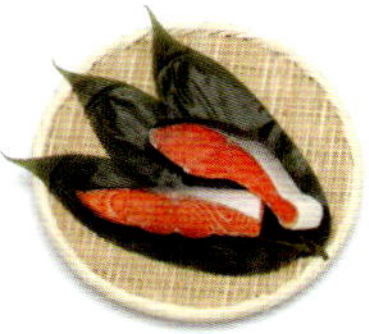

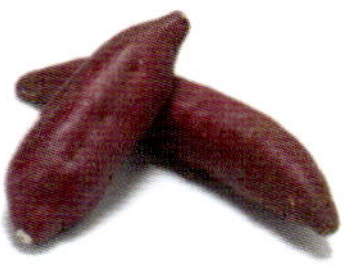

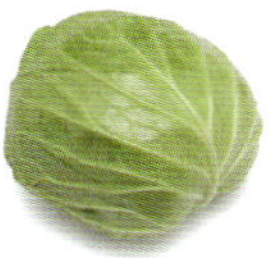

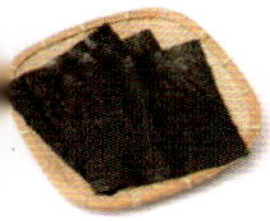

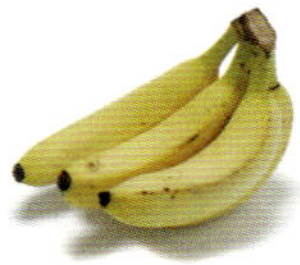

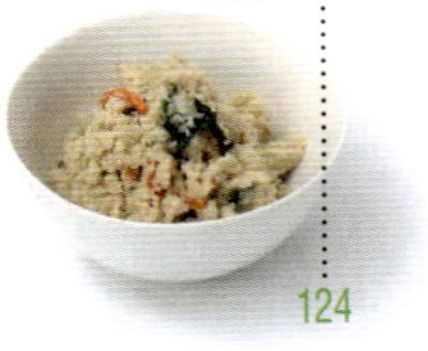

第5章 覚えておきたい栄養素事典

第6章 体の不調を整えたいときの栄養ガイド

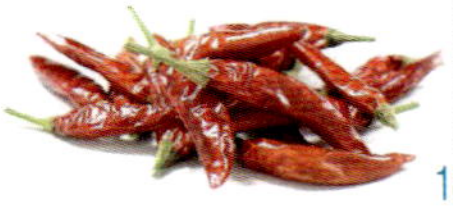

栄養素が体で働くしくみQ&A

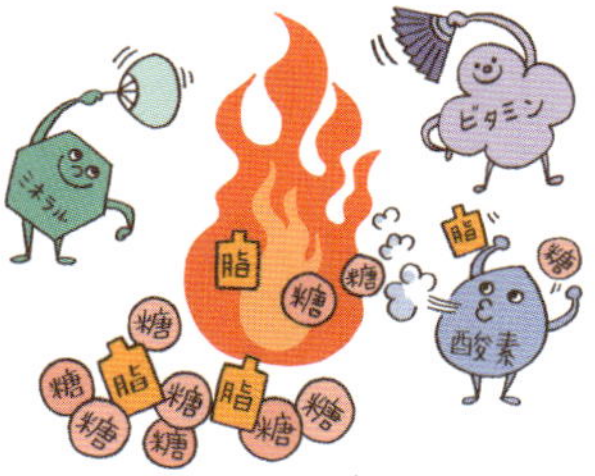

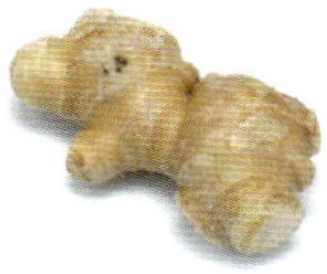

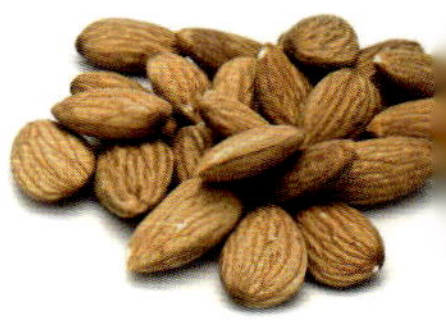

参考資料

『あたらしい栄養学』吉田企世子、松田早苗監修（高橋書店）
『イキイキ！　食材図鑑』佐藤秀美監修（日本文芸社）
『栄養の基本がわかる図解事典』中村丁次監修（成美堂出版）
『栄養の教科書』中嶋洋子監修（新星出版社）
『栄養を知る事典』工藤秀機、蒲池桂子監修（日本文芸社）
『健康診断の検査値の読み方がズバリわかる本』今井一監修（PHP 研究所）
『食材選び便利張』渋川祥子監修（家の光協会）
『ダイエット物語』蒲池桂子著、女子栄養大学監修（メディカルトリビューン）
『七訂食品成分表 2016』香川芳子監修（女子栄養大学出版部）
『なにをどれだけ食べたらいいの？』第３版　香川芳子監修（女子栄養大学出版部）
『日本のおいしい食材事典』江上佳奈美著（ナツメ社）
ほか

本書の使い方

本書は「日本食品標準成分表 2015 年版（七訂《ななてい》）」（以下、「七訂」）と「日本人の食事摂取基準（2015 年版）」（以下、「食事摂取基準」）に準拠し、栄養に関することを幅広く網羅した事典です。知りたいところを気軽にお読みになり、日々の生活に役立ててください。下記は、第 4 章、第 5 章の凡例です。

第 4 章　おなじみ&積極的にとりたい食材・食品事典

食材・食品カテゴリタブ
食材・食品のカテゴリ名を記したタブです。「七訂」とは、分類、表記が一部異なります。

栄養成分データ
「七訂」に記載の栄養成分値を記載しています。とくに記載がない場合は、可食部 100g あたりの「生」の数値です。ビタミン A の値はレチノール活性当量です。ビタミン E の値は α-トコフェロールの量です。

※栄養成分の数値は、「七訂」から抜粋して掲載しています。実際の数値とは、季節、産地、生育環境などにより異なる場合が多々あるため、あくまで標準的な成分値であると「七訂」では定めています。

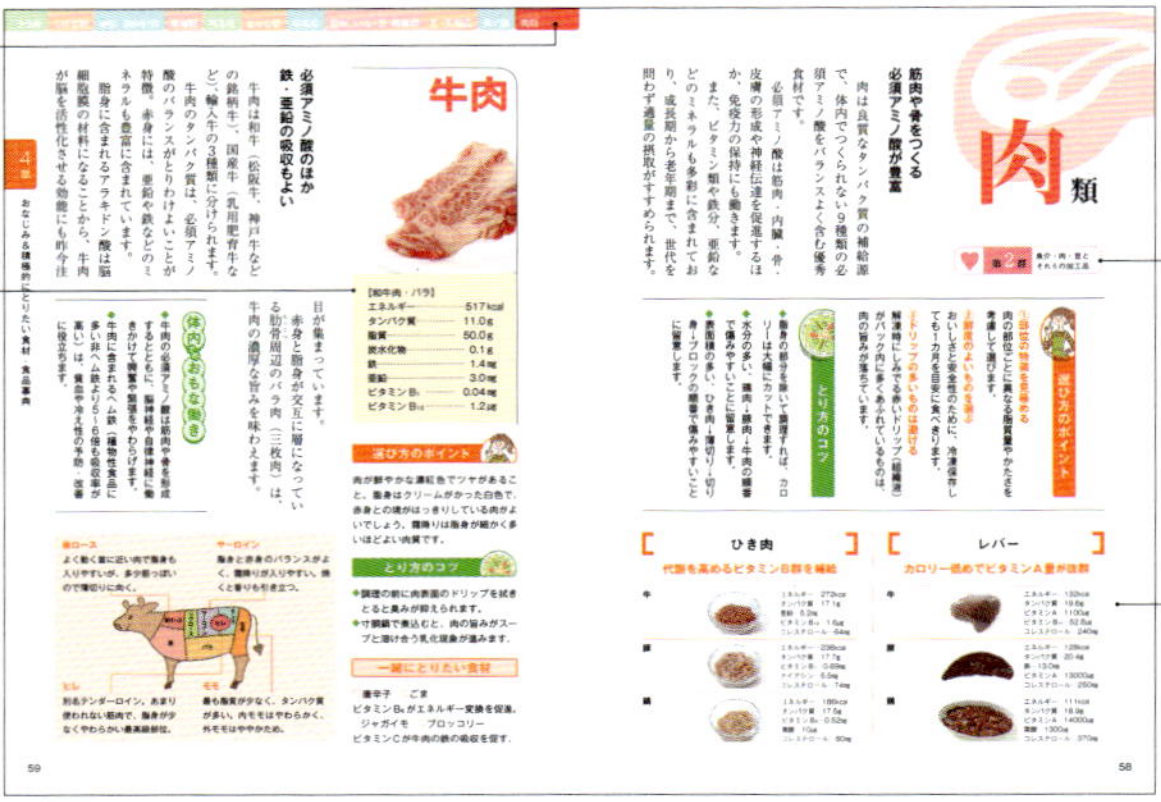

第●群
P.50 ～ 51 でご紹介している「四群点数法」による分類です。

注目の食材・食品
本編では紹介しきれなかった食材・食品の栄養価や特徴などをかんたんに紹介しています。数値は可食部[※] 100g あたりのものです。

※可食部　食材のなかの食べられる部分のこと。野菜のへタや、魚の骨や内臓など、廃棄する部分を除いた残りをいいます。

第 5 章　覚えておきたい栄養素事典

過剰
その栄養素を過剰に摂取した場合に起こりうるおもな症状、過剰症などを記載しています。

欠乏
その栄養素が不足した場合に起こりうるおもな症状、欠乏症などを記載しています。

（栄養素、量）が手軽にとれる食材・食品 Best5
女性の一日の摂取基準値を満たす身近な食材・食品を、含有量の多い順にランキングしています。

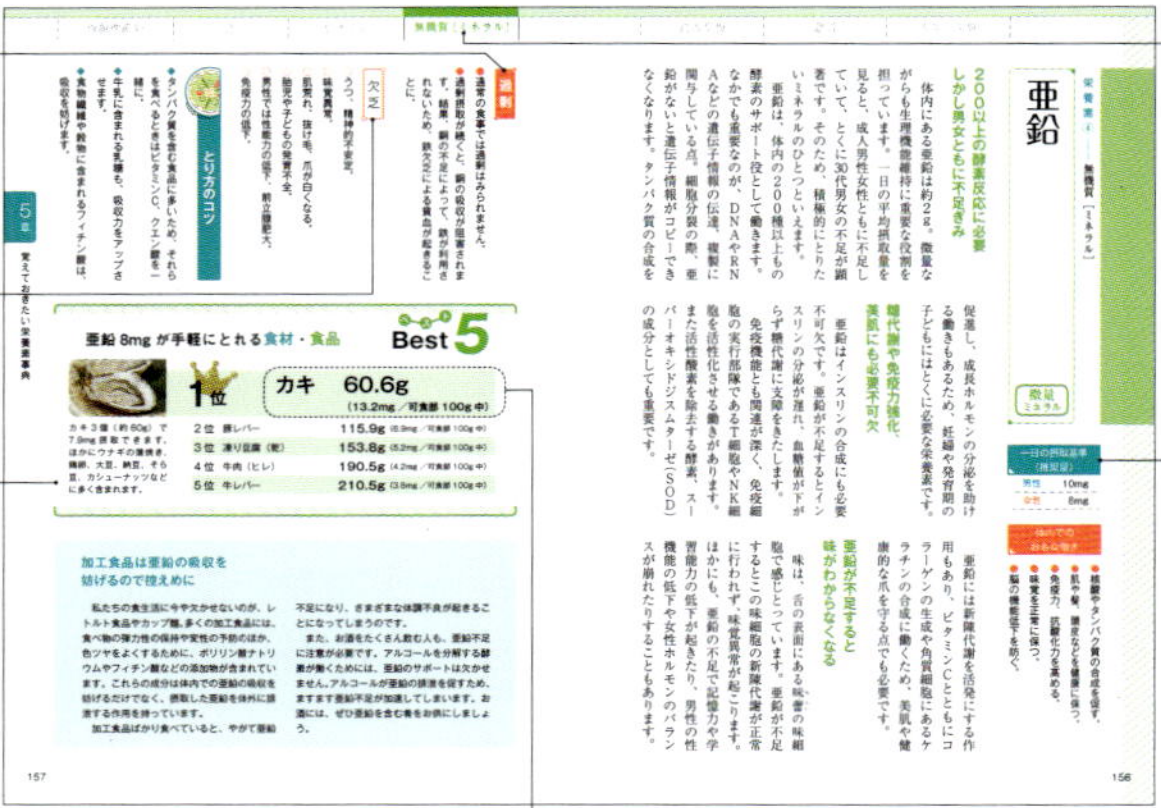

栄養素・栄養成分タブ
5 大栄養素、水、機能性成分の 7 つのグループに分けて記載しています。

一日の摂取基準
「食事摂取基準」の、30 ～ 49 歳の数値を掲載しています。
推奨量……摂取不足を回避するための推定値
目安量……「推奨量」が推定できない場合に記される
目標量……生活習慣病予防のために達成したい数値

$$\frac{\text{食品 100g あたりの含有量}}{\text{食品 100g}} = \frac{\text{一日の摂取基準値}}{\text{食品 } x\text{g}}$$

（亜鉛の場合）13.2mg／カキ 100g = 8mg／カキ xg　x≒ 60.6
亜鉛の一日の推奨量は 8mg。カキ可食部 100g に含まれる亜鉛の量は 13.2mg。
カキおよそ 60.6g をとれば、亜鉛の一日の摂取基準値を満たせるということになります。

頻出の単位

kcal［キロカロリー］……………………熱量（＝エネルギーおよびカロリー）を表す単位です。
μg［マイクログラム］……………………1μg は 1/1000mg です。
mg［ミリグラム］…………………………1mg は 1/1000g です。

※本書に記載のデータ、は 2016 年 11 月現在のものです。
※本書に掲載の画像は、イメージです。

第1章

ここが変わった！最新・栄養学

栄養にまつわる最近のトレンドやニュースは、ぜひチェックしておきましょう。

食と健康の深い関係

食べ物の質や量について意識することは、病気を防ぎ、さらには、人生を変える可能性にもつながります。ふだんの食事を見直してみましょう。

栄養を意識すれば人生も変わる

「人間は食べたものでできている」とは、だれもが一度は聞いたことのあるフレーズです。私たちがつねに元気な体でやりたいことができるのは、今日までずっと食べ続けてきた食事に含まれる、栄養素の恩恵ともいえます。さらにいえば、口にしたものが何で、どんな栄養素を含んでいるかでも、その後の人生は大きく変わってきます。

たとえば若いころにハードなダイエットをくり返し、70代で骨粗しょう症になって寝たきりになる人と、若いころから運動と食事を意識し、いつまでも元気な足腰で、山登りやウオーキングを楽しんでいる人とでは、人生の充実度はちがってくることからもわかるでしょう。

そのことに気づいた人たちが栄養学を受け入れつつあるのは、栄養学が自分の力で手軽に健康を守れる方法であるからにほかなりません。

コラム1

【日本人の平均寿命と健康寿命】

	女性	男性
平均寿命	86.61歳	80.21歳
健康寿命	74.21歳	71.19歳

平均寿命：厚生労働省「平成25年簡易生命表の概況」
健康寿命：厚生労働省「全国厚生労働関係部局長会議説明資料」

健康寿命とは、介護を受けることなしに健康で自立した生活ができる期間を示したもの。この数値は、2013年のもので世界トップですが、国ではこの健康寿命を2020年までに1歳以上延ばすことを目標に掲げています。

コラム2

【病気の発症要因】

おもな生活習慣病と考えられる原因

- 肥満…エネルギー過多
- 糖尿病…糖質過多
- 高血圧症…塩分過多
- 脂質異常症…脂質過多
- 痛風…プリン体過多

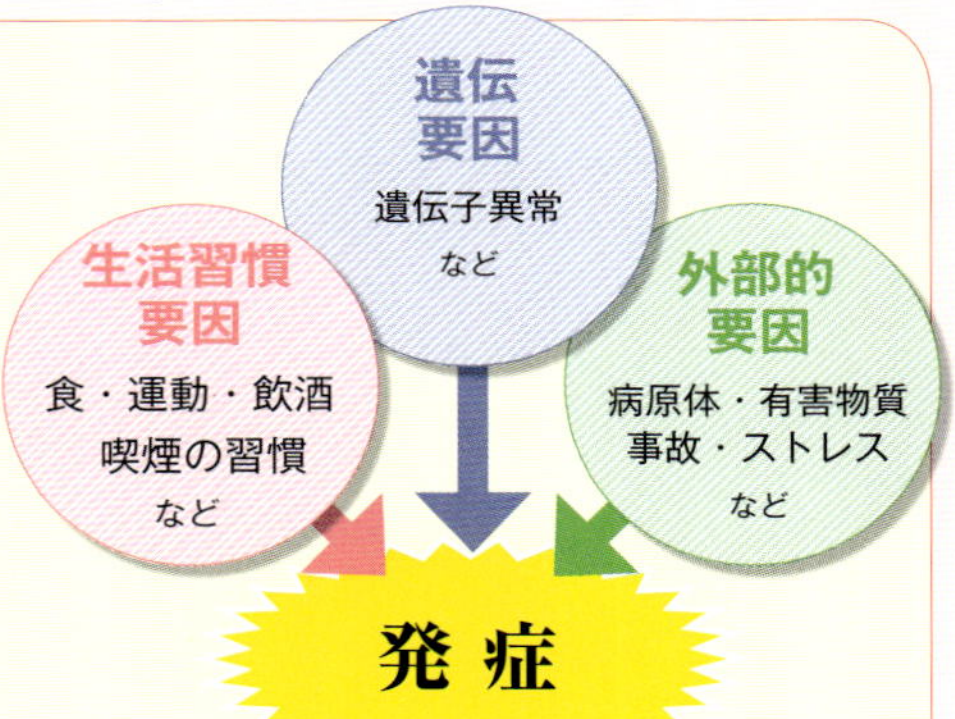

遺伝要因
遺伝子異常
など
生活習慣要因
食・運動・飲酒
喫煙の習慣
など
外部的要因
病原体・有害物質
事故・ストレス
など
発症

医学と栄養学はますます近づいている

さらに最近では、栄養学に注目し、栄養で病気をケアしようとする医師も登場しています。検査法の発達により、食べ物に含まれる栄養素が体のなかでどう働くのかのメカニズムが解明されてきたことにもよるでしょう。栄養学と医学の距離はますます近づきつつあります。

ここで、ある有名な研究をご紹介します。糖尿病予備群の約3000人を対象に、糖尿病になるリスクを下げる方法に関する調査が行われました。血糖値を下げるために、食事療法をはじめ生活習慣を変える、薬を使う、何もしない、という3つのグループをつくり、糖尿病を発症するまでの時間がどう変わるかが調べられました。発症までの時間を最も引き延ばせたのが、生活習慣を変えたグループだったのです。

(February 7, 2002, The New England Journal of Medicine)

また、朝食を食べる必要性についても、人間に備わっている一日のリズムと体内で分泌されるホルモンの量が関係していることがわかってきました。朝食は、生活習慣病のリスクを抑え、肥満の解消に役立つことが明らかになりつつあります。

生活の見直しをすることで、何気ない毎日の習慣に、健康への問題点が見つかったり、なんとなく行っていたことが実は健康づくりに重要だった、と気づいたりすることもあるのではないでしょうか。病気を防ぎ、いつまでも機能的な体でいるために、栄養の知識は欠かせません。

コラム3

【日本人の死因順位（2015年）】

1位	悪性新生物（がん）…………	28.7%
2位	心疾患…………………………	15.2%
3位	肺炎………………………………	9.4%
4位	脳血管疾患………………………	8.7%

厚生労働省「平成27年（2015）人口動態統計の年間推計」

コラム4

｜生活習慣病が約3割!!｜

【国民医療費に占める割合】

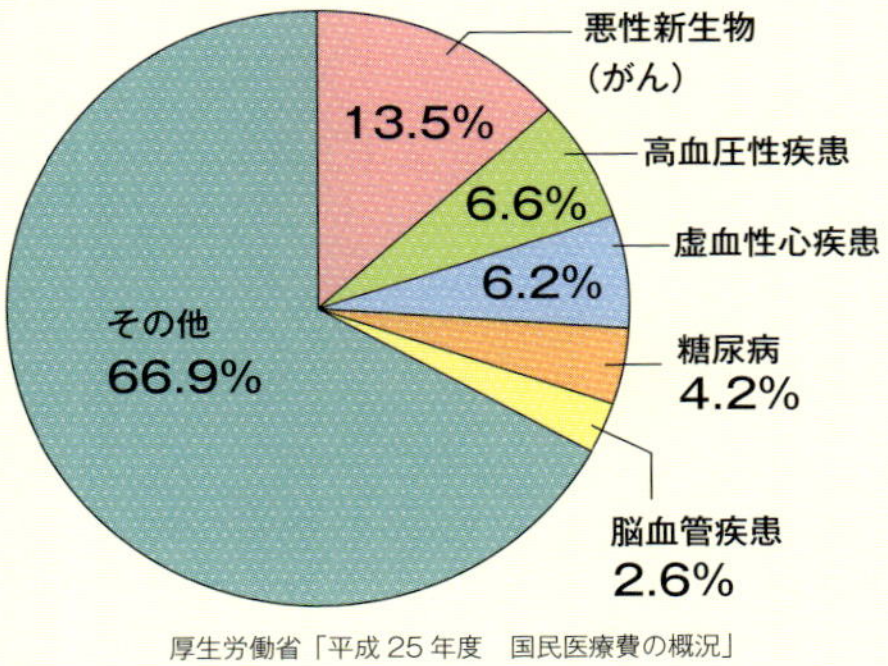

厚生労働省「平成25年度　国民医療費の概況」

食品の栄養成分表示が変わりました！

パンや牛乳など、さまざまな食品についている食品表示。この表示ルールが2015年に大きく変わりました。そのポイントをご紹介します。

ナトリウムが「食塩相当量」に

食品表示とは、消費者である私たちが賢く食品を選ぶために、原材料や栄養価、アレルギーを引き起こす原因となる物質・アレルゲンなどを表示したもののこと。2015年の春に施行された食品表示法により、いくつかの表示項目が大きく変わりました。

第一のポイントは、栄養価を示す栄養成分表示の「ナトリウム」の項目を、「食塩相当量」に換算して表示するようになったこと。

これにより、高血圧などで塩分を控えている人が、よりわかりやすく塩分量を把握できるようになります。

このほか、食物繊維や飽和脂肪酸も、積極的に表示するのが望ましい栄養素として挙げられています。

最近では「機能性表示食品」も登場

このほかの食品表示としては、国が定めた基準のもと、栄養成分の機能的な部分を表示した「栄養機能食品」、「脂肪の吸収を抑える」などの健康効果が国によって認められた「特定保健用食品」（トクホ）があります。さらに2015年からは、企業の責任においてその食品の機能性を表示できる「機能性表示食品」が登場し、野菜などの生鮮食品でも機能性の表示ができるようになりました。目的に合わせて取り入れるのもよいでしょう。

食品表示の上手な使い方

食品表示を上手に使うためには、自分や家族の体調を把握しておくことが基本。「お父さん、会社の健康診断で高血圧を指摘されていたな」「最近、ちょっと太ってきたかも」など、体の状態を知ったうえで表示をチェックし、購入するようにすれば、減塩メニューやカロリーオフ食も手軽に実現できます。

また糖尿病が心配な場合、パッケージで「糖類ゼロ」という表示があったときに、原材料まで見て、本当に糖類が入っていないのかをチェックするといった使い方もあるでしょう。原材料名は、占める割合の多い順に掲載されています。

食品表示とは……

食品のパッケージに記載されている、さまざまな情報のこと。品名や原材料名、内容量や賞味期限などが書かれた欄や、栄養成分表示、機能性の表示などがあります。健康増進法と、商品の品質を管理するJAS法、食品の安全を確保する食品衛生法にそれぞれバラバラに記載されていた、食品の表示に関する規定を統合した食品表示法が定められ、これまで任意だった栄養成分表示が、加工食品に対して義務化されました。

栄養成分表示の内訳

必須……… 熱量（エネルギー）、たんぱく質、脂質、炭水化物、食塩相当量（＝ナトリウム量× 2.54）

推奨……… 飽和脂肪酸、食物繊維

表示可能… 糖類、糖質、コレステロール、ビタミン、ミネラル類

食品表示のおもな変更ポイント

※赤文字部分が変更箇所です。

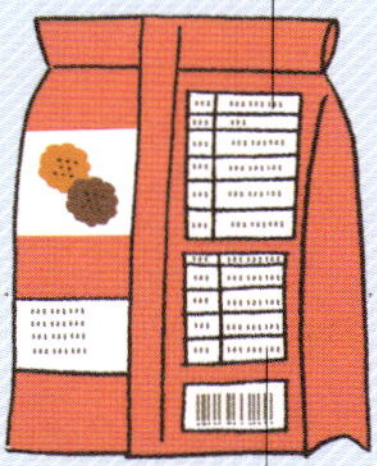

原材料

変更前

品名	菓子
原材料名	砂糖、卵、小麦粉、ファットスプレッド、水あめ、植物油脂、ココア、デキストリン、加工デンプン、膨張剤、乳化剤、香料、ビタミンC、酸化防止剤（ビタミンE）、（原材料の一部に乳成分、大豆を含む）
内容量	180g

特定加工食品（パンやマヨネーズなど）のアレルゲン表示義務はなく、添加物とそれ以外の原材料の区別がわかりづらかった。

変更後

品名	菓子
原材料名	砂糖、卵、小麦粉、ファットスプレッド、水あめ、植物油脂、ココア／デキストリン、加工デンプン、膨張剤、乳化剤、香料、ビタミンC、酸化防止剤（ビタミンE）、（原材料の一部に卵、小麦、乳成分、大豆を含む）
内容量	180g

すべてのアレルゲンを表示することに。また、どれが添加物なのかがわかるように、ほかの原材料と区別して表記するようになった。

栄養成分表示

変更前

栄養成分表示（100 gあたり）	
熱量	●● kcal
たんぱく質	×× g
脂質	△△ g
炭水化物	◎◎ g
ナトリウム	○○ mg
コレステロール	★★ g

栄養成分表示は任意だった。熱量（エネルギー）、たんぱく質、脂質、炭水化物、ナトリウムのほか、特徴成分の記載が可能。

変更後

栄養成分表示（100 gあたり）	
熱量	●● kcal
たんぱく質	×× g
脂質	△△ g
飽和脂肪酸	◆◆ g
n-3 系脂肪酸	□□ g
n-6 系脂肪酸	■■ g
コレステロール	○○ mg
炭水化物	◎◎ g
糖質	★★ g
糖類	▲▲ g
食物繊維	☆☆ g
食塩相当量	◇◇ g

「ナトリウム」を「食塩相当量」に変更。コレステロールや糖類などは脂質や炭水化物とまとめて記載できるようになった。

コラム1

【 糖質と糖類の違いは？ 】

糖質……… 炭水化物から食物繊維を除いたすべて

糖類……… 単糖類または二糖類のこと

糖質には、甘味料によく使われる糖アルコールや多糖類、少糖類が含まれますが、糖類にはそれらが含まれません。

（消費者庁「栄養表示基準」）

コラム2

【 ゼロは 0 ではない？ 】

「糖類ゼロ」や「カロリーゼロ」、栄養成分表示に「0 g」と書かれていても、本当の意味での0とは限りません。微量なものは0と記してよいことになっているのです。ゼロと表示があったとしても、やはり適量を心がけたいものです。

0と表示することが認められているケース

［食品 100g あたり］
- 熱量（エネルギー）……5kcal 未満
- たんぱく質、脂質、炭水化物……0.5g 未満
- コレステロール、ナトリウム……5mg 未満
- 飽和脂肪酸……0.1g 未満

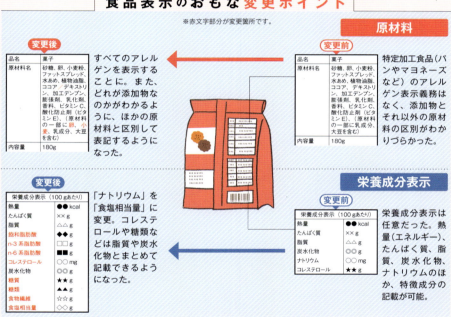

「メタボ」から「ロコモ」へ！ タンパク質のとり方が重要です

要介護のリスクが高まるロコモティブシンドロームを防ぐために、今からタンパク質と運動を取り入れ、ケアを始めましょう。

閉経後の女性に多い 足腰が弱くなる「ロコモ」

今ではすっかり一般的となった健康キーワードのひとつ、メタボリックシンドローム。腹囲が基準値より高いこと、それに加え、血液中の脂質、血圧、血糖のうち２つが基準値をオーバーしている人が当てはまります。今や40～70代男性の２人にひとりはメタボともいわれています。

さらに最近話題となっているのがロコモティブシンドローム（通称ロコモ）です。これは「運動器症候群」といわれ、骨や関節、筋肉などの運動機能が低下することで、老化によって猫背になったり、骨折しやすくなったり、筋力が低下したりして、寝たきりや要介護のリスクが高まる状態のことを指します。

とくに女性に心配なロコモ。年をとると、骨の生まれ変わりに関係する女性ホルモンが減少するため、骨粗しょう症が増える傾向にあります。「ちょっとつまずいたら骨折した」「大腿骨《だいたいこつ》が折れた」なんて話を聞くと、さらに動くのがおっくうになり、足腰がますます衰えることになりかねません。

「サルコペニア」や「フレイル」にも注意が必要

とくに筋肉の量が減ることを「サルコペニア」といいます。加齢で疲れやすくなって心身の活力がなくなる、ロコモの一歩手前である「フレイル」も心配です。いずれも将来、寝たきりや要介護のおもな原因となり、ひいては健康寿命を縮めてしまうことにもなるため、高齢になる前に予防しておくことが大切です。

ロコモティブシンドローム

筋力・バランス能力の低下、骨や関節の病気などによって転倒・骨折をしやすくなること。自立した生活ができず、介護が必要となる危険性が高い状態。日本整形外科学会が提唱。

サルコペニア

筋肉量が低下し、筋力または身体能力が低下した状態。加齢によるものと、体を動かさなかったり、栄養不足、病気などが原因で筋肉量が減る場合のものとがある。

フレイル

日本老年医学会が提唱する、加齢によって筋力や精神面が衰える状態全般を指す言葉。動くことが面倒になると、ますます筋力が低下し、要介護のリスクが高まるとしている。

今日からでも強い足腰を守る生活を

これらを防ぐためにはまず、タンパク質をしっかりとること。年をとるとさっぱりした食事を好みがちですが、魚はもちろん、肉や卵も食べましょう。もし苦手なら、大豆製品をとります。このとき、カツオ節や卵を加えるとバランスがよくなります。あわせて、カルシウム、マグネシウムのとれるのりやごま、さくらんぼをとると、なおよいでしょう。

また、動かないと筋肉の量はどんどん減ってしまうので、日ごろから運動する習慣をつけておくのも大事なこと。近所の移動は、車ではなく自転車を使うか歩く、戸外での趣味を始めるなど体を使うことを意識するのも大切です。足首を10回ゆっくり回す、手をグーパーさせるなども血流がよくなるのでおすすめです。

タンパク質が多く含まれている食材

一日の摂取基準（推奨量）は
男性 60g
女性 50g

肉類

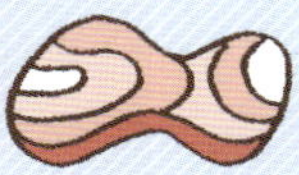

ビタミン、ミネラルも豊富です。脂質も多いので、赤身のものや脂身の少ないものを選びましょう。

大豆

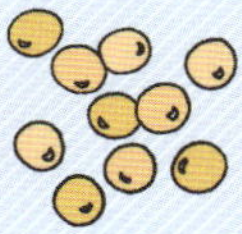

ポリフェノールも豊富で、比較的低カロリー。豆腐や味噌など、バリエーション豊かな食材です。

乳製品

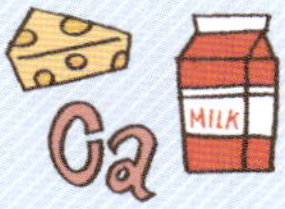

骨の生成に欠かせないカルシウムも豊富。一日コップ１杯の牛乳やヨーグルトをとる習慣を。

卵

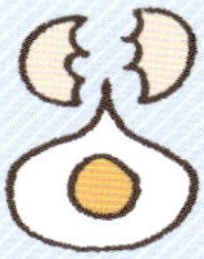

食物繊維とビタミンＣ以外のすべての栄養素を含む、完全栄養食品。生よりも半熟がおすすめです。

さまざまな食材を組み合わせると、そのほかの必要な栄養素もバランスよくとることができます。タンパク質をとることを軸にした献立を考えるとよいでしょう。

一日10分、体を動かす時間をプラス！

厚生労働省が推進する「健康日本21（第二次）」の「アクティブガイド」によると、一日10分の運動が健康寿命を延ばすといいます。今すぐできる、10分の運動例をチェックしてみましょう。

筋トレ
テレビを見ながらストレッチをするのでも構いません。

ウオーキング
朝や夕方など、散歩がてらでもOK。歩幅を広くすれば、より効果的。

通勤
遠回りをしたり、エスカレーターではなく階段を使ってみては。

そうじ
ふだんはしない場所のそうじを、毎日のそうじに加えてみましょう。

庭の手入れ
立ったりしゃがんだり、ものを運んだり。さまざまな動作ができます。

ラジオ体操
子どもから老人までかんたんにできます。道具も必要ありません。

遠くのトイレを使う
勤務中でも運動は可能！職場での移動も、いつもより余計に動いて。

買い物
徒歩や自転車で、家から少し離れたスーパーへ行ってみましょう。

腸は第二の脳！ 腸内環境を整えるといいことずくめ

「腸活」なる言葉も聞かれるようになった昨今。腸が健康や美に与える影響ははかりしれません。腸をいたわる食事、始めましょう。

腸内環境を整えると免疫力がアップ

近年、栄養学で注目を浴びているトピックのひとつが、腸。食べ物に含まれる栄養や水分を吸収している臓器で、腸内には100兆もの細菌がすみついています。重さにするとなんと2kg以上！ 食べ物に含まれる栄養素や水分を吸収したり、便をつくったり、デトックスをイメージしがちですが、ほかにもさまざまな働きがあります。

たとえば免疫機能。免疫細胞の7割は腸にあり、細菌やウイルスから体を守っています。さらに、心の安らぎに関与することから「幸せホルモン」とも呼ばれるセロトニンは、なんと9割が腸内でつくられていることがわかってきました。

腸内細菌は、体にとってよい働きをする善玉菌、悪い働きをする悪玉菌、どちらにも働く日和見《ひよりみ》菌の3種類に分けることができます。近ごろでは、肥満や血圧抑制、糖尿病などを防ぐ働きをする細菌も発見されています。さらに、細菌のバリエーションが豊かなほど健康によい、という研究結果もあります。

シンバイオティクスを意識した食事を

腸内環境をよくするためには、善玉菌を優勢な環境にしておくのが基本。そのためには、腸に有益な働きをしてくれる微生物・プロバイオティクスをとるのが有効です。プロバイオティクスには、ヨーグルトや発酵食品に含まれる乳酸菌やビフィズス菌が挙げられます。

加えて、プロバイオティクスを元気にしてくれるプレバイオティクスの存在も忘れてはなりません。玉ねぎやごぼうなどに多いオリゴ糖、野菜や豆類などに含まれる食物繊維がこれにあたります。そして、プロバイオティクスとプレバイオティクスの2つを含んだもの、また、それらを同時に摂取することは、シンバイオティクスと呼ばれています。

健康や美に大きくかかわる腸内環境。意識するだけで、たくさんのメリットを受けることができるのは、うれしいところです。

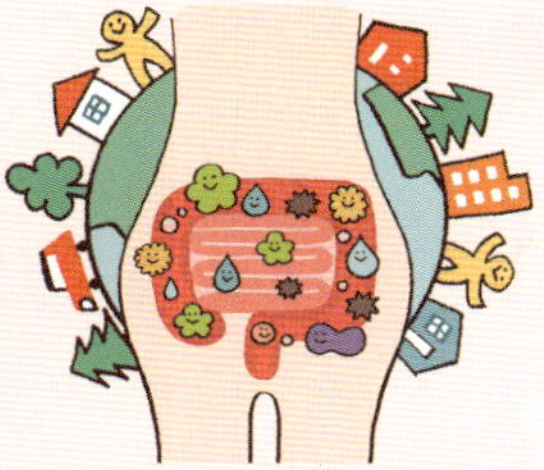

人ひとり分の腸内細菌は、地球の生態系を思わせるくらい、種類が多種多様。

【おもな腸内細菌】

	善玉菌	悪玉菌	日和見菌
特徴	体にとってよい働きをする腸内細菌。消化、吸収を促したり、免疫力を高める作用をする。	人体にとって有害な細菌。腸内で毒素を産生したり、排泄のリズムを乱したりする。	善玉菌が優位なときは善玉菌を助け、悪玉菌が優勢になると、有害な働きを助長する。
代表的な菌	乳酸菌 ビフィズス菌	ウェルシュ菌 大腸菌 ブドウ球菌	バクテロイデス 嫌気性連鎖球菌

【腸内で有益に働く微生物】

プロバイオティクス

腸に有益な働きをする細菌。または、これを含む食品のこと。

- 乳酸菌
- ビフィズス菌
- ラブレ菌
- ブルガリア菌
- ビール酵母
- ケフィア

など

プレバイオティクス

プロバイオティクスの働きを助ける物質。または、これを含む食品のこと。

- オリゴ糖
- 食物繊維

など

シンバイオティクス

プロバイオティクスとプレバイオティクスを同時に含んだもの。または、それぞれを同時に摂取すること。

- 発酵食品とオリゴ糖、食物繊維を同時にとる

など

【シンバイオティクスの例】

グラノーラ

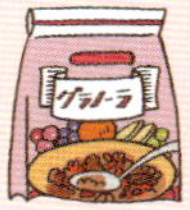

＋

ヨーグルト

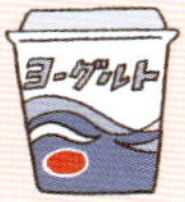

玄米ごはん

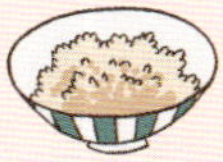

＋

納豆

＋

野菜ときのこたっぷりの味噌汁

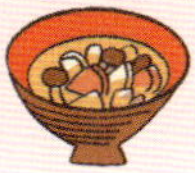

伝統的健康アイテム
発酵食品のパワーを知る

日本にはたくさんの発酵食品があり、そのパワーは驚くべきもの。健康の柱となる発酵食品を、もっと食卓に取り入れてみましょう。

微生物の力で たくさんのメリットが

発酵食品とは、微生物の働きを利用して保存性を高めたり、風味をよくした食べ物のことです。発酵によって、でんぷんやタンパク質がブドウ糖やアミノ酸に形を変えることで消化がよくなったり、栄養価が高まるというメリットがあります。発酵食品には乳酸菌などの菌も含まれるため、腸内環境をよくし、便秘解消や免疫力アップにも貢献してくれます。

発酵食品に使われる微生物は多彩です。たとえば、パンや味噌、しょうゆには酵母菌、チーズ、ヨーグルト、漬物には乳酸菌、甘酒や日本酒には麹菌、といった具合。発酵食品の種類に合わせて、いろいろな菌が使われています。

実は「発酵食品大国」である日本

実は日本は、世界の諸外国にくらべて多彩な発酵食品が存在する「発酵食品大国」。温度や湿度が発酵に適しているため、菌が育ちやすいのも理由のひとつです。新潟のかんずり、金沢のかぶら寿司など、郷土色豊かな発酵食品が存在し、生活に根づいています。

近年よく聞く 植物性乳酸菌とは？

乳酸菌には植物性のものもあり、漬物や味噌に含まれるのがそれです。植物性乳酸菌は、動物性乳酸菌の10倍もの種類が存在すると考えられています。

動物性乳酸菌とのちがいは、生命力が強くタフであること。動物性乳酸菌が生育するおもな場は牛乳ですが、牛乳は三大栄養素を含み、ビタミン、ミネラルなどが豊富です。それにくらべ植物性乳酸菌が生育する野菜は、栄養素が少なめ。さらに塩分が強いなど、過酷な条件下で生き延びてきたものが多いのです。そのため、ヨーグルトに含まれる乳酸菌は腸に届くまでに死んでしまうものが多いなか、植物性乳酸菌は生きて腸まで届くものが多く、タフといえます。

日本は発酵食品大国!!

日本にはさまざまな発酵食品があります。その一部を見てみましょう。

納豆菌

枯草菌の一種。タンパク質を分解して特有の粘りと臭いを出す。

納豆など

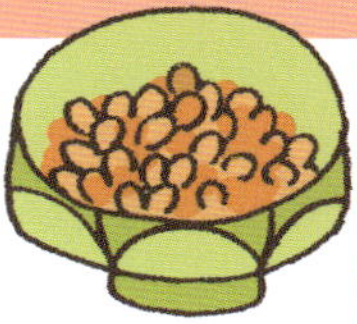

乳酸菌

乳酸発酵する細菌の総称。糖類を分解して乳酸をつくる。

ぬか漬けなど

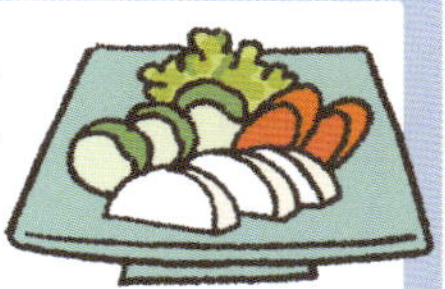

麹菌

カビの一種。でんぷん、セルロース、タンパク質などを分解する。

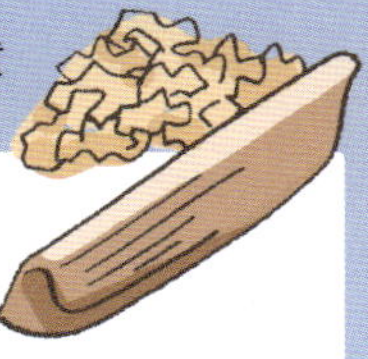

カツオ節
甘酒
イカの塩辛など

酢酸菌

アルコールを酸化させて酢酸をつくる菌の総称。

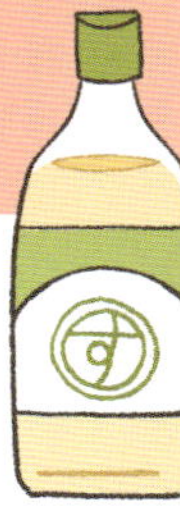

酢など

郷土料理も発酵食品が豊富！

- 鮒鮨《ふな》（滋賀県）
- かぶら寿司（石川県など）
- かんずり（新潟県）
- しょっつる（秋田県）

など

麹菌・乳酸菌・酵母菌

麹菌が分解した糖から乳酸菌が乳酸を生成し酸性の環境をつくると、ほかの雑菌が死滅して酵母の発酵が進む。

日本酒
味噌
しょうゆなど

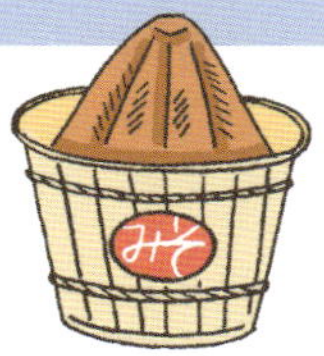

話題のスーパーフードは賢く取り入れる

モデルやセレブなどの間で話題のスーパーフード。美やエイジングケアのためには、自分に合ったものを取り入れることが大切です。

抗酸化成分や栄養素が突出して多い

感度の高い女性の間で一躍話題となり、ブームとなったスーパーフード。チアシードにココナッツオイル、スピルリナなど、一度は耳にしたものがあるかもしれません。

そもそもスーパーフードとは、アメリカやカナダの食事療法に関する医師や専門家の現場では、１９８０年代から使われていた言葉。一般的な食品にくらべて栄養価が優れていたり、抗酸化成分など、ある特定の成分や栄養素がぬきんでて多く含まれていたりする食品を指します。少量でも、健康によい成分や栄養素を効率的にとることができるのです。

アサイー、チアシード、アマニ油など種類も豊富

アサイーはブラジル原産のフルーツで、アンチエイジング力のあるポリフェノールが赤ワインの約30倍と豊富なことで知られます。さらに食物繊維、カルシウム、鉄分をたっぷり含むことから、「奇跡の果実」とも呼ばれています。

同じく南米原産のチアシードは、体内の脂肪を落ちやすくして血液をサラサラにするオメガ3脂肪酸、腸内環境を整える食物繊維など、多彩な栄養成分を含みます。水に浸すと約10倍に膨らんでゼリー状になり腹持ちもよくなるため、ダイエットフードとしても活用されています。

このほかウコンやそば、キヌア、アマニ油など、実に多くの食品があります。ちなみに、ふだんよく見かけるアーモンド、ブロッコリースーパースプラウトもその仲間といえます。

パワフルな分、体質に合わない場合は注意

オシャレ感もあり、美と健康をパワフルにサポートしてくれるスーパーフードですが、とりすぎには注意が必要です。体質に合わない場合、便秘や下痢を起こす可能性も。

パワーがあるということは、とりすぎるとそれだけ体に負担がかかるということ。ときどき取り入れるくらいがよいかもしれません。

【おもなスーパーフードとその特徴】

名称	特徴
アーモンド	桃に似た果実で、ふだん食しているのは種の部分。抗酸化作用のあるビタミンEが豊富なほか、オメガ3脂肪酸も含まれている。
アサイー	ブラジル原産のヤシ科の植物。ブルーベリーのような見ためをしている。ポリフェノール、鉄分、カルシウム、食物繊維など多くの栄養素や抗酸化成分を含む。
アマニ油	リネンの原料にもなる亜麻の、種からとれる油。オメガ3脂肪酸、α-リノレン酸の含有量が、ほかの食品にくらべて突出している。
ウコン	ショウガ科のカレー粉のスパイスのひとつ。ターメリックとも。濃い黄色の色素であるクルクミンが肝臓の働きをよくし、生活習慣病の予防も期待されている。
キヌア	南米原産の穀物。すべての必須アミノ酸を含み、ミネラル、食物繊維も豊富。栄養バランスのよさは、NASA（アメリカ航空宇宙局）が「21世紀の主要食」と称するほど。
ココナッツオイル	熱帯アジア原産のココヤシの実で、体内に蓄積されにくくエネルギー効率のよい中鎖脂肪酸を含む。ココナッツウオーターはカリウムを多く含み、「天然のスポーツ飲料」とも。
スピルリナ	アフリカや中南米に生息する藻の一種。タンパク質を多く含み、ビタミン、ミネラル、食物繊維など50種類以上の栄養素を含むため、栄養補助食品として注目されている。
そば	タデ科の一年草の実を粉末にして食用に利用する。ビタミンCの作用を助けたり、毛細血管を強くしたりするビタミンPの一種、ルチンが含まれた貴重な食材。
チアシード	シソ科の一年草、チアの種。水を含むと10倍に膨らみ、食物繊維が種のまわりを覆う。タンパク質のほか、ミネラル、ビタミンB群、不飽和脂肪酸も豊富で、必須アミノ酸9種のうち8種を含む。
ブロッコリースーパースプラウト	発芽から3日目のブロッコリーの新芽。抗がん作用があるとされるスルフォラファンを、成熟ブロッコリーの20倍以上含むといわれている。

そのほか、スーパーフードといわれているもの

- マカ
- クコの実（ゴジベリー）
- カカオ
- カムカム
- 生ハチミツ
- ザクロ
- アロエベラ
- ゴールデンベリー　など

ほかにも、発酵食品の味噌や納豆、トマトやアボカド、あずき、梅干し、ショウガ、緑茶など、なじみの深い食品もスーパーフードと呼ばれる場合があります。いろいろな種類の食品をとる機会を増やしていきましょう。

すっかりおなじみ！ トクホと栄養機能食品

食品の健康効果を表示する「トクホ」「栄養機能食品」「機能性表示食品」。それぞれのちがいを押さえて、健康に役立てましょう。

「特定保健用食品」の表示には国の審査が必要

日本において、食べ物の持つ機能について表示できるのが、「特定保健用食品」「栄養機能食品」「機能性表示食品」の3つで、一般食品とは別に、保険機能食品に分類されます。

「特定保健用食品」は通称トクホと呼ばれるもの。「おなかの調子を整える」など、食品が持つ成分をパッケージに表示することができます。国が審査を行い、安全性、有効性を確認した後に許可を出しているのが特徴です。

「栄養機能食品」は、12種類のビタミン、5種類のミネラルのいずれかを含んでいるものに表示されたもの。国が設定した基準の栄養素を含んでいれば、届け出をしなくても独自の判断で表示ができます。

最後に「機能性表示食品」は、科学的根拠に基づいた機能を、事業者の責任下で表示したもの。事前に国へ、機能性に関する情報を届け出る必要があります。食品表示法に基づいて新たに規定され、根拠を明示できれば、生鮮食品にも機能性を表示することができます。

「特定保健用食品」が国が安全性、有効性を確認しているのに対し、それ以外の食品は企業が独自に行っているのが特徴です。そのため、体質に合わず効果が実感できないようであれば、無理に続けないほうがよいでしょう。

区分	特徴	表示例
特定保健用食品（トクホ）	健康の維持増進に役立つことが科学的根拠に基づいて認められ、その効果を表示することを認められている食品。表示されている効果や安全性については国が審査を行い、食品ごとに消費者庁長官が許可している。	「コレステロールの吸収を抑えます。」「糖の吸収を穏やかにします。」
栄養機能食品	一日に必要な栄養成分（ビタミン、ミネラルなど）が不足しがちな場合、その補給や補完のために利用できる食品。一定の基準量を含む食品であれば、とくに届け出などをしなくても、国が定めた表現によって機能性を表示することができる。	「栄養機能食品（カルシウム）カルシウムは、骨や歯の形成に必要な栄養素です。」
機能性表示食品	事業者の責任において、科学的根拠に基づいた機能性を表示した食品。販売前に安全性及び機能性の根拠に関する情報などを消費者庁長官へ届け出たもの。ただし、トクホとはちがい、消費者庁長官の個別の許可を受けたものではない。	「本品にはラクトフェリンが含まれるので、内臓脂肪を減らすのを助け、高めのBMIの改善に役立ちます。」

第2章

大改訂・「日本食品標準成分表〈七訂〉」10のキーワード

15年ぶりの大幅改訂の変更点から、
近年の食にまつわる環境の変化が読みとれます。

※本文中「食品成分表」は、1950年から国が発表している「日本食品標準成分表」を指します。
※とくに2015年12月に改訂された「日本食品標準成分表2015年版（七訂）」のことは「七訂」と表記しています。
※食材や栄養素の表記は、「食品成分表」に準拠していますが、一部表記が異なるものがあります。
※食材の栄養成分値で、とくに表記がない場合は、可食部100gあたりの「生」（調理前）の値です。

「日本食品標準成分表」が改訂されました！

食材や食品の成分値が記載されている「日本食品標準成分表」。２０１５年に15年ぶりに大改訂された「七訂《ななてい》」は、関係者の間で話題です。

食品に含まれる成分量を計測した「日本食品標準成分表」

私たちがふだん口にしている食べ物にどれだけのカロリーやタンパク質、脂質などの栄養素が含まれているかを示したのが「日本食品標準成分表」（以下、「食品成分表」）です。

生鮮食品や調味料など、収載されている食材、食品はさまざま。レストラン、病院、学校など、食にかかわる多くの現場で使われています。

登場したのは１９５０年。当時は掲載食品数も５３８と少なめでした。しかし時代とともに変化を遂げ、２０１５年に公表された「七訂」では収載数が大幅に増えるなど、現代の食事情が反映されています。

【 食品成分表の変遷 】

名称	公表年	食品数	成分項目数
日本食品標準成分表	昭和25年（1950年）	538	14
改訂日本食品標準成分表	昭和29年（1954年）	695	15
三訂日本食品標準成分表	昭和38年（1963年）	878	19
四訂日本食品標準成分表	昭和57年（1982年）	1,621	19
五訂日本食品標準成分表	平成12年（2000年）	1,882	36
五訂増補日本食品標準成分表	平成17年（2005年）	1,878	43
日本食品標準成分表 2010	平成22年（2010年）	1,878	50
日本食品標準成分表 2015年版（七訂）	平成27年（2015年）	2,191	52

（例）食品成分表（七訂）による
イチゴ（生 可食部 100g）の成分値

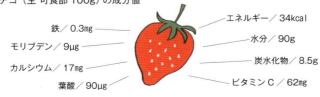

鉄／ 0.3mg
モリブデン／ 9μg
カルシウム／ 17mg
葉酸／ 90μg
エネルギー／ 34kcal
水分／ 90g
炭水化物／ 8.5g
ビタミンC ／ 62mg

イチゴの約90%は水分だということがわかる。イチゴ生100gは7～10粒ほど。

ポイント①

収載食品が大幅アップ

食品の多様化がますます加速！

2015年に行われた改訂の目玉は、食品数が大幅に増え、2191食品になったことでしょう。前回にくらべ300も増加したのは、15年ぶりのことです。ブームとなったアマニ油やえごま油、アレルギー対策のために増えてきた米粉パンなどの製品、身近になったアンチョビ、モッツァレラチーズなど、バリエーションも豊かです。

また、調理前の食材だけでなく、調理後の食材の数が増えたり、調理のバリエーションが増えているのも大きな変化です。これは2015年に施行された食品表示法による、加工食品の栄養成分表示の義務化を受けて加えられたものです。

文部科学省

「日本食品標準成分表 2015年版（七訂）」に掲載されている成分項目

- エネルギー
- 水分
- たんぱく質
  - アミノ酸組成によるたんぱく質
- 脂質
  - トリアシルグリセロール当量
  - 脂肪酸
    - 飽和脂肪酸
    - 一価不飽和脂肪酸
    - 多価不飽和脂肪酸
  - コレステロール
- 炭水化物
  - 利用可能炭水化物（単糖当量）
  - 食物繊維
    - 水溶性食物繊維
    - 不溶性食物繊維
    - 食物繊維総量
- 無機質（ミネラル）
  - ナトリウム
  - カリウム
  - カルシウム
  - マグネシウム
  - リン
  - 鉄
  - 亜鉛
  - 銅
  - マンガン
  - ヨウ素
  - セレン
  - クロム
  - モリブデン
- ビタミン
  - ビタミンA
    - レチノール
    - カロテン
      - α-カロテン
      - β-カロテン
    - β-クリプトキサンチン
    - β-カロテン当量
    - レチノール活性当量
  - ビタミンD
  - ビタミンE
    - トコフェロール
      - α-トコフェロール
      - β-トコフェロール
      - γ-トコフェロール
      - δ-トコフェロール
  - ビタミンK
  - ビタミンB1
  - ビタミンB2
  - ナイアシン
  - ビタミンB6
  - ビタミンB12
  - 葉酸
  - パントテン酸
  - ビオチン
  - ビタミンC
- ※アルコール

※「アルコール」は、「し好飲料類」「調味料及び香辛料類」のみの項目。

【成分以外の項目】

- 廃棄率……購入した状態から、廃棄がどれくらいの割合で出るか重量の割合（%）で表示。成分値は可食部100gあたりについて掲載されている。
- 灰分《かいぶん》……食品が燃え尽きたときに残る鉱物のこと。無機質（ミネラル）の総量を反映していると考えられている。
- 食塩相当量……含まれているナトリウム量の2.54倍の値。

ポイント②

世界遺産認定で和食が再評価

和の食文化にちなんだ食品を収載

「七訂《ななてい》」で新たに収載された食品のなかで目を引くのは、日本人の伝統的な食文化にちなんだものが取り上げられていること。刺し身や天ぷらなど、ふだんの食卓でもおなじみのものがそろいました。

これは2013年に、ユネスコ世界無形文化遺産として「和食」が登録されたこととも無関係ではないでしょう。ここでいう「和食」とは料理そのものだけでなく、一汁三菜の食事スタイル、季節感あふれる食卓のあしらいなど、和食を取り巻く文化的背景も含めたものです。

世界に認められた日常的な食文化を実感できる内容です。

新たに収載された日本の伝統的な食材・食品

刺し身や天ぷらのほか、フライや唐揚げにした際の成分値が明らかになりました。

マアジの刺し身

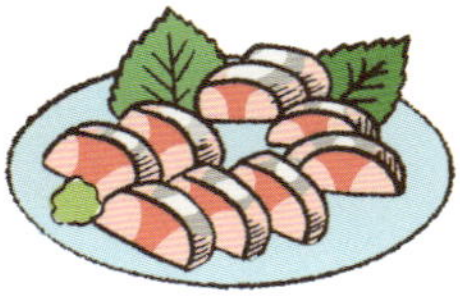

「生」（皮つき）と比較すると、脂質、おもにコレステロール値が下がっています。また、カルシウムが激減。ビタミンDの減少も見られます。つまり、これらが、皮に含まれていることがわかるのです。逆に、ビタミンD以外のあまり変化の見られないビタミンは、身に含まれていることがわかります。

マアジのフライ

三枚におろして皮ごと揚げたアジフライでは、油脂とパン粉がつくことにより、エネルギーと脂質、炭水化物が増量しました。パン粉をつけるときに使う卵の分の、ビタミンA、E、K、葉酸の量がわずかにアップしています。高温で調理するためか、微量ミネラルが減少傾向にありました。

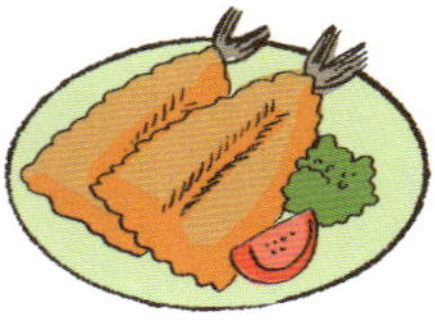

スルメイカの刺し身

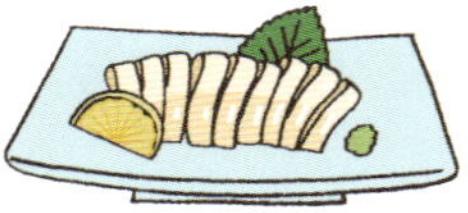

「日本食品標準成分表2010」では「生」「水煮」「焼き」しか掲載されていませんでしたが、「七訂」では、「胴、皮つき、生」「胴、皮なし、刺身」「胴、皮なし、天ぷら」「耳・足、生」と、胴とゲソを分けて掲載されるようになり、より使いやすくなりました。

サツマイモの天ぷら

衣に卵と小麦粉をつけて油で揚げる天ぷらは、やはり「生」（皮なし）とくらべて、エネルギー、炭水化物、脂質、ビタミンA、K、E、葉酸などの値が上昇しています。皮ごと食べられる分、わずかに食物繊維の量が増えていますが、熱に弱いビタミンCはやや失われています。

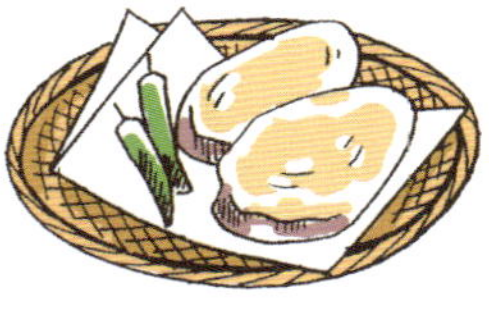

ポイント③

手に入る食材がより グローバルに

世界の料理がぐんと身近に

世界旅行が身近なものになるにつれ、世界の料理もますます親しみやすいものとなっています。中華料理やイタリアンはすっかり食卓の定番に。それに従って、世界中の食材や調味料がスーパーなどに並ぶようになりました。

そんな時代を反映し、「食品成分表」でも食べる機会が増えたものを新たに追加。ベーグル、アンチョビ、モッツァレラチーズなど、日本でもおなじみになった世界の食材が収載されています。これらの背景には、海外からの旅行者が増えたことも挙げられるでしょう。

いずれにせよ、より自分に合った食品を選んでいく必要があります。

時代を反映した 世界中の食材・食品も追加

飲食店のメニューでも見かけるようになり、家庭でも手に入りやすくなった食材がお目見えしました。

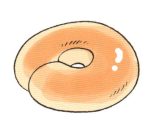

ベーグル

ユダヤ人の間で食べられていたパンがアメリカに渡り、大人気に。ゆでてから焼くため、独特のモッチリした食感が特徴です。栄養価をみると、ほかのパンよりも比較的脂質は少なめ。ナイアシンと葉酸がわずかに多めとなっています。

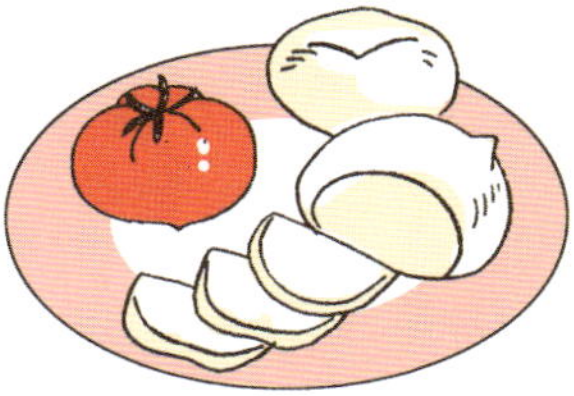

モッツァレラチーズ

水牛の乳や牛乳からつくられるフレッシュタイプのチーズ。弾力があり、クセはなく、熱を加えるとよくのびます。ほかのチーズとくらべると、脂質と塩分が少なめ。ほかの栄養素も少なめの傾向にあります。

アンチョビ

カタクチイワシ科の小魚を塩漬けにし、オリーブ油に漬けたもの。油をしっかりきれば、それほどエネルギーや脂質量は気になりません。タンパク質や微量ミネラル、ビオチンをとることもできます。塩漬けのため、塩分量には注意が必要です。

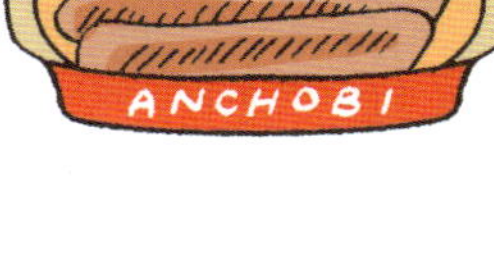

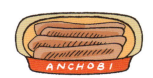

ポイント④

健康マニア、増加中

ヘルシー食材の魅力を数字で知る

マクロビオティックにローフード、糖質制限など、健康にまつわるトピックは次々と新しいものが登場し、健康に関心の高い人が多くなっています。

改訂された「食品成分表」も、そんな「健康マニア」のニーズに合わせたアイテムを収載しています。たとえばオメガ3脂肪酸で話題となったアマニ油やえごま油、雑穀人気で登場した五穀米など。さらに減塩しょうゆや低脂肪無糖ヨーグルトといったものなどを多数取り上げています。類似の食品とくらべて栄養価がどれだけちがうのかを比較することができるため、とても便利です。

ヘルシー食材 栄養価比較

一般的な食品と、より健康を意識した食品の栄養価をくらべてみました。必要と思われるものを、上手に取り入れるとよいでしょう。

※数値は可食部 100g あたりの含有量

米

	エネルギー	タンパク質	食物繊維	カルシウム	葉酸
うるち米	358kcal	6.1g	0.5g	5mg	12μg
玄米	353kcal	6.8g	3g	9mg	27μg
五穀米	357kcal	12.6g	5.1g	30mg	73μg

ヨーグルト

	エネルギー	タンパク質	脂質	コレステロール	ビタミンA
全脂無糖（プレーンヨーグルト）	62kcal	3.6g	3g	12mg	33μg
低脂肪無糖	45kcal	3.7g	1g	5mg	未測定

油脂

	エネルギー	脂質	n-3 α-リノレン酸	n-6 リノール酸	n-9 オレイン酸
サラダ油	921kcal	100g	6800mg	34000mg	未測定
なたね油	921kcal	100g	7500mg	19000mg	未測定
ぶどう油（グレープシードオイル）	921kcal	100g	450mg	63000mg	17000mg
アマニ油	921kcal	100g	57000mg	14000mg	15000mg
えごま油	921kcal	100g	58000mg	12000mg	16000mg

しょうゆ

	エネルギー	タンパク質	ナトリウム	食塩相当量	カリウム
こいくちしょうゆ	71kcal	7.7g	5700mg	14.5g	390mg
うすくちしょうゆ	54kcal	5.7g	6300mg	16g	320mg
減塩しょうゆ（こいくち）	69kcal	8.1g	3300mg	8.3g	260mg

ポイント⑤

今や「中食《なかしょく》」はあたりまえ！

そう菜の栄養価もチェックできる

ライフスタイルの変化に合わせ、働くお母さんやひとり暮らしの若者、高齢者などに支持されているのが中食です。スーパーはもちろん、最近ではコンビニエンスストアでも、そう菜の品ぞろえが充実しています。さらにヘルシーさを謳《うた》った中食も増加。現代人にとって、切っても切り離せない存在となっています。

新しい「食品成分表」では付録として「そう菜」を追加。41種類を収載しています。青菜の白和え、きんぴらごぼう、肉じゃが、餃子といったものから、カレー、ハンバーグ、エビグラタンまで、食卓でもポピュラーなものがズラリと並んでいます。

食品成分表に記載されている そう菜一覧

和風そう菜15種、洋風そう菜19種など、スーパーやコンビニエンスストアなどでよく目にする41種のそう菜のラインナップです。

	和風そう菜
1	青菜の白和え
2	いんげんのごま和え
3	わかめとねぎの酢みそ和え
4	紅白なます
5	豚汁
6	卯の花炒り
7	親子丼の具
8	牛飯の具
9	切り干し大根の煮物
10	きんぴらごぼう
11	ぜんまいの炒め煮
12	筑前煮
13	肉じゃが
14	ひじきの炒め煮
15	アジの南蛮漬け

	韓国そう菜
16	もやしのナムル

	中国そう菜
17	ぎょうざ
18	しゅうまい
19	中華ちまき
20	酢豚
21	八宝菜
22	麻婆豆腐

	洋風そう菜
23	チキンカレー
24	ビーフカレー
25	ポークカレー
26	かにクリームコロッケ
27	コーンクリームコロッケ
28	ポテトコロッケ
29	チキンシチュー（ホワイトシチュー）
30	ビーフシチュー（ブラウンシチュー）
31	ミートボール
32	かぼちゃのクリームスープ
33	コーンクリームスープ
34	合びきハンバーグ
35	チキンハンバーグ
36	豆腐ハンバーグ
37	いかフライ
38	えびフライ
39	メンチカツ
40	えびグラタン
41	えびピラフ

ポイント⑥
アレルギー食品の代替品が充実

アレルギーに配慮した食品を収載

今や、国民の3人にひとりは持っているといわれるアレルギー体質。食べたものに含まれるタンパク質などが体の免疫機能に反応し、じんましんが出たり、咳《せき》が出たり、かゆくなったりといった反応が起こります。

アレルギーを引き起こす原因となる物質、アレルゲンは、卵や牛乳、エビなどの甲殻類、魚、小麦などさまざまです。最近では即時型アレルギーのほか、アレルゲンをとった数時間後に不調が起こる遅延型アレルギーも注目され始めています。

そんな状況を考慮し、食品成分表では、米粉など、食物アレルギーに配慮した食品を収載しています。

アレルギーのもと
アレルゲンを含む食品

アレルゲンとして加工食品に表示が義務づけられている「特定原材料７品目」と、表示が推奨されている「特定原材料に準ずる20品目」とがあります。

【 特定原材料７品目 】

食品表示法で記載が義務づけられており、症例数が多く症状が重篤になるもの。

- 卵
- 小麦
- 乳
- エビ
- カニ
- そば
- 落花生

卵、乳は貴重なタンパク質やカルシウムの供給源。タンパク質は、アレルギーでなければ肉、大豆、カルシウムは小魚で補給することになる。
小麦はおもに主食に使われている食材。米粉が使われたパンや麺が登場し、もちもちとした食感で一般の人にも人気に。

【 特定原材料に準ずる20品目 】

特定原材料7品目よりは症例は少ないが、重篤なアレルギーを引き起こすことが確認されており、原材料として含む場合は表示が推奨されている品目。

- オレンジ
- アワビ
- キウイフルーツ
- イカ
- バナナ
- イクラ
- 桃
- サケ
- リンゴ
- サバ
- やまいも
- 牛肉
- まつたけ
- 豚肉
- ごま
- 鶏肉
- カシューナッツ
- ゼラチン
- くるみ
- 大豆

ポイント⑦

低カロリー・砂糖不使用食品、糖質オフ食品の台頭

糖質オフを実践する人にも使いやすく

健康意識の高まりにつれ、低カロリー、砂糖不使用、糖質オフなど低糖質の食品が増えています。

これらの製品を製造するとき、砂糖の代わりに用いているのが、糖アルコール類と呼ばれるものです。砂糖の60～70％の甘さを持つソルビトール、55～70％の甘さを持つマンニトールといったものがあり、砂糖にくらべて血糖値を上げないことから、糖尿病患者や糖質オフを実践している人たちに注目されています。

「食品成分表」では別冊の「炭水化物成分表編」に糖アルコールの項目を追加し、関心の高い人にも便利なつくりとなっています。

砂糖の代替品として注目の糖アルコール類

血糖値を急激に上昇させる、虫歯の原因になりやすいなどの砂糖の欠点を持たない甘味料は、さまざまな保健機能食品に利用されています。

消費者庁許可
特定保健用食品

消費者庁

糖アルコールは、血糖値を急激に上昇させることがないため、多くが特定保健用食品（トクホ）に使用されています。

- エリスリトール
- キシリトール
- ソルビトール
- パラチニット
- マルチトール
- マンニトール

糖アルコール

天然にも存在する甘味料。砂糖が1gあたり4kcalなのに対して、糖アルコールは2～3kcalと低カロリーのものが多い。

【マンニトールを含む食品】

まこんぶ（素干し）	19.7g
干しひじき（ステンレス釜、乾）	3.1g
マッシュルーム	1.3g

海藻類やきのこ類に含まれていることがわかる。このほか、西洋カボチャに含まれているというデータも。

【ソルビトールを含む食品】

まこんぶ（佃煮）	1.7g
日本梨	1.5g
リンゴ	0.7g

プルーン、西洋梨、さくらんぼなどからも検出されることから、おもに果物に含まれることがわかる。

※数値は可食部100gあたりの含有量

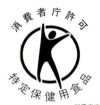

ポイント⑧
糖質も脂質も気にする時代!

糖質や脂質の種類ごとの量がわかる

「七訂《ななてい》」では、別冊に「炭水化物成分表編」が加わりました。

近年、糖質オフブームの影響で、糖質の量がどれくらいなのかを意識する人が増えています。さらには「果物の果糖は太りやすい」など種類を気にする人も……。そんな、糖尿病やダイエットを気にする人たちにも対応できる内容に。糖質量はもちろん、種類も掲載しています。

また油に注目が集まるにつれ、オメガ3（n－3系）脂肪酸の多いアマニ油を積極的にとるなど、脂肪酸に注目する人も増加中。そこで別冊の「脂肪酸成分表編」でも、521食品を追加しています。

不飽和脂肪酸量比較

脂質の一種、不飽和脂肪酸のオメガ9（n-9系）やオメガ3（n-3系）は、血中脂質のバランスを整える作用があります。

多価不飽和脂肪酸　n-3系	
食品名	可食部100gあたりの含有量（g）
えごま油	58.31
アマニ油	56.63
えごま	23.7
アマニ	23.62
クジラ　（本皮）	11.2
くるみ	8.96
アンコウ　（肝）	7.68
なたね油	7.52
サンマ　（皮なし、刺し身）	6.92
調合油（サラダ油）	6.81

アマニやえごまの値が突出。このほか、タイセイヨウサバ、大豆油、シロサケのスジコ、マグロの脂身などにも豊富に含まれている。

一価不飽和脂肪酸　n-9系（オレイン酸）	
食品名	可食部100gあたりの含有量（mg）
マーガリン　（家庭用）	38000
和牛　（リブロース、脂身）	35000
ショートニング　（家庭用）	34000
交雑牛　（バラ、脂身つき）	21000
アヒル　（皮）	17000
ぶどう油（グレープシードオイル）	17000
牛舌　（焼き）	16000
えごま油	16000
アマニ油	15000

肉の脂身や植物性の油に多く含まれる。米ぬかほか、湯葉、銀ダラ、マスカルポーネなど、一部の大豆製品、魚、チーズなどからも検出されている。

ポイント⑨

各種アミノ酸に熱視線

食材に含まれるアミノ酸の種類や量もわかる

肌や爪、髪など、体のタンパク質をつくる材料がアミノ酸。近ごろでは、アミノ酸自体が持つ機能にも熱い視線が注がれています。たとえば体内の脂肪を燃焼しやすくするカルニチン、疲れを癒すアスパラギン酸、質のよい睡眠をサポートするグリシンやトリプトファン、旨み成分であるグルタミン酸など……。

「食品成分表」には、食材にどんなアミノ酸がどれくらい含まれているかを示した「アミノ酸成分表編」が別冊としてありますが、「七訂」では、扱う食材を1221種追加。「疲れを癒したい」など、効果を意識しながら見るのもよさそうです。

「食品成分表」別冊「アミノ酸成分表編」に掲載されている成分項目

「アミノ酸成分表編」には、アミノ酸20種のうち、グルタミンとアスパラギンを除く18種のアミノ酸の含有量が掲載されています。

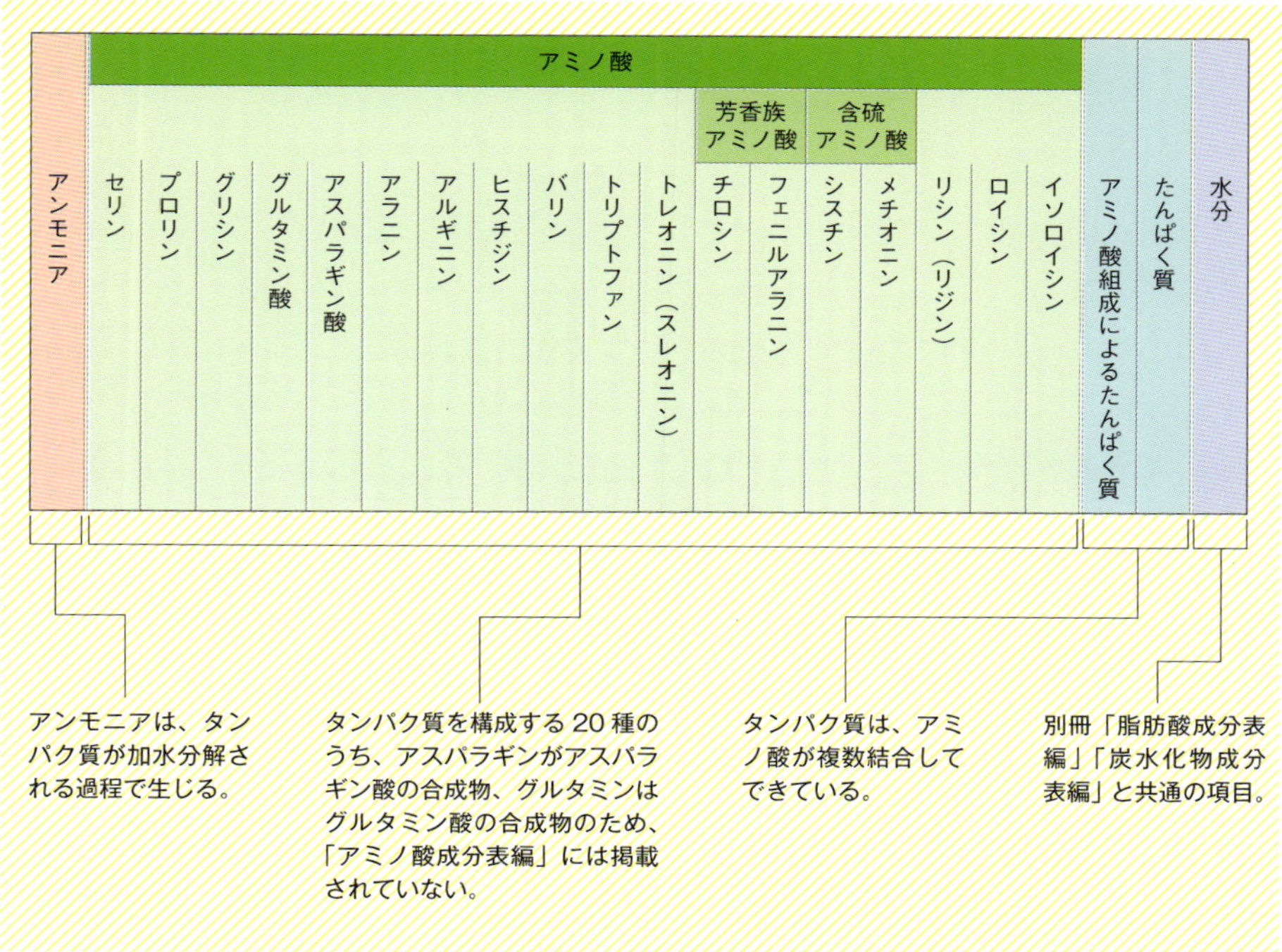

ポイント⑩
ハラール食にも対応可！調味料のアルコール量も掲載

アルコール量がチェックしやすくなった

飲酒運転事故に関するニュースが増えるにつれ、飲酒に関する取り締まりが厳しくなっています。そのため、ノンアルコールビールや低アルコール飲料など、さまざまなタイプのものが登場しています。一方で、イスラムのハラール食など、宗教上の理由でほんの少しのアルコールまでも厳密に禁じる食事も存在します。

そんな状況を反映してか、食品成分表でも、これまでは備考欄にアルコール量を記していたのみだったのが、アルコール表示を項目立てて数値を記載しています。食事のアルコール量を意識している人にとって使いやすいものとなっています。

し好飲料、調味料の アルコール量

「食品成分表」では、「し好飲料」と「調味料及び香辛料類」のパートにのみ、「アルコール量」の項目が追加されています。

し好飲料のアルコール量

食品名	可食部100gあたりの含有量（g）
ジン	40
ウォッカ	33.8
ラム	33.8
ウイスキー	33.4
ブランデー	33.4
焼酎（連続式蒸留）	29
紹興酒	14.1
純米吟醸酒	12
梅酒	10.2
本みりん	9.5
ぶどう酒（赤）	9.3
ぶどう酒（白）	9.1
発泡酒	4.2
ビール（淡色）	3.7

調味料のアルコール量

食品名	可食部100gあたりの含有量（g）
酒かす	8.2
マリネ液	2.7
照りしょうゆ	2.2
みりん風調味料	0.8
ごまだれ	0.7
ごま酢	0.2

上記のような、アルコールが含まれている調味料は、ハラール食には使用できない。

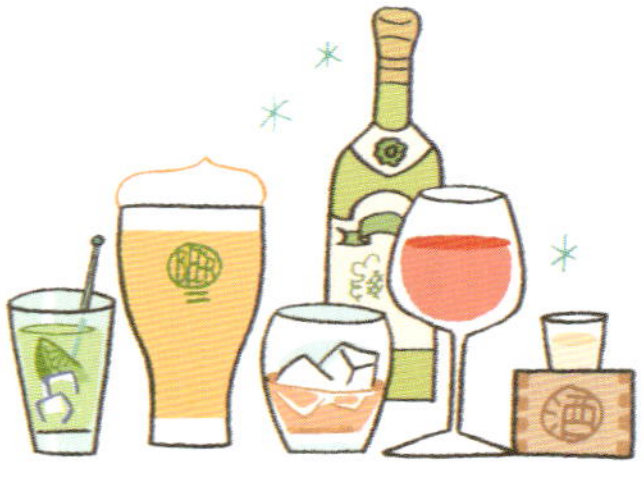

第3章

これだけは押さえておきたい！食事のコツ

バランスのとれた食事の第一歩は、自分に必要なエネルギー量を知ることです。

一日に必要なエネルギー量とは

年齢、生活環境、体質などで必要なカロリー量は大きくちがいます。まずは算出してみましょう。

適切な食事量は運動量から見極める

食べすぎは糖尿病や脂質異常症など生活習慣病のリスクを高めますが、食べる量が少なくても、必要な栄養分がとれずに骨粗しょう症や老化などを早めてしまうことになります。

年齢や体質などでも必要な栄養素の量や質は人それぞれちがいます。現代は、たくさんの健康情報があふれかえっている状態。「何をどれだけ食べたら健康でいられるの？」と困惑してしまうことでしょう。

そこで着目してほしいのが運動量。ふだん、どれだけ体を動かしているかどうかで、食事量を考えていくとわかりやすいでしょう。

生きているだけでエネルギーを消費する基礎代謝量

その前に押さえたいのが、生きているだけで消費しているエネルギー量。人間は、起きて息をしているだけでも、心臓を動かして全身に血液を行き渡らせたりとエネルギーを使っています。その量を基礎代謝量といいます。体重１kgあたりの基礎代謝基準値に体重をかけることで、自分の基礎代謝量を算出できます。

身体活動レベルによる推定エネルギー必要量

さらに、３つの身体活動レベルから自分に合ったものを選び、基礎代謝量をかければ、自分に合った食事摂取カロリー量が算出できます。

手っ取り早く必要カロリーが知りたいなら、左ページの「推定エネルギー必要量」を参考にしましょう。

column

肥満の指標・BMI値

今、自分が肥満かどうかを判断する指標がBMI（Body Mass Index）です。これは、どんな身長、体重の人が一番病気になりにくいかを調査して導きだされたもの。日本人はBMI22が最も疾病が少ない値とされ、多すぎる場合は肥満、少なすぎる場合はやせすぎと判定します。とくに若い女性はやせ願望の影響からかBMI値が18よりも低い人が多く、将来の病気のリスクが心配されています。まずは一度チェックを。

～18.4　やせ
やせすぎ傾向。女性の場合、生理不順や骨粗しょう症の心配が。

18.5～24.9
おおむね普通といえるのがここ。22に近づくよう心がけましょう。

25～
太りすぎの状態。糖尿病や脂質異常症など生活習慣病のリスクがアップ。

一日に必要な食事摂取カロリー量を算出してみましょう。

ふだんの活動で自分がどのくらいエネルギーを消費しているのか、
概算することができます。適切な摂取カロリーを知るための第一歩です。

1. 自分の基礎代謝量を求める

基礎代謝基準値から、自分が一日に消費する基礎代謝量が算出できます。

❶ 基礎代謝量

基礎代謝基準値（右表参照） kca / kg 体重 / 日 × 体重 kg

＝ 基礎代謝量……❶

基礎代謝基準値（kcal / kg 体重 / 日）

年齢	男性	女性
12 ～ 14（歳）	31. 0	29. 6
15 ～ 17（歳）	27. 0	25. 3
18 ～ 29（歳）	24. 0	22. 1
30 ～ 49（歳）	22. 3	21. 7
50 ～ 69（歳）	21. 5	20. 7
70 以上（歳）	21. 5	20. 7

厚生労働省「日本人の食事摂取基準（2015 年版）」

2. 自分の身体活動指数を見極める

身体活動レベルは３段階に分けられます。
毎日の運動習慣を振り返ってみましょう。

❷ 身体活動指数

（男女共通）

身体活動レベル	Ⅰ	Ⅱ	Ⅲ
12 ～ 14（歳）	1. 50	1. 70	1. 90
15 ～ 17（歳）	1. 55	1. 75	1. 95
18 ～ 29（歳）	1. 50	1. 75	2. 00
30 ～ 49（歳）	1. 50	1. 75	2. 00
50 ～ 69（歳）	1. 50	1. 75	2. 00
70 以上（歳）	1. 45	1. 70	1. 95

厚生労働省「日本人の食事摂取基準（2015 年版）」

【　身体活動レベル　】

Ⅰ（低い）…生活のほとんどを座って過ごしている、静的な活動が中心の人。

Ⅱ（普通）…デスクワークが中心ではあるが、職場内で移動や立って行う作業、接客業、通勤、買い物、家事、軽いスポーツなども行っている人。

Ⅲ（高い）…立ち仕事や移動が多い仕事についている人。休みの日にスポーツなど、活発な運動をする習慣のある人。

3. 食事摂取カロリー量を求める

基礎代謝量と身体活動指数から、食事摂取カロリー量を求めることができます。この値より多いエネルギーをとり続けると、いずれ肥満になります。

❶ 基礎代謝量 kcal / 日 × ❷ 身体活動指数 ＝ **食事摂取カロリー量**

推定エネルギー必要量（kcal ／日）

	男性			女性		
身体活動レベル	Ⅰ	Ⅱ	Ⅲ	Ⅰ	Ⅱ	Ⅲ
12 ～ 14（歳）	2,300	2,600	2,900	2,150	2,400	2,700
15 ～ 17（歳）	2,500	2,850	3,150	2,050	2,300	2,550
18 ～ 29（歳）	2,300	2,650	3,050	1,650	1,950	2,200
30 ～ 49（歳）	2,300	2,650	3,050	1,750	2,000	2,300
50 ～ 69（歳）	2,100	2,450	2,800	1,650	1,900	2,200
70 以上（歳）	1,850	2,200	2,500	1,500	1,750	2,000

厚生労働省「日本人の食事摂取基準（2015 年版）」

年代別の平均体重から算出した「推定エネルギー必要量」は左のとおりです。なお、妊婦は、胎児の成長のために必要なエネルギー（時期により 50 ～ 450kcal）を、授乳婦は、母乳を合成するためのエネルギー（350kcal 程度）を付加する必要があります。

健康維持に必須の五大栄養素

栄養素が不足すると健康を損ねやすくなります。必要な栄養素を押さえましょう。

まずは三大栄養素を覚えよう

私たちが生きるために必要な活動は、45～50種の栄養素によるサポートのもとに行われます。なかでもタンパク質、脂質、炭水化物（糖質）は、エネルギーをつくりだすため三大栄養素といわれます。1gあたり、糖質とタンパク質は4㎉、脂質は9㎉を生みだします。そのなかでいち早くエネルギーに変わるのが糖質。脂質は、時間がかかりますが多くのエネルギーを生みだすことができます。タンパク質は、ふだんは体をつくる材料として使われますが、体が飢餓状態になったときにはエネルギー源となって働きます。

五大栄養素のおもな働きと特徴

三大 タンパク質

- 20種類のアミノ酸からできている。
- 体をつくる材料となる。
- 酵素をつくり、新陳代謝にかかわる。
- ホルモンをつくり、機能を調整する。
- 抗体をつくり、免疫力を高める。
- エネルギー源となる。

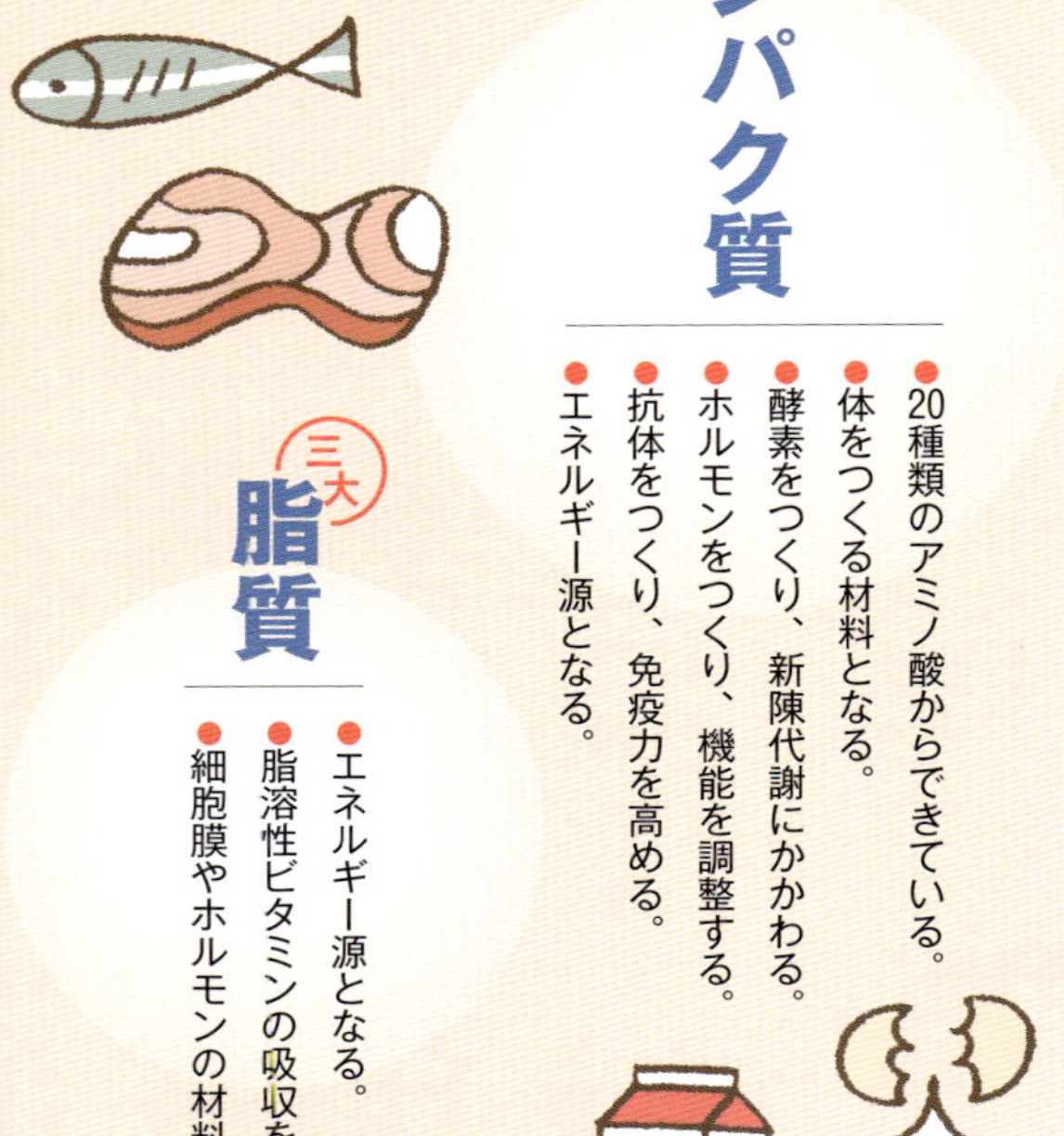

三大 脂質

- エネルギー源となる。
- 脂溶性ビタミンの吸収を助ける。
- 細胞膜やホルモンの材料となる。

ビタミン・無機質（ミネラル）も忘れずに

ビタミンと無機質（ミネラル）は、エネルギー源にこそならないものの、体の機能を正常に保つために不可欠です。

ビタミンは有機化合物から成り、水に溶ける水溶性ビタミンと、油に溶ける脂溶性ビタミンに大別されます。なかでも水溶性ビタミンは体にストックできないため、こまめにとるのがポイントです。

無機質（ミネラル）は、地球上にある鉱物が水に溶けた形で体内に存在したもの。酸素、炭素、水素、窒素を除くすべての元素をいいます。一日における必要量が100mg以上の多量ミネラルと、100mg未満の微量ミネラルとがあります。日本人は、カルシウムと鉄が不足しやすいため、意識的にとりましょう。

三大 炭水化物

- 糖質と食物繊維から成る。
- 糖質は即効性の高いエネルギー源。
- 食物繊維は糖や脂肪分の吸収を緩やかにする。また、腸内環境をよくし、不要物を出しやすくする。

無機質（ミネラル）

- 骨や歯の材料になる。
- 新陳代謝をサポートする。
- 貧血を防ぐ。
- 筋肉が正しく動くよう、サポートする。
- 体の水分調整にかかわる。

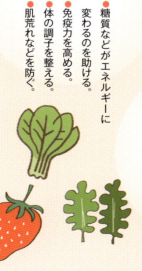

ビタミン

- 糖質などがエネルギーに変わるのを助ける。
- 免疫力を高める。
- 体の調子を整える。
- 肌荒れなどを防ぐ。

健康と食事の理想と現実

必要な食事摂取量を満たすために、何をどれだけ食べるのか。その指針を見てみましょう。

食生活の乱れはさまざまな不調を招く！

いつまでも健康でいるためには、一日3度の食事のなかで、たくさんの食材から選んで食べていく選択能力が求められます。

栄養に偏りのある食事は、一日や二日では何も起こりませんが、長く続けてしまうと話は別。生活習慣病などが起きやすくなります。忙しい現代人は加工食品や外食が増える傾向にあるため、糖質や脂質が多めに、ビタミン、ミネラルが少なめになるケースが懸念されます。

体の不調を防ぐには、日ごろからコツコツとバランスのよい食事を続けることです。

■1カ月の食費の変化

平成21年にくらべて、平成26年では食費全体の支出も上がっているが、調理食品、外食の消費も増えている。

平成21年	
食費総額	69,298
うち調理食品	7,699
うち外食	12,048

（円）

平成26年	
食費総額	72,280
うち調理食品	8,983
うち外食	12,753

（円）

総務省「平成26年全国消費実態調査」費目別消費支出（二人以上の世帯）

理想の食事は「食事バランスガイド」であらわされる

ふだん自分で食事をつくる余裕がない人が、できるだけ理想的な食事がとれるよう生まれたのが、日本版フードガイドともいえる「食事バランスガイド」です。

これはコマに描かれた主菜や副菜、牛乳、果物などをバランスよくとることで、健康を維持することができるというもの。食材ではなく料理が表示されているのは、外食が多い人にはありがたいところです。難しそうに感じる人は、日本古来の食事様式、一汁三菜をイメージするのがおすすめ。食事スタイルが自然とコマの形になっていきます。

栄養素がバランスよくとれる一汁三菜とは

ごはん、汁、おかず（主菜1品、副菜2品）、漬物、の組み合わせを一汁三菜といいます。粗食の時代のものではなく、主菜に卵や肉を取り入れた現代流を意識したいものです。

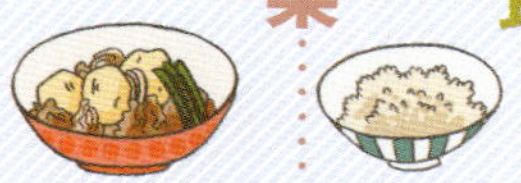

主食……**ごはんなど**
エネルギー源となる糖質をしっかりとります。

主菜……**魚や肉を中心としたおかず**
卵、豆腐、野菜などを組み合わせて、タンパク質量を確保しましょう。

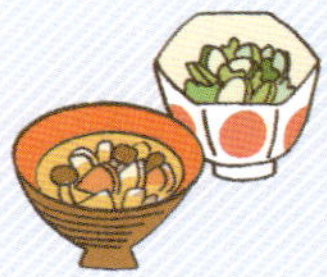

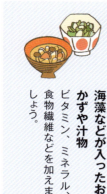

副菜、汁 **野菜、きのこ、いも、海藻などが入ったおかずや汁物**
ビタミン、ミネラル、食物繊維などを加えましょう。

「食事バランスガイド」と一汁三菜

一日に必要な食事量を「○つ（SV《サービング》）」であらわした「食事バランスガイド」。P.37で算出した自分に必要な食事摂取カロリー量によって、数を調整しましょう。

食事バランスガイド

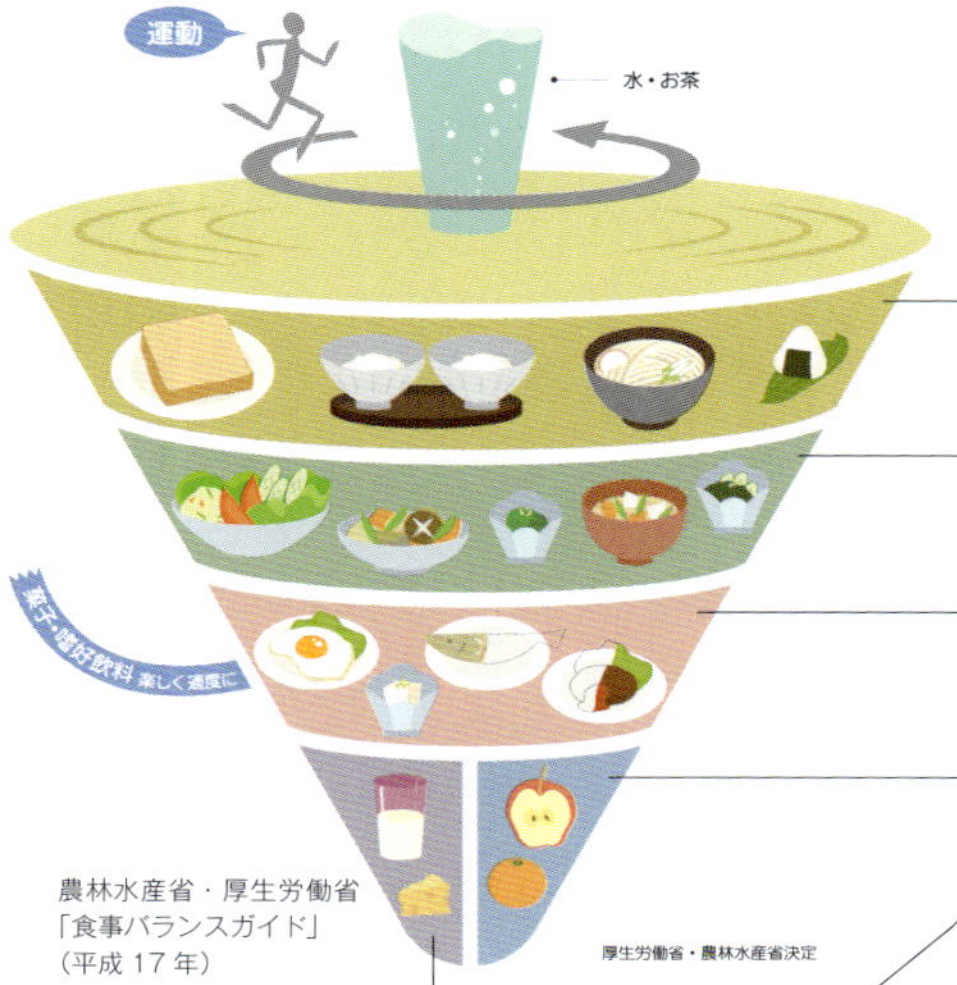

農林水産省・厚生労働省
「食事バランスガイド」
（平成17年）

主食 5～7つ

炭水化物の供給源。ごはんやパン、麺類が該当します。1つ（SV）あたりは、おにぎり1つ、パン1枚が目安です。

副菜 5～6つ

ビタミン、ミネラルをチャージ。野菜や海藻類をメインに使った料理が相当します。1つあたり70グラムが目安。

主菜 3～5つ

タンパク質や脂質を摂取。肉、魚、卵、大豆製品がメインの料理です。卵1個分の料理を1つとカウントします。

果物 2つ

ビタミンCやカリウムなどを供給。1つあたりは100ｇが目安。ミカンや柿は1個分、リンゴや梨は半分。

牛乳・乳製品 2つ

カルシウムをとるためのもの。1つあたりは、牛乳コップ半杯、チーズひとかけ、ヨーグルト1個です。

健康寿命を延ばすための 健康セルフチェックテスト

あてはまる項目にチェックを入れ、現在の食事や生活の習慣の、改善点を見つけましょう。

Check 1 まずはメタボチェック！

内臓脂肪の基準は腹囲長（へそまわりの長さ）です。腹囲長が基準値より大きい場合は、内臓脂肪が多く、心臓、血管の障害や糖尿病などのリスクが高まります。

check☑

- □ 1 腹囲長：男性 85㎝以上　女性 90㎝以上
- □ 2 中性脂肪：150mg/dL 以上
  または、HDL コレステロール 40mg/dL 以下
- □ 3 血圧：最高 130mHg 以上、または最低 85mHg 以上
- □ 4 空腹時血糖：110mg/dL 以上

1かつ、2～4までで2つ以上あてはまる場合は、メタボリックシンドロームと診断されます。

1つ以上あてはまった人は……

タイプ1 メタボのリスクあり！ ➡ P.46へ

Check 2 血管に負荷がかかっているかをチェック！

血管がかたく、もろくなる動脈硬化が進むと、心筋梗塞《こうそく》や狭心症のリスクが高まります。

check☑

- □ A メタボリックシンドロームである。
- □ B 高血圧、脂質異常症、糖尿病と診断されている。
- □ C 歩いている途中で足が痛くなり、立ち止まって少し休むとまた歩ける。
- □ 1 水分をあまりとらない。
- □ 2 濃いめの味つけが好き。しょうゆやソースはたっぷり使う。
- □ 3 運動はとくにしていない。
- □ 4 食事は不規則になりがち。
- □ 5 野菜は一日に 100g 以下、あまり食べない。
- □ 6 夕食後から寝るまでの間に、何か食べている。
- □ 7 お酒を毎日飲んでいる。

A～Cで１つ以上、または1～7で３つ以上あてはまった人は……

タイプ2 心臓病、血管障害に注意 ➡ P.47へ

Check 3 運動機能をチェック！

運動不足や筋肉のこわばり、筋肉量の減少などによって運動機能や日常動作が低下した状態を指す、ロコモティブシンドローム。今ある筋肉を柔軟にし、さらに日常生活のなかで筋肉量を増やす努力が必要です。

check☑

- □ 1 片足立ちで靴下がはけない。
- □ 2 家の中でつまずいたり滑ったりする。
- □ 3 階段をのぼるのに手すりが必要。
- □ 4 青信号の間に横断歩道を渡りきれない。
- □ 5 15分以上、続けて歩くことができない。
- □ 6 2kg 程度の荷物（1Lの牛乳パック2本程度）を持って歩き続けるのが困難。
- □ 7 家の中のやや重い仕事（掃除機の使用、布団の上げ下ろしなど）が困難。

1つ以上あてはまった人は……

タイプ3 ロコモのリスクあり！ ➡ P.48へ

Check 4 骨の健康をチェック！

とくに更年期を過ぎた女性は、骨粗しょう症のリスクが高まります。ミネラルが不足しがちな食生活は改めましょう。

check☑

- □ 1 20代まではやせていた。
- □ 2 祖母は骨粗しょう症だった。
- □ 3 無理なダイエットをしてやせたことがある。
- □ 4 牛乳が嫌い。
- □ 5 小魚を食べる機会が少ない。
- □ 6 一日3時間以上立っていることはあまりない。
- □ 7 運動をする機会があまりない。
- □ 8 偏食がある。

5つ以上あてはまった人は……

タイプ4 骨粗しょう症のリスクあり！ ➡ P.49へ

Check ❶～❹のどれにもあてはまらなかった人は……

タイプ0 このまま健康！ ➡ P.45へ

以上のチェックでどれにもあてはまらなかった方は、健康を維持できる可能性が高いでしょう。しかし、年齢とともに体は変わっていきます。体の変化に寄り添って、気になることがあれば無理をせず、早め早めに対処をしましょう。

健康タイプ別　栄養バランスアップガイド

ここでは「健康 セルフチェックテスト」の結果を紹介。自分に合った食べ方を見直してみましょう

旬のものは積極的に食べよう

ふだん意識しにくい自分の生活を見つめ直すことができる「健康 セルフチェックテスト」はいかがでしたか？ 次ページ以降で、自分があてはまったタイプを詳しく確認してみましょう。

バランスのよい食生活のために、すべてのタイプに共通していえるのは、なんといっても旬のものを食べることでしょう。最近では一年中、ありとあらゆる食材を食べることができますが、おいしさの面で旬にまさるものはありません。

栄養価でも目を見張るものがあります。たとえば冬のほうれん草のビタミンCは、夏のものとくらべて3倍のちがいがあるとも。

さらに春野菜の苦みには、冬の間に溜まった老廃物や毒素を出す働きが、夏野菜には、ほてった体を涼しくする力が、と季節ごとの素材には、その時期に合わせて、人間の体を健やかに保つ働きがあるともいわれています。

外食では、野菜と肉・魚・豆腐を選ぶ！

加えて、外食が多い人に知ってほしいのが、野菜や肉、魚、豆腐を意識してとること。レストランやコンビニエンスストアで食事を済ませる場合、サンドイッチや菓子パン、あるいは丼物など、どうしても炭水化物が中心の食事になりがちです。

サンドイッチなら野菜サラダをつける、ラーメンなら五目麺にするなど、タンパク質とビタミン、ミネラルをとる工夫をしてみましょう。

朝は多め、夜は少なめを心がけて

さらに食べる量では、朝は多め、夜は少なめを心がけてみましょう。朝食は体内時計のリズムを調整する「目覚まし時計」としての働きがあるほか、脳にエネルギーを送る役目もあるのでしっかりと。夜は細胞に脂肪を溜め込むＢＭＡＬ《ビーマル》－１《ワン》というタンパク質が増え始めるため、食べすぎると脂肪も溜め込みやすくなります。夕食は控えめに。

タイプ0

このまま健康!

体に合った食生活を送っているタイプ。
正しい情報を見る目を養って、もっと健康に!

傾向

自分に合った情報を見極めよう

タイプ0のあなたは、健康への関心が高いタイプ。日ごろから健康に関するトピックは欠かさずチェックし、すでに自分に合った食事を実践している人もいるかもしれません。現時点で、今の食事は体に合っているといえるでしょう。

今後も、自分に合った正しい情報を見極めることが大切です。現代は健康や食事に関する考え方が数限りなくあり、ネットには情報があふれかえっています。なかには偏った食事法もあり、将来の不調の原因になる可能性も。

注意

ただし、更年期の不定愁訴に注意

どんなに健康的な食生活をしていても、どうしても不調が出ることもあります。

たとえば初老期の不定愁訴などもそのひとつ。気持ちがうつうつとしたり、女性の場合はホットフラッシュが起こったり。そんなときは食事だけで無理に何とかしようとせず、専門家の手を借りて、アドバイスをもらうのもおすすめです。

不調になると、心もなんだか暗くなってしまうものです。心地よく生きるために、困ったときはぜひ、プロの手を借りましょう。

体調やライフステージに合わせ、食事の微調整を

妊娠・出産、更年期、老化と、女性の体は年齢を経て大きく変わっていきます。たとえば、妊娠期にはエネルギーや鉄、カルシウムが多く必要になったり、年を重ねるにつれ必要なエネルギー量が減ったり……。にもかかわらず、同じような食生活を続けていると、不調が生まれてしまうことも考えられます。

だからこそ、食事は体調や体重をみながら見直していくとよいでしょう。更年期で太りやすくなったと感じたならエネルギー量を調整したり、40歳を過ぎたら骨のために牛乳を飲むようにしたり、と微調整を。

タイプ1

メタボのリスクあり！

食べることが大好きなこのタイプ。内臓脂肪がつきやすい食生活は、今すぐ見直しを。

傾向 見ためだけではわからない数値にも注意

ちょっとメタボが心配な、タイプ1のあなた。朝食を食べない分、昼におなかいっぱい食べている、仕事をしながらのお菓子が止まらない、なんてことはありませんか？

男性に多いイメージですが、女性の5人にひとりがあてはまるといわれています。ウエストが男性85㎝以上、女性90㎝以上、かつ、血中脂質や血圧、血糖値の基準値のうち2つ以上超えているかが判定基準です。女性の場合は隠れメタボの場合も。見ためや体重に現れていなくても、注意が必要です。

原因 食べすぎと運動不足更年期も影響

内臓脂肪が多くなることで糖尿病や高血圧といった生活習慣病を引き起こすメタボ。その原因は、食べすぎと運動不足にあります。暴飲暴食を続けたり、休日にゴロゴロしていると、内臓脂肪がつきやすくなるので今すぐチェンジを。

さらに女性の場合、更年期もメタボと深く関係しています。というのも、女性ホルモンには肥満を抑える働きがあるため。分泌量が減ることで内臓脂肪が増えやすくなり、メタボ一直線に……。今から食生活を見直すのがおすすめです。

改善ポイント

適量の食事と運動、ストレスフリーな生活を心がける

- 腹八分目を心がける。
- 朝食と昼食をしっかりとり、夕食は控えめにし、就寝3時間前までに夕食を終えるようにする。
- 脂質、塩分をとりすぎないようにする。
- 野菜を意識的にとる。
- 暴飲暴食はしない。
- 外食では一品料理ではなく、定食など品数の多いものを選択する。
- 睡眠時間を確保する。
- 24時までに就寝するようにする。
- ストレスをこまめに発散する。
- 運動習慣を身につける。習慣のない人は、歩く機会を増やすことから。

タイプ 2

心臓病、血管障害に注意

ストレスが多い、食べすぎの傾向があるタイプ。40代以降の人は、とくに気をつけましょう。

傾向 血管が詰まり、脳梗塞《こうそく》や心筋梗塞のおそれが

こってり味が好き、ストレスを感じやすい、血圧が高い……。心臓や血管に関するトラブルが気がかりな、タイプ2のあなた。脳梗塞や心筋梗塞、血管が膨らんで瘤《こぶ》のようになってしまう大動脈瘤《りゅう》などが起こりやすいと考えられます。何も症状がなく突然トラブルが起こることから、高血圧や脂質異常症のことを「サイレントキラー」と呼ぶことも。トラブルのあった場所に酸素や栄養が行き渡らなくなり、障害が残ることもあります。血管をいたわる生活を心がけましょう。

原因 こってり食、塩分過多、タバコは見直しを

血管トラブルの予兆といえるのが動脈硬化です。血管は、子どものころはしなやかさと透明感がありますが、年を経るにつれ、どちらも失われていきます。暴飲暴食や運動不足で血液中にコレステロールや糖が増えると、血管にコレステロールや脂肪がくっつき、もろく、かたくなります。しかも血液がドロドロになっていたり、血圧が高かったりするとさらにリスクは上がります。

原因のなかでも高血圧、脂質異常症、喫煙は三大危険因子といわれます。まずはここから見直しを。

改善ポイント

血流をスムーズにするために、生活習慣の見直しを

- 塩分を控え、薄味の食習慣を身につける。
- 喫煙量を減らす。
- 血液をサラサラにする、不飽和脂肪酸、玉ねぎを適度にとる。
- 不要な血中コレステロールを体外へ排出する食物繊維を含む野菜を、積極的にとる。
- ストレスをこまめに発散する。
- 運動習慣を身につける。習慣のない人は、歩く機会を増やすことから。
- アルコールをとりすぎない。
- 不整脈、肥満、糖尿病にも気をつける。

タイプ3 ロコモのリスクあり！

インドア派の人に多いタイプ3。強い足腰をつくるための食事や習慣を取り入れましょう。

傾向 体を動かす機能が衰えるロコモ

体が重く、動くのがおっくう、そうじや布団の上げ下ろしがしんどくなってきた……。タイプ3のあなたは、このままだとロコモになる可能性があるといえます。

ロコモとは、体を動かすのに必要な骨、関節、筋肉などの動きが衰えてしまい、介護のリスクが高まる状態を指します。運動をしないと筋肉は細くなってしまうため、そのままでいると足腰はみるみる衰え、年をとってから車いすや寝たきり生活になる場合も……。「まだ先の話」と思わず今から対策を講じましょう。

原因 運動不足や老化、膝の痛みなどが関係

ロコモの原因として考えられるのは、運動不足や老化で筋力が低下することです。このとき、バランス能力も同時に下がってしまいます。そのために運動はマスト。どんなに若くても、運動不足の人はロコモ予備群、ぐらいの気持ちでいたいもの。

また、骨や膝の病気も体を動かしづらくなるため、ロコモの原因になります。とくに女性は更年期を迎えると骨も弱くなるため要注意。「つまずいただけで骨が折れた」なんてこともあるので、早め早めのケアを心がけましょう。

改善ポイント 体を動かす骨と筋肉量を維持することが基本

・骨や筋肉のもととなる、カルシウムやタンパク質、ビタミンDは、適量を毎日欠かさずとる。

・体の痛みを放置しない。

〈運動機能を高める運動〉

・バランス能力を身につける：

片足立ち……左右の足でそれぞれ1分間ずつ、一日3回行う。転倒防止のため、事前につかまるところを確保しておく。支えが必要な場合は、両手をついて、しっかりした机などを支えに行ってもよい。

・ふくらはぎの筋肉をつける：

カーフレイズ……両足で立ち、かかとの上げ下げを20回する。これを一日2～3回行う。

タイプ4

骨粗しょう症のリスクあり！

ダイエットなどをしてきた人も多いタイプ4。骨を強くする生活は早めのスタートが肝心です。

傾向　とくに女性は骨が弱くなりがち

若いころに無理なダイエットをしていた、一日3食とっていない、ほとんど外に出ない……。タイプ4のあなたは、今日から骨粗しょう症のケアを始めたほうがよさそう。

日本人は慢性的なカルシウム不足の傾向にあります。さらに女性は男性にくらべて骨自体が細く骨量も少ないため、骨粗しょう症に悩む人が少なくありません。

女性ホルモンは骨の生まれ変わりにも大きく影響しています。そのため、更年期を迎えた人や生理不順の人のリスクが上がるのも特徴です。

原因　カルシウム不足が骨を弱くする

骨粗しょう症の原因としては、骨の材料であるカルシウムが不足していることが考えられます。

カルシウムは骨をつくること以外にも、イライラをしずめたり、筋肉の収縮を助けたりと体中で働いています。しかし食の欧米化や、リンを多く含む加工食品のとりすぎ、日本がミネラルの少ない軟水の地域であることから、一日の必要量を十分にとるのが難しくなっています。

さらに更年期、日光を浴びない生活なども骨の強さを左右します。ケアの際は忘れずにいたいものです。

改善ポイント

骨にカルシウムを蓄え、適度な運動で骨の強度を上げる

- 骨のもととなるカルシウムや、カルシウムが骨になるのを助けるビタミンDをとる。
- 毎日、牛乳コップ1杯（200㎖）を飲むか、豆腐半丁をとることを習慣に。
- こまめな運動で、骨を刺激する。
- 適度に日光を浴び、ビタミンDの生成を促す。
- 極端なダイエットをしない。
- 過度な飲酒、喫煙をしない。
- 塩辛い食品、インスタント食品、冷凍の調理済みの食品を控える。
- お菓子を食事代わりにしない。

一日に何をどれだけ食べればよい？

効率よく必要な栄養素がとれる食材が何かを覚えるために「四群点数法」を知ると便利です。

本能のままに食べ続けると生活習慣病に！

昔にくらべて、現代人はカロリーオーバー、ビタミン、ミネラル不足といわれています。その理由は、本能にあると考えることができるでしょう。

そもそも人間は、エネルギーがなければ生きることができません。おもなエネルギー源は糖質と脂質。これらを口にすると、おいしいと感じます。チョコレートや焼肉が多くの人に愛されていることからも、このことがわかるでしょう。つまり人間は、エネルギーが高いものを優先的に選ぶようにできているのです。

しかしビタミンやミネラルはちがいます。意識しなければ必要な量をとることができません。

かつての時代は精製技術が発達していなかったため、エネルギーをとるときに自然とビタミンやミネラルを一緒にとっていました。しかし現代は精製技術が発達し、砂糖や油など、エネルギーのかたまりのような食べ物もつくることができるようになりました。その結果、本能が大喜びする食べ物が手軽に手に入るようになったのです。しかし、好きなものを好きなだけ食べていてはカロリーオーバーになり、生活習慣病に悩むことになるのは必然です。

無自覚のままでは、食事バランスはますます崩れることを、私たちは認識する必要があります。

健康管理にうってつけの「四群点数法」

とはいえ、何をどれだけ食べたらよいのかわからない人も多いでしょう。そこで取り入れたいのが、女子栄養大学が提唱する「四群点数法」と呼ばれるメソッドです。

これは食品を4つのカテゴリーに分け、80㎉あたりの量を1点とカウント。1～3群は3点、4群は生活スタイルなどに合わせて点数を設定し、食事をしていく方法です。煩雑なカロリー計算も必要なく、点数を足していくだけなのも魅力です。私たちの健康管理に取り入れない手はありません。左ページの図を参考に、実践してみましょう。

四群点数法

食材を「乳・乳製品、卵」「肉、魚介、豆・豆製品」「野菜、芋、果物」「穀類、油脂など」の4つに分け、各食材の80 kcalの分量を1点とカウント。

一日20点を基本に食事を組み立てる方法です。

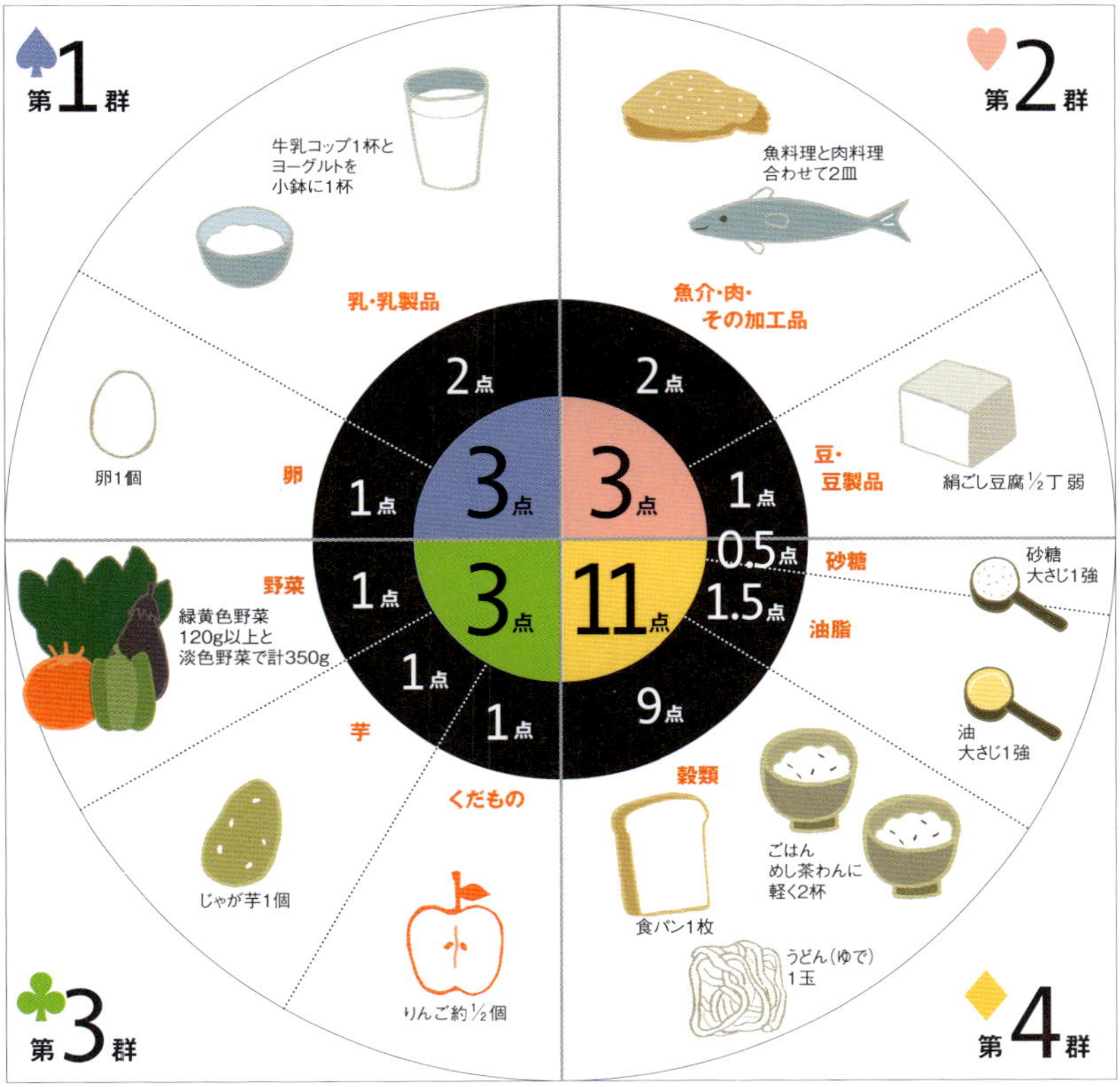

『なにをどれだけ食べたらいいの？』
第3版（香川芳子監修　女子栄養大学出版部）
デザイン・イラスト／横田洋子

一日に食べる目安は20点（1600kcal）

- 1～3群の3、3、3を優先的に
- 野菜は1点＝350 g
- 一日＝20点でおなかがすいてしまう場合は、身体活動レベルや性別、年齢と照らし合わせて調整を

四群点数法による一日に必要な基本の食材例

使うほどに便利な四群点数法。実際にメニューを組み立てたときのイメージをご紹介します。

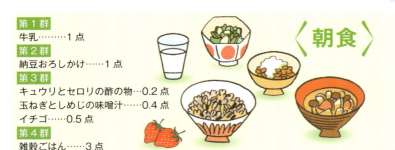

〈朝食〉

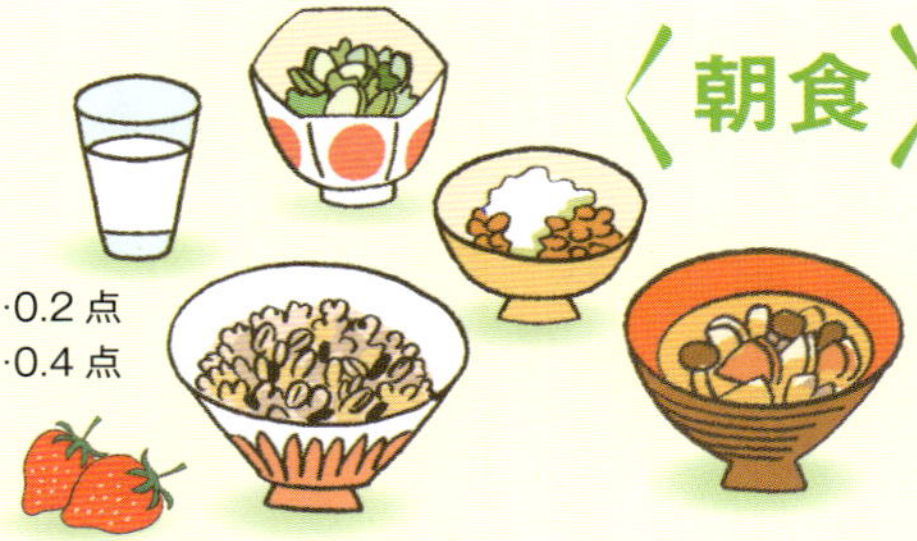

第1群
牛乳………1点

第2群
納豆おろしかけ……1点

第3群
キュウリとセロリの酢の物…0.2点
玉ねぎとしめじの味噌汁……0.4点
イチゴ……0.5点

第4群
雑穀ごはん……3点

〈昼食〉

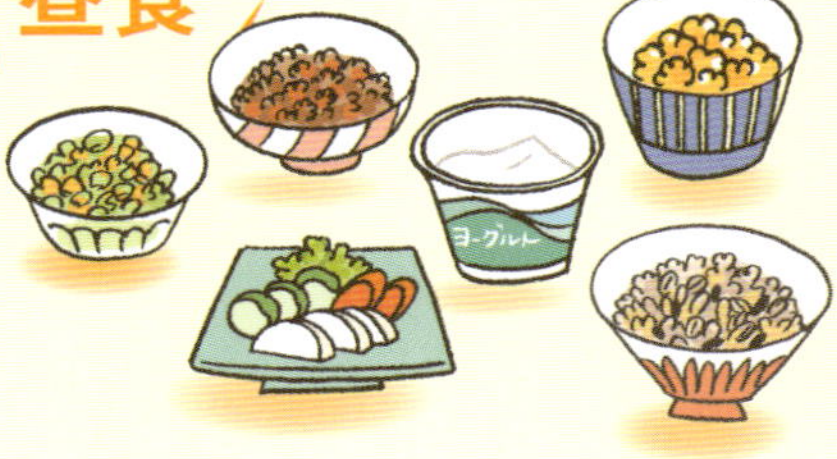

第1群
炒り卵……1点
ヨーグルト……1点

第2群
鶏ひき肉そぼろ……1点

第3群
コールスローサラダ……0.1点
漬物……0.2点

第4群
雑穀ごはん……3点

〈夕食〉

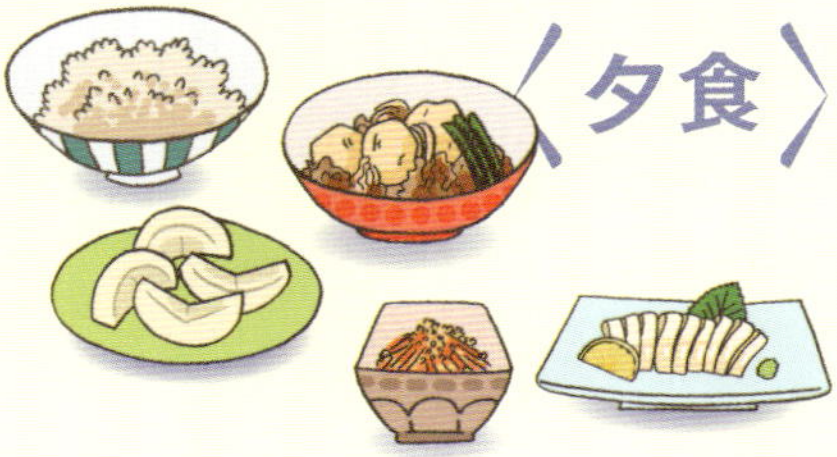

第2群
イカの刺し身……1点

第3群
肉じゃが……1点
ニンジンのごま和え……0.1点
梨……0.5点

第4群
ごはん　3点

その他計　油脂……1.5点　　砂糖……0.5点

合計 20点

脂質を減らす5ヶ条

その1　脂質が少ない食品を使う
たとえば、魚ならば脂質が少ない種類を、肉ならば脂質が少ない部位や脂身を除いたものを使う。

その2　脂質を減らした食品を選ぶ
低脂肪の牛乳や油を減らしたドレッシングなどを活用する。

その3　ノンオイルまたは油を控えた料理のレパートリーを広げる
ホイル焼きや炒め煮、蒸し物、焼き物など調理法の工夫で脂質を減らすことが可能。

その4　一食の献立で、油を使った料理が重ならないようにする
調理に使う油の使用量は一食あたり小さじ1を目安に。かたまり（200 g）のバターは20等分（1切れ10 gぐらい）に切り分けておくと便利。

その5　食物繊維が多い食品を食べる
食物繊維には、コレステロールを体外に排泄する作用がある。

基本の 四群点数法による大人１週間分の食材例

１週間にこれだけの食材を使いきるようにすると、
バランスのとれた食事に近づけます。

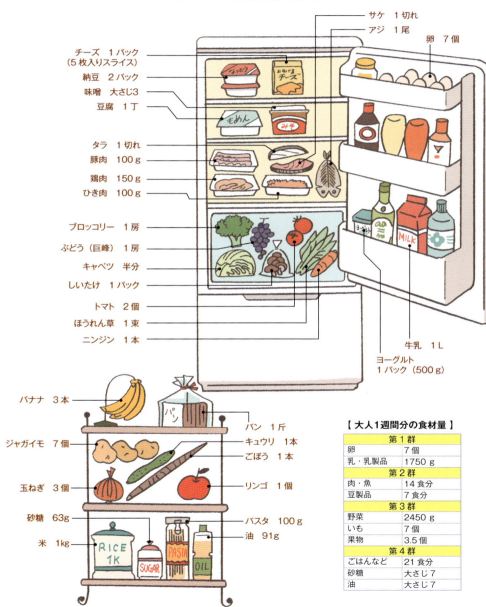

【 大人1週間分の食材量 】

第１群	
卵	７個
乳・乳製品	1750 ｇ
第２群	
肉・魚	14 食分
豆製品	７食分
第３群	
野菜	2450 ｇ
いも	７個
果物	3.5 個
第４群	
ごはんなど	21 食分
砂糖	大さじ７
油	大さじ７

健康タイプ別 四群点数法アドバイス

P.42～43でチェックした健康タイプ別に、四群点数法のアレンジのしかたをご紹介します。

タイプ 0

このまま健康！

基本の点数配分で、偏りなくいろいろなものを食べましょう。食事日記をつけたり、旬の食材を取り入れたりするのもおすすめです。

タイプ 1

メタボのリスクあり！

コレステロールをとりすぎないような食事にしましょう。

増やしたほうがいいもの

1群の牛乳や乳製品は、低脂肪のものに替えてみてください。また4群の油は、オレイン酸を豊富に含む植物油にしましょう。

減らしたほうがいいもの

2群では牛肉や、タラコ、数の子などの魚卵、4群ではバターなど、コレステロール含有量の多いものの摂取を控えめにします。

タイプ 2

心臓病、血管障害に注意

減塩と低脂肪が最重要テーマ。薄味に慣れることが大切です。

増やしたほうがいいもの

血液をサラサラにするDHA、EPA 、クエン酸などを積極的にとりましょう。2群では、青魚や納豆を多めに。3群は酢の物にすると効果的です。

減らしたほうがいいもの

旨みのあるだしや酢を活用して、塩分を減らすことに努めましょう。4群の量を減らし、1～3群でおなかをある程度満たすよう心がけて。

タイプ 3

ロコモのリスクあり！

タンパク質を積極的にとり、運動を取り入れましょう。

増やしたほうがいいもの

タンパク質不足にならないよう1、2群をしっかりとることを心がけます。タンパク質の代謝を促す3群も毎日欠かさずに食べましょう。筋肉の衰えを防ぐために、負荷の少ないストレッチ運動を一日に何回か、こまめに行う習慣を。

減らしたほうがいいもの

とくにありません。

タイプ 4

骨粗しょう症のリスクあり！

骨の生成を促すカルシウムとビタミンを意識してとりましょう。

増やしたほうがいいもの

ミネラルを多く含む、1群の乳製品、2群のレバーや、魚の血合い肉、骨、皮などがおすすめ。3群では、緑黄色野菜と果物を中心にとりましょう。

減らしたほうがいいもの

1群や2群の食品の量を増やすと脂質の摂取量も増えるので、牛乳やヨーグルトは低脂肪のものを選んでもよいでしょう。

その他のお悩みアドバイス

生活スタイルや体調の悩みは人によってそれぞれ。ケースに合わせてアレンジをしましょう。

\ 理想的な食事 /

毎日の食事量のバランスは、以下のようにするのが望ましいでしょう。

- 朝食から12時間以内に、昼食・夕食を済ます
- 朝を多め、夜は軽めの食事を心がける

現実の悩み 解決アドバイス

上記の食事スタイルが難しい場合は、下記を参照にしてください。

ダイエットしたい！

体重を落とすペースは、1カ月に1～2kgが基本。四群点数法の1、2、3群はそれぞれ3点ずつしっかりとり、4群の点数を現在より1～3点減らして調整します。

外食が多い！

定食料理が理想ですが、麺料理や丼物などの単品料理、ファストフードになってしまう場合も。その場合1群の卵・乳製品、3群の野菜が不足しがちなので意識してとるようにしましょう。

夜のつき合いが多い！お酒を飲みすぎる

飲む前に軽く食べておき、お酒の席での4群の食べすぎ・飲みすぎを防止しましょう。キャベツのビタミンUは胃粘膜を修復してくれます。二日酔いには、タウリンが豊富なシジミと、たっぷりの水を。

食欲がない

食欲が落ちているときは、おかゆや豆腐、ササミなど2群や4群の消化のよいものを少しずつ。食欲を促すアリシンを含むニンニク、疲労回復には酢酸の多い酢、ビタミンB_1の多い豚肉も◎。

アンチエイジングしたい！

老化の原因のひとつが活性酸素。細胞などを傷つけることで老化を進めます。ビタミンC、E、β-カロテン、野菜に含まれるファイトケミカルを3群から積極的にとってケアをしましょう。

サプリメントの上手な活用法

最近では、サプリメントを生活に取り入れている人が増えています。

ここで気をつけたいのが、とりすぎによるデメリット。ビタミンやミネラルには過剰症を起こすものがあるため、心配です。

サプリメントをとる場合は、バランスのよい食事をとっていることが大前提。どうしても難しい場合に、質のよいものを、補助的に取り入れるのがおすすめです。とくに、食事をとらずサプリメントだけに頼るのは絶対に避けてほしいところです。飲む前には、成分について事前に調べたり、専門家に聞くのもポイント。たとえば、食物繊維は鉄が体内で吸収されるのを邪魔します。このことを知らずに鉄と食物繊維のサプリを一緒に飲んでいたら、お互いのよさを打ち消し合うことになってしまいます。

飲み始めたら、尿や便の色や量をチェックするのも忘れずに。たとえばビタミンB_2はとりすぎると尿の色が濃い黄色、ビタミンCは薄いレモン色になります。これがとりすぎのサインです。

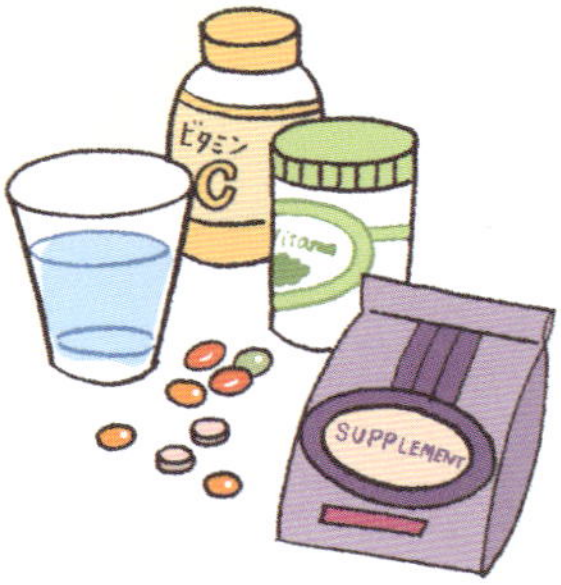

第4章

おなじみ&積極的にとりたい食材・食品事典

自分なりの基本の食材、プラスする食材の目安をつけると、食材選びがラクになります。

※カテゴリ下の第1～4群は、P.50～51の「四群点数法」による分類です。
※栄養成分値は、とくに表記がないものについては、可食部100gあたりの含有量です。
※栄養成分値の、エネルギー、タンパク質、脂質、炭水化物は、各食材共通の項目です。
※食材でとくに表記がない場合は、「生」(調理前)の値です。
※そう菜の栄養成分値は、平均値です。
※推定値は(　)で記載しています。
※凡例は、P.8「本書の使い方」をご参照ください。

肉類

第2群　魚介・肉・豆とそれらの加工品

筋肉や骨をつくる必須アミノ酸が豊富

肉は良質なタンパク質の補給源で、体内でつくられない9種類の必須アミノ酸をバランスよく含む優秀食材です。

必須アミノ酸は筋肉・内臓・骨・皮膚の形成や神経伝達を促進するほか、免疫力の保持にも働きます。

また、ビタミン類や鉄分、亜鉛などのミネラルも多彩に含まれており、成長期から老年期まで、世代を問わず適量の摂取がすすめられます。

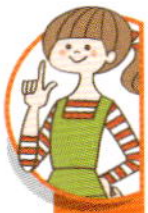

選び方のポイント

①部位の特徴を見極める
肉の部位ごとに異なる脂質量やかたさを考慮して選びます。

②鮮度のよいものを選ぶ
おいしさと安全性のために、冷凍保存しても1カ月を目安に食べきります。

③ドリップの多いものは避ける
解凍時にしみでる赤いドリップ(組織液)がパック内に多くあふれているものは、肉の旨みが落ちています。

とり方のコツ

◆脂身の部分を除いて調理すれば、カロリーは大幅にカットできます。

◆水分の多い、鶏肉→豚肉→牛肉の順番で傷みやすいことに留意します。

◆表面積の多い、ひき肉→薄切り→切り身→ブロックの順番で傷みやすいことに留意します。

[ひき肉]

代謝を高めるビタミンB群を補給

牛

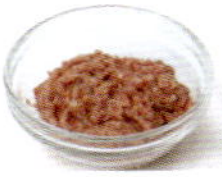

エネルギー…272kcal
タンパク質…17.1g
亜鉛…5.2mg
ビタミン B_{12}…1.6μg
コレステロール…64mg

豚

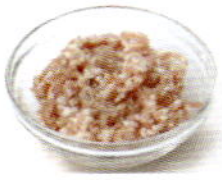

エネルギー…236kcal
タンパク質…17.7g
ビタミン B_1…0.69mg
ナイアシン…5.5mg
コレステロール…74mg

鶏

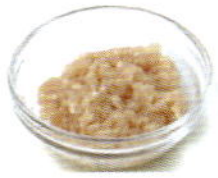

エネルギー…186kcal
タンパク質…17.5g
ビタミン B_6…0.52mg
葉酸…10μg
コレステロール…80mg

[レバー]

カロリー低めでビタミンA量が抜群

牛

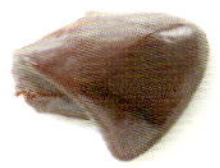

エネルギー…132kcal
タンパク質…19.6g
ビタミンA…1100μg
ビタミン B_{12}…52.8μg
コレステロール…240mg

豚

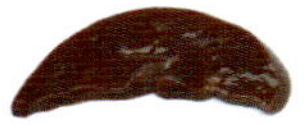

エネルギー…128kcal
タンパク質…20.4g
鉄…13.0mg
ビタミンA…13000μg
コレステロール…250mg

鶏

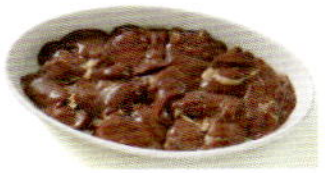

エネルギー…111kcal
タンパク質…18.9g
ビタミンA…14000μg
葉酸…1300μg
コレステロール…370mg

牛肉

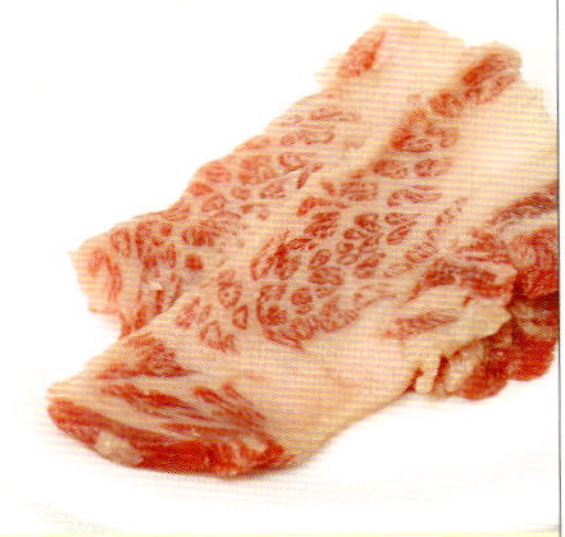

【和牛肉・バラ】

エネルギー	517 kcal
タンパク質	11.0 g
脂質	50.0 g
炭水化物	0.1 g
鉄	1.4 mg
亜鉛	3.0 mg
ビタミンB_1	0.04 mg
ビタミンB_{12}	1.2 μg

必須アミノ酸のほか 鉄・亜鉛の吸収もよい

牛肉は和牛（松阪牛、神戸牛などの銘柄牛）、国産牛（乳用肥育牛など）、輸入牛の3種類に分けられます。

牛肉のタンパク質は、必須アミノ酸のバランスがとりわけよいことが特徴。赤身には、亜鉛や鉄などのミネラルも豊富に含まれています。

脂身に含まれるアラキドン酸は脳細胞膜の材料になることから、牛肉が脳を活性化させる効能にも昨今注目が集まっています。

赤身と脂身が交互に層になっている肋骨《ろっこつ》周辺のバラ肉（三枚肉）は、牛肉の濃厚な旨みを味わえます。

体内でのおもな働き

◆牛肉の必須アミノ酸は筋肉や骨を形成するとともに、脳神経や自律神経に働きかけて興奮や緊張をやわらげます。

◆牛肉に含まれるヘム鉄（植物性食品に多い非ヘム鉄より5～6倍も吸収率が高い）は、貧血や冷え性の予防・改善に役立ちます。

肩ロース
よく動く首に近い肉で脂身も入りやすいが、多少筋っぽいので薄切りに向く。

サーロイン
脂身と赤身のバランスがよく、霜降りが入りやすい。焼くと香りも引き立つ。

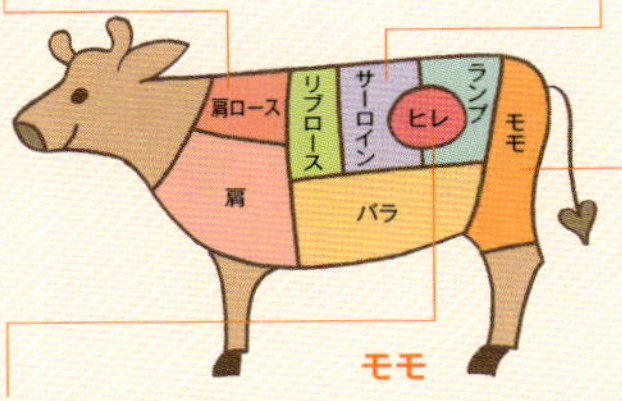

ヒレ
別名テンダーロイン。あまり使われない筋肉で、脂身が少なくやわらかい最高級部位。

モモ
最も脂質が少なく、タンパク質が多い。内モモはやわらかく、外モモはややかため。

選び方のポイント

肉が鮮やかな濃紅色でツヤがあること。脂身はクリームがかった白色で、赤身との境がはっきりしている肉がよいでしょう。霜降りは脂身が細かく多いほどよい肉質です。

とり方のコツ

◆調理の前に肉表面のドリップを拭きとると臭みが抑えられます。

◆寸胴鍋で煮込むと、肉の旨みがスープと溶け合う乳化現象が進みます。

一緒にとりたい食材

○唐辛子 ○ごま
ビタミンB_6がエネルギー変換を促進。
○ジャガイモ ○ブロッコリー
ビタミンCが牛肉の鉄の吸収を促す。

鶏肉

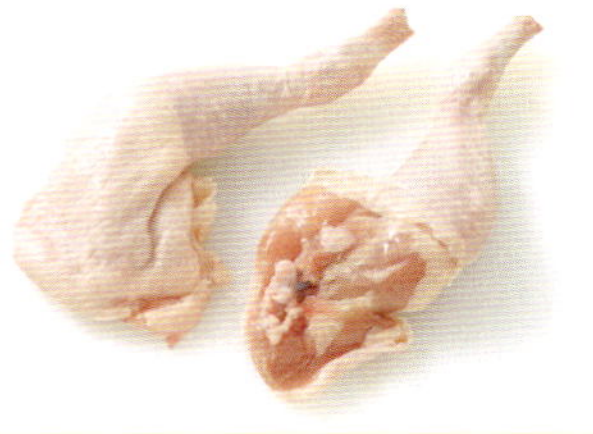

【若鶏肉・モモ】

エネルギー	204 kcal
タンパク質	16.6 g
脂質	14.2 g
炭水化物	0 g
ビタミンA	40 μg
ビタミンB_2	0.15 mg
ナイアシン	4.8 mg
パントテン酸	0.81 mg

消化がよいうえに旨み成分もたっぷり

市販されている鶏肉の多くは、大量生産向けのブロイラー。在来種である地鶏、人工的な交配でつくられた銘柄鶏は価格が高めですが、肉質がしまってコクのある味わいです。

鶏肉は高タンパクで消化もよく、旨み成分のグルタミン酸やイノシン酸も多く含まれています。

牛や豚よりも、骨と皮まで用いた調理を家庭でつくりやすく、その分多彩な栄養素が補給できる点も特長。とくに一番動かす部位のモモ肉はコクがあり、骨つきのままぶつ切りにして煮込むと、肉のかたさも解消されます。

体内でのおもな働き

◆鶏肉に豊富なアミノ酸のメチオニンは、脂質のエネルギー変換を促します。

◆血行不良を改善するナイアシンが、冷えや肩こりの予防に役立ちます。

◆骨、関節の軟骨、皮に含まれるコラーゲンは、肌の弾力や髪のコシを保つほか、視力保持にも有用です。

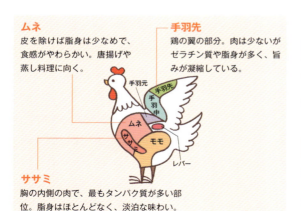

ムネ
皮を除けば脂身は少なめで、食感がやわらかい。唐揚げや蒸し料理に向く。

手羽先
鶏の翼の部分。肉は少ないがゼラチン質や脂身が多く、旨みが凝縮している。

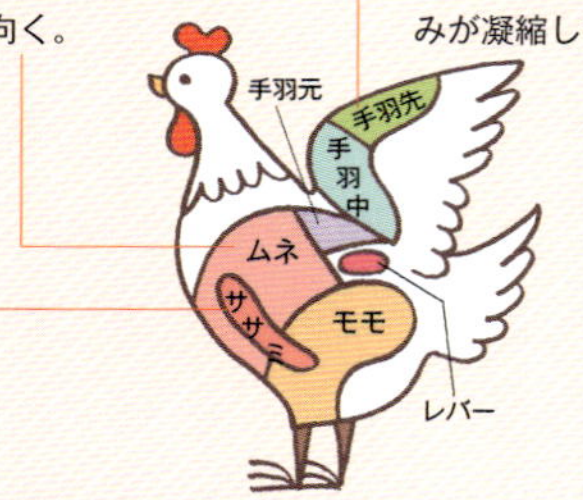

ササミ
胸の内側の肉で、最もタンパク質が多い部位。脂身はほとんどなく、淡泊な味わい。

選び方のポイント

肉の表面がみずみずしくて、きれいなピンク色をしていること。暗赤色だったり、白すぎて透明度がないものは避けます。皮は白よりも、黄色みがかっているほうが新鮮です。

とり方のコツ

◆皮をはがせばカロリーはほぼ半減。皮をよく焼いて油を落とすのも◎。

◆皮と骨ごと煮込むと、煮汁に溶けだしたコラーゲンも摂取できます。

一緒にとりたい食材

○ブドウ　○梅
クエン酸がエネルギー代謝を高める。
○レモン　○ほうれん草
ビタミンCがコラーゲン合成を促進。

豚肉

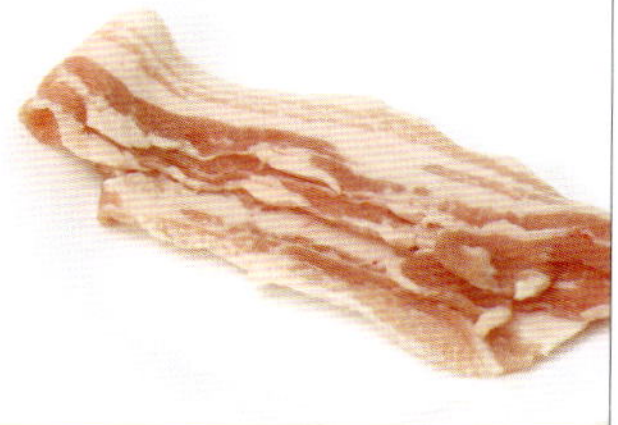

【中型種肉・バラ】	
エネルギー	434kcal
タンパク質	13.4g
脂質	40.1g
炭水化物	0g
亜鉛	1.6mg
ビタミンB1	0.45mg
ビタミンB2	0.11mg
ビタミンB12	0.3μg

疲労回復に役立つビタミンB1が充実

国産豚の主流はランドレース種や大ヨークシャー種のかけ合わせで、黒豚や東京Xのような銘柄豚も人気。消費量が多いのは腹部のバラ肉で、かたさもなく、赤身と脂身の層が絶妙な旨みを生みだします。

豚肉は豊富な必須アミノ酸に加え、疲労解消に働くビタミンB1を牛肉の10倍含有しており、体力回復や夏場のバテ予防に適しています。ビタミンB2は皮膚・爪・髪の細胞の再生を促し、ビタミンB12は赤血球の生成に関係するなど、豚肉の栄養素は体全般の発育にかかわります。

体内でのおもな働き

◆豚肉のビタミンB1は体内の糖質を燃焼させて、筋肉のエネルギーに変換します。脳の活動に必要なエネルギーも供給します。

◆豚肉の脂質に多い不飽和脂肪酸のオレイン酸は、血液中の悪玉コレステロールを減らして動脈硬化を防ぎます。

選び方のポイント

淡く灰色がかったピンク色で、表面にツヤがある肉を選びます。鮮度が落ちると灰色が強くなります。脂身は白または乳白色で、ややかためのものが新鮮です。

とり方のコツ

◆豚肉は細菌や寄生虫がつきやすく、十分に加熱して食べることが原則。

◆豚肉の脂身は口の中の温度でも溶けるので、冷たい料理にも向きます。

一緒にとりたい食材

○玉ねぎ　○ニンニク
アリシンがビタミンB1の吸収を促進。

○ショウガ　○大根
豚肉の消化を助ける分解酵素を含む。

スペアリブ
肋骨《ろっこつ》がついたままのバラ肉。じっくりと焼く・煮ることで、骨から肉に旨みがしみ込む。

ロース
外側に適度な脂身がついており、肉質はきめ細かい。トンカツやソテーに向く。

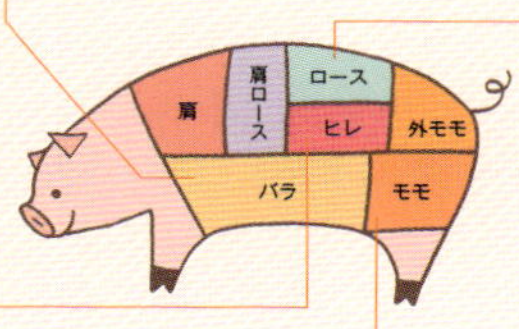

ヒレ
脂身はほとんどないが、やわらかい食感。最高級部位とされるが味はやや淡泊。

モモ
脂身が少ない赤身肉で、タンパク質やビタミンB1が多い部位。炒め物、煮豚など用途は広い。

羊肉

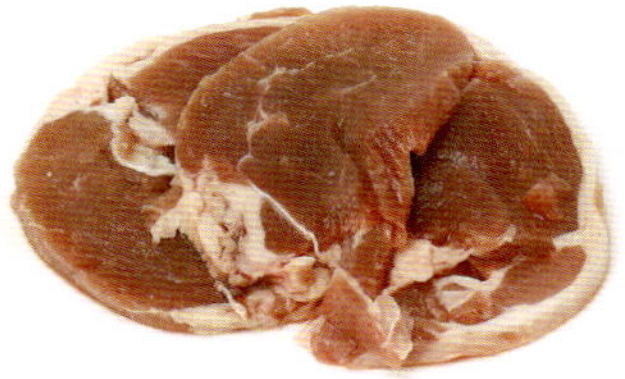

【ラム・肩】

エネルギー	233kcal
タンパク質	17.1g
脂質	17.1g
炭水化物	0.1g
カリウム	310mg
鉄	2.2mg
ビタミン B_1	0.13mg
ビタミン B_2	0.26mg

体内の脂肪を燃やして体を温める作用に注目

生後一年未満の子羊の肉をラム、一年が経過した羊の肉をマトンと呼びます。マトンのほうが臭いはきついものの、肉の旨みは増しています。

とくにロースはほぼ１００％の赤身でありながら、やわらかみのある高級部位で、骨つきのまま焼くと羊肉のおいしさを最大に味わえます。

漢方医学では、羊肉は体を温める、血を補うなど、婦人病に効能があるとされ、「女性の肉」とも称されています。体内の脂肪を燃やすダイエット効果も報告されるなど、ヘルシーな食肉として人気を集めています。

体内でのおもな働き

◆アミノ酸の一種のL‐カルニチンが余分な脂肪の燃焼を促して、無理のないダイエットを助けます。

◆羊肉に含まれる短鎖・中鎖脂肪酸がエネルギーとして燃焼されると、全身の血行が盛んになって冷えや筋肉のこりが緩和されます。

肩
羊肉独特の臭いがする脂身が多い。脂身を取り除いて、筋切りをして煮込むとよい。

肩ロース
脂身と赤身のバランスがよく、筋線維も細かくてやわらかい。旨みがしっかりしている部位。

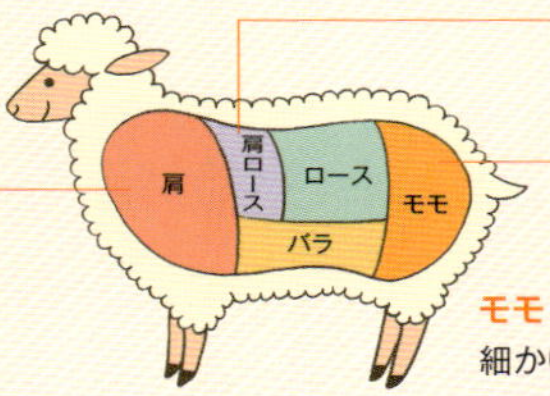

モモ
細かい位置によって筋線維のきめにばらつきがある。全体に脂身は少なくてやわらかい。

選び方のポイント

ラムは淡い赤色、マトンは鮮やかな赤色でツヤがあり、適度にしまっている肉が美味です。脂身は真っ白でかたさがあり、赤身との境がはっきりしているものを選びます。

とり方のコツ

◆調理前に香辛料をもみ込んだり、日本酒に漬けると臭みが消えます。

◆冷めると脂身が固まって臭いも強くなるので、熱いうちに食べます。

一緒にとりたい食材

○ショウガ　○ねぎ
血行を促して脂肪燃焼作用を増強。
○緑茶　○赤ワイン
燃焼時の活性酸素をカテキンが消去。

ロースハム

エネルギー	196 kcal
タンパク質	16.5 g
脂質	13.9 g
炭水化物	1.3 g
ビタミンB_1	0.60 mg
ナイアシン	6.6 mg
コレステロール	40 mg

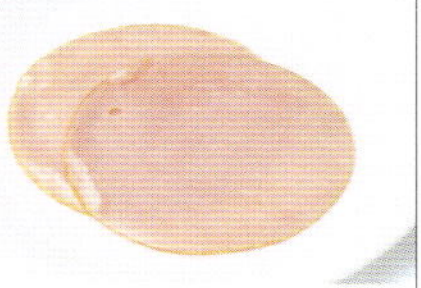

選び方のポイント

- JASマークがあれば特級を（水分72％以下。粗タンパク質18％以上）。

塩漬けの豚肉をくん製、ボイルする

ハムは、塩漬けにした豚肉をくん製、ボイルしてつくられます。モモや肩などの部位からもつくられますが、消費量が多いのはロースハム。

タンパク質、ビタミンB群が手軽にとれる一方、塩分が多いのでとりすぎには注意が必要です。

体内でのおもな働き

◆原料である豚肉のビタミンB_1がエネルギー産生を活発にして、内臓や筋肉の活動を助けます。

◆ナイアシンが毛細血管を広げて血行を促し、肝臓の解毒機能を高めます。

一緒にとりたい食材

○ほうれん草 ○大豆 ○海藻

ハムの塩分を排出するカリウムを多く含む。

ウインナー

エネルギー	321 kcal
タンパク質	13.2 g
脂質	28.5 g
炭水化物	3.0 g
カリウム	180 mg
ビタミンB_1	0.26 mg
コレステロール	57 mg

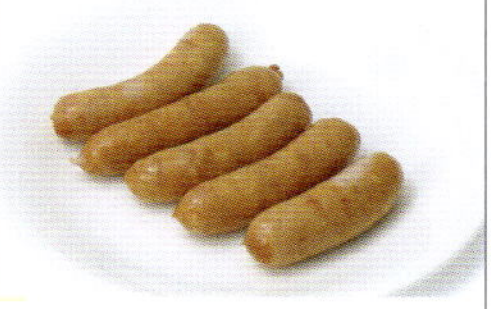

選び方のポイント

- JASマークがあれば特級を（豚肉・牛肉のみ使用。結着剤なし）。

保存はきくが、脂質が多め

塩漬けした肉（おもに豚肉）を刻み、香辛料で味つけして腸詰めにした食品がソーセージ。そのうち、羊の腸を使ったものがウインナーです。

比較的脂質が多く、1本（20g程度）で、約64kcalと高エネルギーです。適量を心がけましょう。

体内でのおもな働き

◆ビタミンB_1が糖質をエネルギーとして消費されるように促し、疲労を回復させます。

◆羊の腸はコラーゲンのかたまりで、肌の弾力や保水力を保ちます。

一緒にとりたい食材

○玉ねぎ ○らっきょう

ビタミンB_1の吸収を高めるアリシンが豊富。

魚介類

第2群　魚介・肉・豆とそれらの加工品

生活習慣病や認知症の予防に役立つ魚の脂肪酸

海岸線が複雑で暖流・寒流が流れ込む日本は、多彩な魚介類の漁獲に適した土地柄です。

魚の肉には良質なタンパク質が含まれており、貝類には生理活動を整えるミネラルが凝縮されています。

とくに青魚（背が青い魚）に豊富な脂肪酸のＤＨＡ（ドコサヘキサエン酸）とＥＰＡ（エイコサペンタエン酸）は、生活習慣病や認知症の予防成分として評価されています。

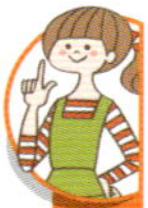

選び方のポイント

①旬の魚介類を活用する
産卵直前の時期が魚介類の旬です。脂肪やアミノ酸が多く蓄えられて栄養価が高く、味わいも最上になります。

②鮮度のよいものを選ぶ
一般に魚介類は傷みが早く、購入時には鮮度を確かめて、すぐに食べないものは下処理後に冷凍します。

③ドリップの多いものは避ける
パック詰めの魚でドリップ（組織液）が多く出ているものは、旨みが落ちています。

とり方のコツ

- 血合い肉やわた（内臓）まで食べるとビタミンやミネラルが多くとれます。
- DHA、EPAは、焼き魚よりも刺し身のほうが余さずとれます。
- 緑黄色野菜も一緒に食べると、DHA、EPAの酸化（劣化）防止に。

魚卵と生殖器官のおもな栄養素

ビタミン・ミネラルが豊富。コレステロールのとりすぎに注意。

イクラ

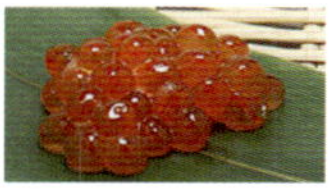

エネルギー…272kcal
タンパク質…32.6g
カルシウム…94mg
ビタミンB_1…0.42mg
コレステロール…480mg

タラコ
（スケトウダラ）

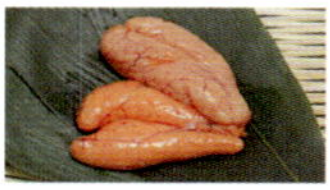

エネルギー…140kcal
タンパク質…24.0g
亜鉛…3.1mg
ナイアシン…49.5mg
コレステロール…350mg

白子
（マダラ）

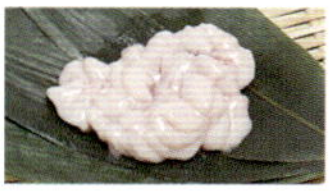

エネルギー…62kcal
タンパク質…13.4g
マグネシウム…23mg
ビタミンD…2.0μg
コレステロール…360mg

スジコ

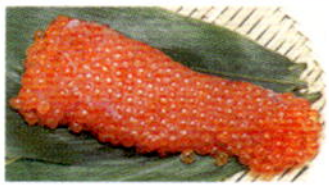

エネルギー…282kcal
タンパク質…30.5g
ビタミンA…670μg
ビタミンB_{12}…53.9μg
コレステロール…510mg

辛子明太子
（スケトウダラ）

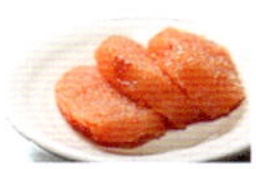

エネルギー…126kcal
タンパク質…21.0g
鉄…0.7mg
ビタミンE…6.5mg
コレステロール…280mg

ウニ

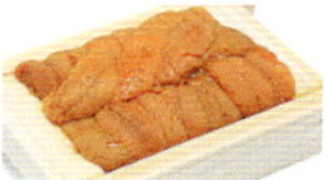

エネルギー…120kcal
タンパク質…16.0g
ビタミンB_2…0.44mg
葉酸…360μg
コレステロール…290mg

アジ

[マアジ]
エネルギー……126kcal
タンパク質……19.7g
脂質……4.5g
炭水化物……0.1g
マグネシウム……34mg
コレステロール……68mg

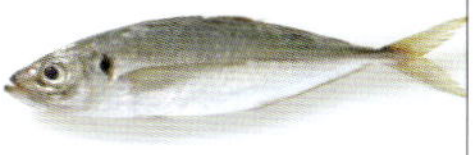

選び方のポイント

- 体の側線に鋭いゼイゴ（ウロコ）がある。
- 腹が黄金色で盛り上がっている。

旨み成分のイノシン酸が豊富

「アジは味に通ず」といわれるとおり、肉質にはクセがなく、一方で旨み成分のイノシン酸が豊富です。

青魚特有のDHA、EPAが含まれており、アミノ酸の一種のタウリンも含有。骨を焼いて骨せんべいにすれば、カルシウムも摂取できます。

体内でのおもな働き

◆ほかの青魚にくらべて豊富なカリウムが血圧を安定させるほか、筋肉の収縮を正常に整えます。

◆タウリンが血糖値の安定と心臓・肝臓の機能向上に役立ちます。

一緒にとりたい食材

○ねぎ ○大葉 ○ショウガ

香り成分が血行を促してDHA、EPAの効能を増強する。

イワシ

[マイワシ]
エネルギー……169kcal
タンパク質……19.2g
脂質……9.2g
炭水化物……0.2g
ビタミンD……32.0μg
コレステロール……67mg

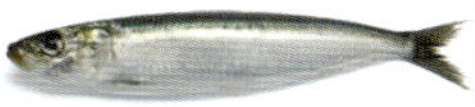

選び方のポイント

- 側面の黒点がはっきりしている。
- ウロコがきれいにたくさんついている。

生活習慣病と骨粗しょう症予防に最適

大衆魚と称されるイワシはDHAとEPAのほか、カルシウム吸収を促すビタミンDの含有量も高値です。

そのカルシウムは、イワシをつみれや煮物にして骨まで食べると摂取できます。丸ごと一匹のイワシは、骨粗しょう症の予防食に最適です。

体内でのおもな働き

◆ビタミンDがカルシウムを骨や歯に沈着させて、神経伝達にかかわる血液中のカルシウム濃度を調節します。

◆ビタミンB_2が皮膚と粘膜の機能を正常にし、肌荒れ、口内炎を防止。

一緒にとりたい食材

○梅干し ○酢

イワシの臭みが抑えられ、酸の作用によって骨もやわらかく食べやすくなる。

カツオ

［秋獲り］
エネルギー……165kcal
タンパク質……25.0g
脂質……6.2g
炭水化物……0.2g
鉄……1.9mg
コレステロール……58mg

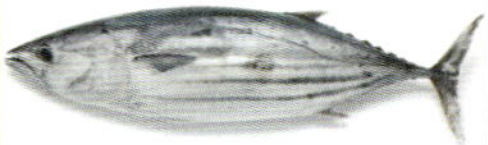

選び方のポイント

- 背の青紫色が鮮やか。
- 肉が鮮やかな赤色で皮近くに脂が多い。

秋の戻りガツオはDHA、EPAの宝庫

初夏の初ガツオにくらべて、秋の戻りガツオは脂肪を蓄えて旨みが濃厚です。脂肪量が多ければ、DHA、EPAもその分増えています。

赤黒い血合い肉はやや臭みがあるものの、血液の健康状態を整えるビタミンやミネラルが充実しています。

体内でのおもな働き

◆鉄とビタミンB_{12}が血液中のヘモグロビン合成にかかわって貧血を改善。末梢神経の傷も修復します。
◆ナイアシンが肝臓のアルコール分解を助けて悪酔い、二日酔いを防止。

一緒にとりたい食材

○アーモンド　○ごま
鉄がヘモグロビンへ吸収されるのを促す銅を含む。

ウナギ

エネルギー……255kcal
タンパク質……17.1g
脂質……19.3g
炭水化物……0.3g
ビタミンA　2400μg
ビタミンE……7.4mg
コレステロール……230mg

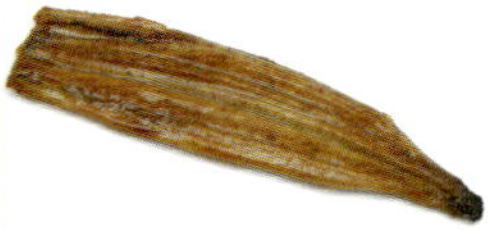

選び方のポイント

- 生は身に青みがかった光沢がある。
- 蒲焼き、白焼きはふっくらしている。

ビタミンAを突出して多く含む

ウナギの栄養面の特徴は、ビタミンA（レチノール）が突出して多いこと。蒲焼き1串（約80g）で一日の所要量の3・5倍が摂取できます。

滋養強壮に定評があるように、ビタミンB_2とパントテン酸が協力して脂質と糖質の代謝を活性化します。

体内でのおもな働き

◆ビタミンAは鼻、のど、消化管の粘膜を正常に保つほか、目の網膜の機能を整えて視力保持に役立ちます。
◆ビタミンEが毛細血管の血行を促進して、冷えや筋肉のこりを緩和します。

一緒にとりたい食材

○やまいも　○オクラ
ウナギの脂質の消化を助けるムチンを豊富に含む。

サケ

[シロサケ]
エネルギー……133 kcal
タンパク質……22.3 g
脂質……4.1 g
炭水化物……0.1 g
ビタミン B_{12}……5.9 μg
コレステロール……59 mg

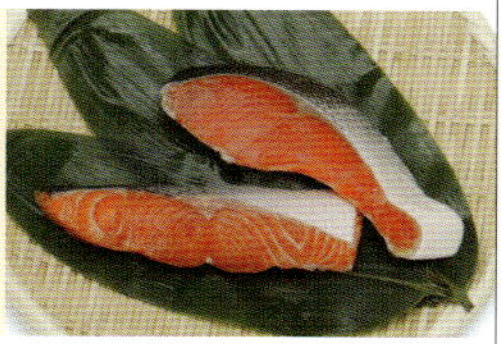

選び方のポイント

- 皮が銀色に光っている。
- 身が鮮やかなピンク色で皮と密着している。

老化を防ぐ色素のアスタキサンチンの宝庫

サケの身に含まれるピンク色の色素、アスタキサンチンは、細胞の老化を抑える強い抗酸化力があります。ビタミンA、B群、D、Eもまんべんなく含むほか、皮のすぐ下の脂肪にはDHA、EPA、コラーゲンが蓄えられています。

体内でのおもな働き

◆脳卒中や心筋梗塞《こうそく》を招く動脈硬化をアスタキサンチンが抑制。白内障、老眼、眼精疲労など目の不調も防ぎます。

◆ビタミンB群、ビタミンE、コラーゲンは、肌のシミやシワを抑えます。

一緒にとりたい食材

○オリーブ油　○ごま油

脂溶性のアスタキサンチンは、油と一緒にとると吸収率が高まる。

サバ

[マサバ]
エネルギー……247kcal
タンパク質……20.6 g
脂質……16.8 g
炭水化物……0.3 g
鉄……1.2 mg
セレン……70 μg
ビタミン B_2……0.31 mg

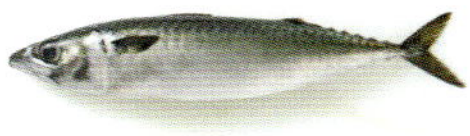

選び方のポイント

- 背の青緑色の斑紋が濃い。
- 腹が虹色に光って金色の筋模様がある。

DHA、EPAの含有量がトップクラス

青魚のなかでも、サバはDHAとEPAの含有量がトップクラス。ビタミンB_2も豊富で、血合い肉には鉄、タウリンを含有しています。

調理に水煮などの缶詰を活用するのも手軽で、栄養素の損失がないうえ、骨のカルシウムも補給できます。

体内でのおもな働き

◆DHA、EPAがLDLコレステロール値を下げて動脈硬化を抑えるほか、脳活性や視力の向上に働きかけます。

◆ビタミンB_2は皮膚や粘膜の炎症をしずめて、脂質をエネルギーに変換します。

一緒にとりたい食材

○ニンジン　○ほうれん草

DHA、EPAの酸化（劣化）を防ぐカロテンやビタミンを含む。

サンマ

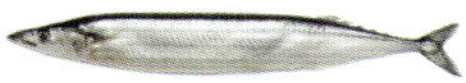

エネルギー……297kcal
タンパク質……17.6g
脂質……23.6g
炭水化物……0.1g
ビタミンA……16μg
ビタミンB_{12} 15.4μg
コレステロール……65mg

選び方のポイント

●口の先端が黄色みがかっている。
●身が太くて、ハリと光沢がある。

秋に脂がのって DHA、EPAが増量

秋口から旬を迎えるサンマは、脂肪量が20％を超えて旨みが増し（夏場では5％前後）、DHA、EPAも十分蓄えられています。

造血のビタミンといわれるビタミンB_{12}のほか、鉄やビタミンAも多く含有されています。

体内でのおもな働き

◆ビタミンB_{12}と鉄が健康な赤血球を増やして悪性貧血を防ぎます。細胞のDNAの合成にもかかわります。
◆ビタミンAがのどや肺の粘膜の免疫力を保持。かぜや感染症を防ぎます。

一緒にとりたい食材

○レモン　○大根
ビタミンCがDHAとEPAの酸化を防いで、鉄の吸収率も高める。

タラ

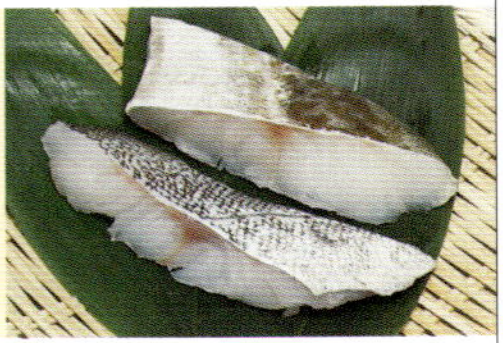

［マダラ］
エネルギー……77kcal
タンパク質……17.6g
脂質……0.2g
炭水化物……0.1g
カルシウム……32mg
コレステロール……58mg

選び方のポイント

●身がほのかなピンク色で透明感がある。
●切り身の切り口の角がしっかり立っている。

良質なタンパク質を含む低カロリーな魚

タラの身には脂肪が少ない一方、旨み成分のイノシン酸が多く、淡泊ながら味わいのある肉質です。

低カロリーで良質なタンパク質がとれるため、ダイエットメニューに適しており、カリウムやカルシウムなどミネラル補給にも役立ちます。

体内でのおもな働き

◆カリウムが塩分の排出を促進して血圧を安定させます。
◆カルシウムは骨密度を高めて骨粗しょう症を防ぐとともに、成長ホルモンの分泌にもかかわります。

一緒にとりたい食材

○しいたけ　○きくらげ
カルシウムの吸収率を高めて骨や歯に沈着させる、ビタミンDを含む。

マグロ

［クロマグロ・赤身］

エネルギー	125kcal
タンパク質	26.4g
脂質	1.4g
炭水化物	0.1g
セレン	110μg
コレステロール	50mg

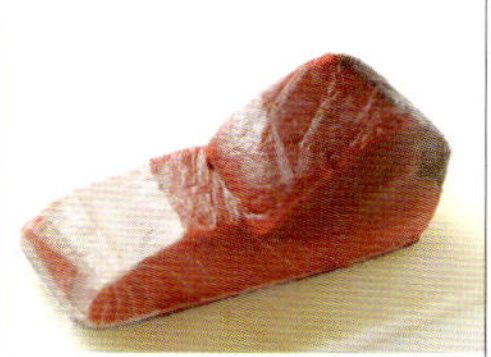

選び方のポイント

- 切り身の脂の筋が等間隔に並んでいる。
- 赤身が深みのある赤色で、ツヤがよい。

人気のトロはDHAとEPAの宝庫

日本における刺し身マグロの消費量は、世界市場の約80％を占めます。

人気部位である腹部のトロは、脂質たっぷりでDHAとEPAの宝庫。

背中側の赤身や血合い肉にはタンパク質のほか、ビタミンB_6、鉄、セレンなどが含まれています。

体内でのおもな働き

◆ビタミンB_6が神経伝達物質の合成や免疫機能の維持に働くとともに、アレルギーの発症を抑えます。

◆細胞の老化やがん化の原因となる活性酸素を、セレンが消去します。

一緒にとりたい食材

○ブロッコリー　○モロヘイヤ

ビタミンC、Eとセレンの相乗効果で、抗がん作用が強まるとされる。

ブリ

エネルギー	257kcal
タンパク質	21.4g
脂質	17.6g
炭水化物	0.3g
ビタミンB_1	0.23mg
鉄	1.3mg
コレステロール	72mg

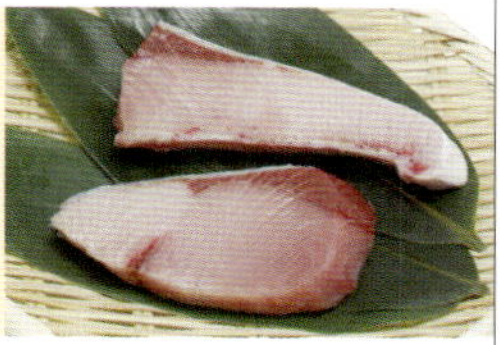

選び方のポイント

- 体の黄色い縞《しま》がはっきりしている。
- 切り身は血合い肉の色が鮮やかなもの。

血合い肉に多彩なビタミン、ミネラルを含む

ブリは成長段階で俗称が変わります。おもに、養殖された中型のブリは、ハマチと呼ばれています。

脂肪にはDHA、EPAが含まれており、血合い肉には身の部分よりもビタミン、ミネラルが多彩。アミノ酸のタウリンも摂取できます。

体内でのおもな働き

◆ビタミンB_1が糖質をエネルギーに変換して、疲労や筋肉痛を解消するほか、神経機能を正常に整えます。

◆タウリンがコレステロールや血圧を安定させて、動脈硬化を防ぎます。

一緒にとりたい食材

○ニンニク　○ニラ

香り成分のアリシンがビタミンB_1と結びついて、疲労回復作用を持続。

イカ

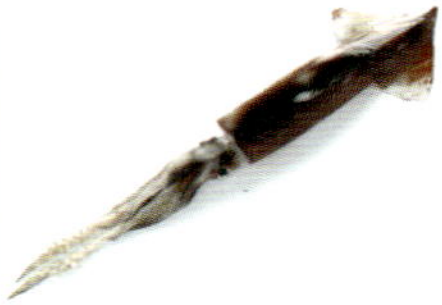

[スルメイカ]
エネルギー 83 kcal
タンパク質 17.9 g
脂質 0.8 g
炭水化物 0.1 g
ビタミンE 2.1 mg
コレステロール 250mg

選び方のポイント

●目がやや飛び出して澄んでいる。
●身にツヤと透明感がある。

生活習慣病を防ぐタウリンを含む

イカは種類を問わずに低脂肪、低カロリー、高タンパクで、生活習慣病予防に役立つアミノ酸のタウリンやビタミンEを多く含んでいます。

パスタなどで用いられるイカスミは抗菌・抗潰瘍《かいよう》作用が高く、がん細胞の抑制効果も報告されています。

体内でのおもな働き

◆タウリンはインスリン（血糖値を下げるホルモン）の分泌を促して糖尿病を防ぐほか、中性脂肪も減少させます。
◆ビタミンEは性ホルモンの生成・分泌に働きかけて、生殖機能を高めます。

一緒にとりたい食材

○豚レバー　○納豆
インスリン合成に必要な亜鉛が、タウリンと相乗して糖尿病予防に効果的。

エビ

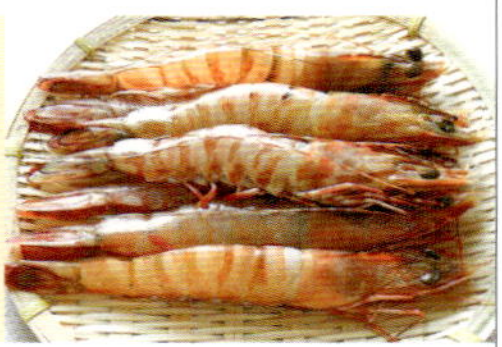

[クルマエビ]
エネルギー 97 kcal
タンパク質 21.6 g
脂質 0.6 g
炭水化物 微量
カルシウム 41 mg
コレステロール 170mg

選び方のポイント

●頭と尾のつけ根がしっかりしている。
●殻に透明感があって身が詰まっている。

殻と尾まで食べれば健康効果がアップ

エビのコレステロール含有量は多いものの、コレステロールの排出を促すタウリンと、動物性食物繊維のキチン・キトサンも含まれています。

キチン・キトサンは殻と尾に多く、エビは丸ごと食べるのがおすすめ。カルシウムも同時に補給できます。

体内でのおもな働き

◆タウリンの作用でコレステロールが減少すると、胆石の形成を抑える作用も期待できます。
◆キチン・キトサンが脂肪を吸着して排出することで、肥満解消を助けます。

一緒にとりたい食材

○こんぶ　○ワカメ
粘り成分のフコイダンが、腸内でコレステロールを吸着する。

アサリ

エネルギー	30 kcal
タンパク質	6.0 g
脂質	0.3 g
炭水化物	0.4 g
マグネシウム	100mg
ビタミン B_{12}	52.4 μg
コレステロール	40 mg

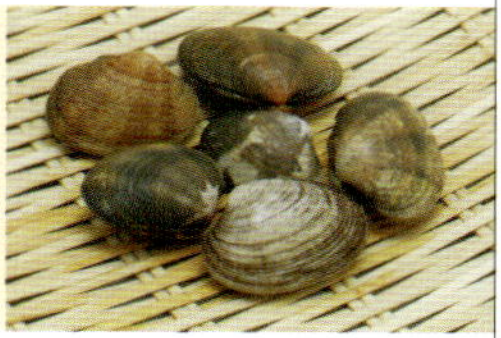

選び方のポイント

- 貝の紋様が鮮やかで表面にぬめりがある。
- 貝の口がしっかり閉じている。

マグネシウムの含有量が飛び抜けて多い

アサリは有機酸の一種であるコハク酸が豊富で、これが煮汁にしみでる旨みのもとです。

ビタミンB_{12}のほかミネラルも多種類含まれています。とくに貝類のなかでは、マグネシウムの多さがシジミの10倍と、飛び抜けています。

体内でのおもな働き

◆ビタミンB_{12}と鉄は、赤血球の成分となって貧血を予防します。

◆マグネシウムが骨の形成と血圧調整に働くほか、糖質と脂肪の燃焼を助けてやせやすい体質にします。

一緒にとりたい食材

○ブロッコリー ○イチゴ

ビタミンCがビタミンB_{12}と鉄の働きを高めて、貧血の予防効果を向上。

カキ

エネルギー	60 kcal
タンパク質	6.6 g
脂質	1.4 g
炭水化物	4.7 g
鉄	1.9 mg
亜鉛	13.2 mg
コレステロール	51 mg

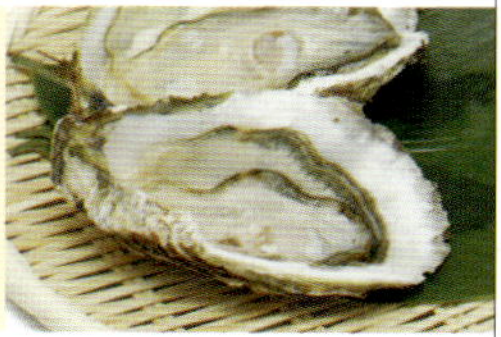

選び方のポイント

- 貝の幅が広く、口がしっかり閉じている。
- 身がふっくらして、ひだの黒みが鮮明。

別名・海のミルクでとくに亜鉛の補給に最適

海のミルクとも称されるカキは、亜鉛、鉄、銅、マンガンなどのミネラルのほか、筋肉のエネルギー源となるグリコーゲンも含有しています。

とくに摂取不足が懸念される亜鉛の補給に最適。カキ4粒（約80g）で一日の所要量をほぼまかなえます。

体内でのおもな働き

◆グリコーゲンは疲労回復を早めて、運動による筋力アップ効果も高めます。

◆亜鉛は味覚を正常に保つほか、インスリン合成を高めて糖尿病を防止し、精力増強や抜け毛防止にも働きます。

一緒にとりたい食材

○レモン ○梅干し

クエン酸が亜鉛を包み込んで、体内に吸収されやすい形に変える。

シジミ

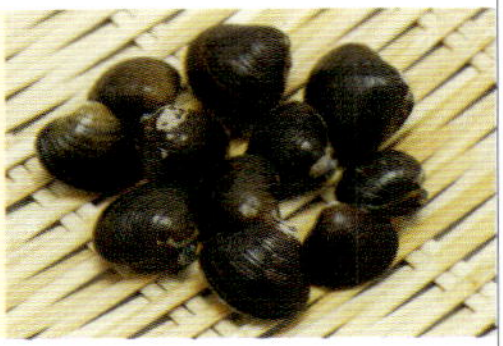

エネルギー	64 kcal
タンパク質	7.5 g
脂質	1.4 g
炭水化物	4.5 g
マンガン	2.78 mg
ビタミンB_{12}	68.4 μg
コレステロール	62 mg

選び方のポイント

- 大きめで殻が薄い。
- 殻の黒みが濃く、ツヤがある。

「生きた肝臓薬」として評判が高まるばかり

シジミは貝類のなかでもビタミンB_{12}が抜群に多く、マンガン、タウリン、グリコーゲンも含有。これらはすべて肝機能の維持にかかわります。

オルニチンというアミノ酸の強肝作用も昨今話題で、「生きた肝臓薬」として評判が高まっています。

体内でのおもな働き

◆ビタミンB_{12}、マンガン、亜鉛、グリコーゲンは、肝臓の正常な代謝や肝細胞の合成を助けます。

◆オルニチンが肝臓の解毒機能を高めて、二日酔いや慢性疲労を予防、改善。

一緒にとりたい食材

○オレンジ　○ピーマン

ビタミンCが活性酸素を消去して、シジミの強肝作用を補助する。

ホタテガイ

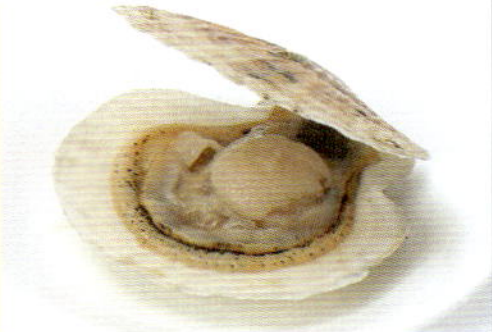

エネルギー	72 kcal
タンパク質	13.5 g
脂質	0.9 g
炭水化物	1.5 g
亜鉛	2.7 mg
ビタミンB_2	0.29 mg
コレステロール	33 mg

選び方のポイント

- 貝の口がやや開いていてさわると閉じる。
- 貝柱がこんもりしてツヤと透明感がある。

スタミナ回復とともに肝機能も改善

ホタテガイの貝柱の甘みは、アミノ酸のグリシンによるもの。

栄養面ではビタミンB_2、タウリン、亜鉛が多く、上品な味わいながらスタミナ回復に役立つ貝です。アミノ酸に分類されるベタインも含んでおり、肝機能の改善に有用です。

体内でのおもな働き

◆ビタミンB_2とタウリンが脂質代謝を活性化。成長ホルモンを合成する亜鉛と相乗して、慢性疲労を緩和します。

◆ベタインは脂肪肝を予防し、運動による筋力アップもサポートします。

一緒にとりたい食材

○大豆製品　○ショウガ

脂質代謝の活性化と疲労回復をサポートするマンガンを含む。

はんぺん

エネルギー……94 kcal
タンパク質……9.9 g
脂質……1.0 g
炭水化物……11.4 g
カリウム……160 mg
ビタミン B_{12}……0.4 μg
コレステロール……15 mg

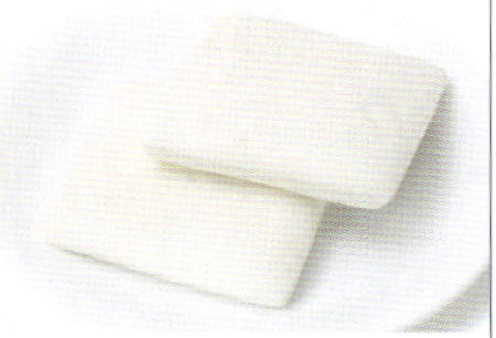

選び方のポイント

- 空気をよく含んでふんわりしている。
- 塩分量が少なめである。

魚のタンパク質を消化よく補給できる

サメやスケトウダラのすり身にやまいもを加えたはんぺんは、食感がやわらかく胃腸での消化もスムーズ。離乳食や高齢者の食事にも◎。

魚のタンパク質を含むわりに、ほかの練り物よりもコレステロール、食塩量は控えめです。

体内でのおもな働き

◆ビタミン B_{12} が、赤血球中のヘモグロビンを合成して悪性貧血を改善。

◆カリウムが血圧安定に働くほか、筋肉の収縮を整えて筋肉痛やこむら返りを防ぎます。

一緒にとりたい食材

○乳製品　○切り干し大根

はんぺんのタンパク質が、カルシウムの吸収を高める。

魚肉ソーセージ

エネルギー……161 kcal
タンパク質……11.5 g
脂質……7.2 g
炭水化物……12.6 g
ナトリウム……810 mg
カルシウム……100 mg
コレステロール……30 mg

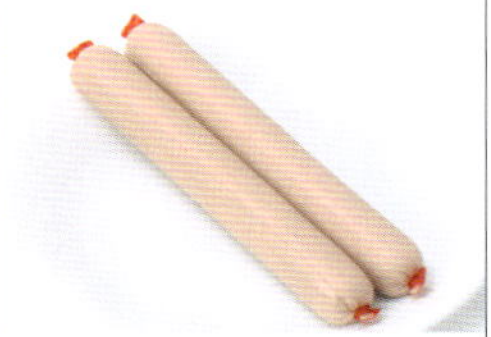

選び方のポイント

- DHAやカルシウムが配合されている。
- 塩分量が少なめである。

タンパク質の補給食で健康志向の商品も登場

魚肉ソーセージの原料は、スケトウダラなど白身魚のすり身が主流。DHAやカルシウムを増量させた健康志向の商品も増えています。

手軽なタンパク質の補給食ですが、血圧上昇を招く塩分のとりすぎには注意したいものです。

体内でのおもな働き

◆DHAは血液中のコレステロール、中性脂肪を減少させて脂質異常症を予防します。

◆カルシウムは骨、歯の強度を保ち、心臓など筋肉の動きを正常に整えます。

一緒にとりたい食材

○リンゴ　○サトイモ

過剰なナトリウムを排出するカリウムが、血圧の上昇を抑える。

卵・乳・乳製品類

第1群　卵・乳・乳製品

一人年間320個を消費 卵が大好きな日本人

生命の源である卵は、食材としてもアミノ酸の配合が理想的。年間消費量は一人あたり約320個で、日本人が大好きな食材といえます。

牛乳および乳製品も毎日手軽にとれる高栄養食品で、骨粗しょう症を防ぐカルシウム摂取にも最適。

乳酸菌で発酵させたヨーグルトやチーズは、腸内環境の改善にも役立つなど、病気と老化を抑える滋養効果は満点といえます。

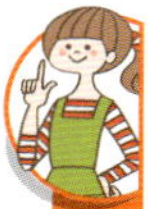

選び方のポイント

①卵の殻の色は気にしなくてよい

卵の殻の色は、鶏の品種によって白や赤褐色になります。含まれている栄養成分に変わりはありません。

②おなかをこわしにくい牛乳もある

牛乳でおなかをこわす人は乳糖をカットした製品か、脂肪球を壊していないノンホモ牛乳を試してみましょう。

③生きて腸まで届かなくてもOK

ヨーグルトの乳酸菌は胃酸で死んでも死がいが善玉菌のエサになり、腸の免疫システムを活性化させます。

とり方のコツ

◆卵の賞味期限（=生食できる期間）が過ぎたら、早めに中心温度70℃で1分相当の加熱調理をして食べましょう。

◆牛乳パックに口をつけて飲んだり、ストローで飲んだりすると、雑菌繁殖の誘因に。

【種類別「乳飲料」とは】

生乳や乳成分に、カルシウムや鉄などの栄養成分、コーヒー、果汁、甘味料などを加えた飲料。

乳飲料・コーヒー	エネルギー	56kcal
	タンパク質	2.2g
	脂質	2.0g
	炭水化物	7.2g
	カルシウム	80mg
乳飲料・フルーツ	エネルギー	46kcal
	タンパク質	1.2g
	脂質	0.2g
	炭水化物	9.9g
	カルシウム	40mg

【種類別「加工乳」とは】

生乳に脱脂粉乳やクリームなどを加えた飲料。低脂肪タイプ・濃厚タイプに大別できる。

加工乳・濃厚	エネルギー	73kcal
	タンパク質	3.5g
	脂質	4.2g
	炭水化物	5.2g
	カルシウム	110mg
加工乳・低脂肪	エネルギー	46kcal
	タンパク質	3.8g
	脂質	1.0g
	炭水化物	5.5g
	カルシウム	130mg

鶏卵

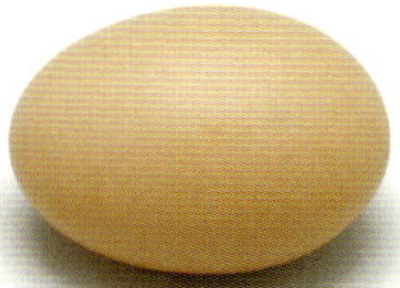

エネルギー	151 kcal
タンパク質	12.3 g
脂質	10.3 g
炭水化物	0.3 g
カルシウム	51 mg
ビタミンA	150 μg
ビタミン B_{12}	0.9 μg
ビオチン	25.4 μg
コレステロール	420 mg

ビタミン、タンパク質が豊富な安価な完全栄養食品

筋肉や血管を構成する良質なタンパク質が凝縮されている卵。ビタミンCと食物繊維以外の栄養素をすべて含む完全栄養食品といえます。

卵白に多いのはビタミンB_2やカリウム、卵黄にはビタミンA、B群、Eのほか、ビオチン、カルシウムなどが凝縮されています。

コレステロール量は多い一方、卵に含まれるレシチンやオレイン酸は悪玉コレステロールを減らし、善玉コレステロールを増加させます。卵白タンパクには内臓脂肪を減らす作用があることが報告されています。

体内でのおもな働き

◆ビタミンAが鼻、のどの粘膜を強化し、ウイルスや細菌を退けます。

◆アミノ酸のグリシンとプロリンが、肌の弾力を保つコラーゲンを形成。

◆アミノ酸の化合物であるグルタチオンが動脈硬化や肝機能低下を抑えて、白内障などの眼病を防ぎます。

選び方のポイント

手に持つと重量感があり、殻にざらつきがあって光沢のないもの。殻の色は品質に関係ありません。光にかざすと透けるように見えるものが新鮮です。

とり方のコツ

◆栄養素を効率的に取り込めるのは、半熟卵→かたゆで卵→生卵の順。

◆体温を上げて体を活動状態にすることから、朝食メニューに好適です。

一緒にとりたい食材

○キャベツ　○ほうれん草

ビタミンCと食物繊維の不足を補う。

○マグロ　○ニラ

ビタミンがタンパク質を代謝する。

脳の神経伝達物質を生成する卵のコリンで認知症予防

卵黄に含まれるリン脂質のレシチンには、コリンというビタミン様作用物質が含まれています。このコリンの効能として昨今脚光を浴びているのが、脳の活性化です。認知症で減少する脳の神経伝達物質をコリンが生成して、学習能力や記憶力を向上させるのです。

そのほかの食品と比較しても、卵のコリンは脳内に吸収されやすい点が大きな特徴です。今後研究が進むことで、卵のコリン摂取が認知症の予防策として確立されることが期待されています。

牛乳

[普通牛乳]
エネルギー……67 kcal
タンパク質……3.3 g
脂質……3.8 g
炭水化物……4.8 g
カルシウム……110 mg
コレステロール……12 mg

選び方のポイント

●賞味期限、消費期限を確認する。
●低温長時間殺菌牛乳は生乳の風味に近い。

カルシウムの吸収率がきわめて優秀

牛乳のカルシウム吸収率は40％で、小魚（33％）、野菜（19％）とくらべて吸収率が優秀。ビタミンA、ビタミンB_2も含まれています。

牛乳のタンパク質のカゼインは、一緒にとった食品のミネラルと結びついて体内への吸収率を高めます。

体内でのおもな働き

◆カルシウムが骨や歯の強度を保つとともに、神経の情報伝達や筋肉の収縮をスムーズに保ちます。
◆乳脂肪が胃酸の過剰な分泌を抑えて、胃粘膜を刺激物から保護します。

一緒にとりたい食材

○ちりめんじゃこ　○まいたけ
ビタミンDがカルシウムの吸収率を高めて、骨への沈着をサポートする。

ヨーグルト

[全脂無糖]
エネルギー……62 kcal
タンパク質……3.6 g
脂質……3.0 g
炭水化物……4.9 g
カルシウム……120 mg
ビタミンA……33 μg
葉酸……11 μg

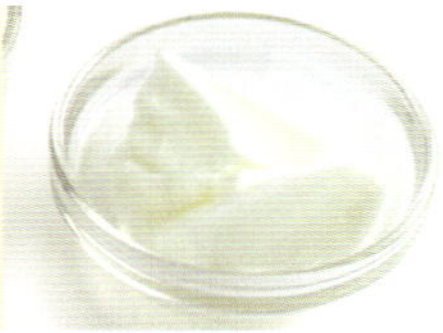

選び方のポイント

●肥満が気になる人は無糖のものにする。
●乳酸菌ごとの機能の特徴をチェックする。

整腸作用に加えて病気を防ぐ機能も強化

牛乳に乳酸菌を加えて発酵させたヨーグルトは、タンパク質と脂質の吸収がよりスムーズで、腸内の善玉菌を増やす整腸作用も期待できます。肥満を解消したり、痛風や胃炎対策に役立つ乳酸菌を加えた機能性ヨーグルトも続々登場しています。

体内でのおもな働き

◆カルシウムが骨粗しょう症を予防。
◆腸内の善玉菌が増えると便通が改善するほか、ビタミンの産生が増えて免疫力も向上。肌荒れやアレルギーの改善に役立ちます。

一緒にとりたい食材

○玉ねぎ　○バナナ
腸内の善玉菌のエサになって整腸作用をさらに高めるオリゴ糖を含む。

チーズ

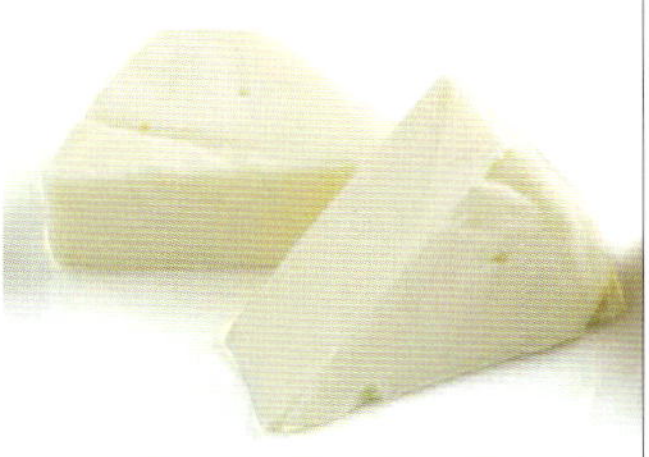

【プロセスチーズ】

エネルギー	339kcal
タンパク質	22.7g
脂質	26.0g
炭水化物	1.3g
カルシウム	630mg
亜鉛	3.2mg
ビタミンA	260μg
コレステロール	78mg

牛乳のタンパク質やカルシウムが凝縮

牛乳に乳酸菌と凝固酵素を加えて、水分を取り除いたものがナチュラルチーズ。青カビや白カビを加えて発酵熟成させるタイプもあります。

一種類または複数のナチュラルチーズを加熱処理したものがプロセスチーズ。スライス形・スティック形や香辛料を加えた製品も定番です。

チーズには牛乳の栄養素が凝縮されており、タンパク質は約7倍、ビタミンAとカルシウムは約6倍に増えています。アミノ酸のメチオニン、ビタミンB_2、亜鉛などの有用成分も幅広く補給できます。

体内でのおもな働き

◆カルシウムが骨の強度を高めて骨粗しょう症を予防します。

◆メチオニンが肝臓の解毒機能を高めてアルコール分解を促進します。

◆ナチュラルチーズに含まれる乳酸菌が腸内環境を改善。便通を整えるほか、免疫力の向上にも働きます。

独特の風味が人気のナチュラルチーズ

●チェダーチーズ……世界で最も生産量の多いハードタイプのチーズ。酸味をともなった濃厚な味わいで、ピザやオムレツの具材にも向きます。

●カマンベールチーズ……白カビを表面に繁殖させたチーズで、クリーミーでコクのある風味が特徴。フルーツに合うほか、フライやフォンデュにも好適。

●マスカルポーネチーズ……熟成させないフレッシュチーズで、ペースト状でさわやかな酸味があります。ムースにしてお菓子づくりにも使われます。

選び方のポイント

乳酸菌やカビが生きているナチュラルチーズは、熟成の度合いで風味が変わります。プロセスチーズは保存性がよく、熟成されていないので時間による風味の変化もありません。

とり方のコツ

◆高血圧が気になる人は、塩分控えめのものを選ぶようにします。

◆肝臓の働きを助けるため、お酒のつまみに向いています。

一緒にとりたい食材

○サンマ ○まいたけ
ビタミンDがカルシウムを骨に沈着。

○サツマイモ ○枝豆
カリウムがナトリウムの排出を促進。

穀物・いも・豆・種実類

♥	第2群	魚介・肉・豆とそれらの加工品
♣	第3群	野菜350gといも・果物
◆	第4群	穀類・油脂・砂糖

米を中心に玄米や雑穀を加えて栄養価アップ

米はほどよい粘りと甘みがあって食べ飽きず、エネルギーになる糖質を集中的に補給できる主食です。

米に玄米や雑穀を加えたり、いもや豆の副菜を添えれば、ビタミン、ミネラル、食物繊維の摂取量は大幅にアップします。

ナッツ類には肌や血管の老化を防ぐ有用成分が含まれており、食生活にゆとりをもたらす間食やお酒のつまみに好適です。

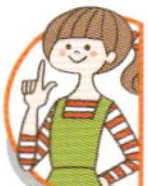

選び方のポイント

①専門の米店で買う
米は同じ銘柄でも産地ごとに風味が異なるもの。米店で相談すれば、好みの味の米が見つけやすくなります。

②雑穀も産地などを確認する
雑穀は輸入物も多く出回っています。米や野菜と同様、国産を選ぶなら産地や栽培方法も確認したいものです。

③旬の食材を活用する
いもや大豆は年間流通していますが、旬のころがやはり栄養価はピークです。

とり方のコツ

◆米やいものドカ食いは肥満や糖尿病の誘因になります。ひと口30回を目安によく噛んで食べましょう。

◆玄米や雑穀を食べると、自然に噛む回数が増えます。噛むことで脳の満腹中枢も刺激されて食べすぎ防止に。

【粉類と麺類に含まれるおもな栄養素】

豊富な炭水化物がエネルギーを産生する

小麦粉
（薄力粉・1等）

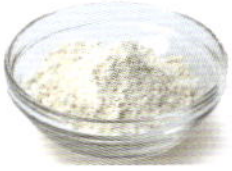

エネルギー…367kcal
タンパク質…8.3g
脂質…1.5g
炭水化物…75.8g
ナトリウム…微量

米粉

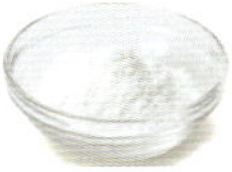

エネルギー…374kcal
タンパク質…6.0g
脂質…0.7g
炭水化物…81.9g
ナトリウム…1mg

中華麺

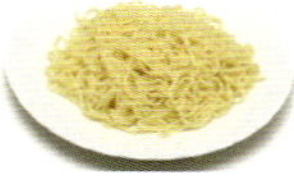

エネルギー…281kcal
タンパク質…8.6g
脂質…1.2g
炭水化物…55.7g
ナトリウム…410mg

片栗粉
（じゃがいもでんぷん）

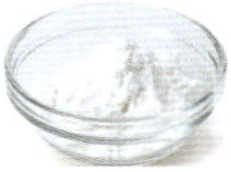

エネルギー…330kcal
タンパク質…0.1g
脂質…0.1g
炭水化物…81.6g
ナトリウム…2mg

うどん

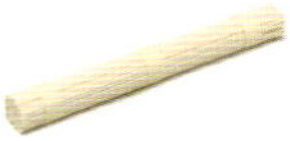

エネルギー…270kcal
タンパク質…6.1g
脂質…0.6g
炭水化物…56.8g
ナトリウム…1000mg

そば

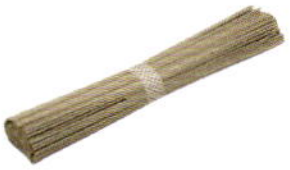

エネルギー…274kcal
タンパク質…9.8g
脂質…1.9g
炭水化物…54.5g
ナトリウム…1mg

米

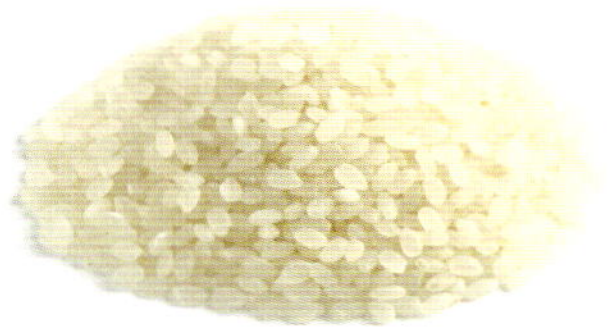

【精白米・うるち米】

エネルギー	358 kcal
タンパク質	6.1 g
脂質	0.9 g
炭水化物	77.6 g
マグネシウム	23 mg
鉄	0.8 mg
ビタミン B_1	0.08 mg
ビタミン B_6	0.12 mg

脳や筋肉のエネルギーとなる糖質を補給する主食

日本人の主食では、一般に胚芽とぬかを除いた精白米が食されます。

精白米は消化がよく、活動の源となる糖質を効率よく摂取できます。筋肉だけでなく、脳の活動にとっても糖質は不可欠なエネルギーです。

一食に必要なエネルギー量を500kcalとすると、その50％を主食である米飯でとる場合に、およそ茶わん1杯（160g）のごはん（約250kcal）がこれに相当します。

白米には、カリウムやビタミンB_1、B_2、鉄、モリブデンなども含まれています。

体内でのおもな働き

◆炭水化物に含まれる糖質がブドウ糖に分解され、脳や筋肉に届けられてエネルギー源となります。タンパク質や脂質よりも、素早くエネルギーに変わることも特徴です。

◆ビタミンB_1は、糖質をエネルギーに変換するとともに、疲労回復にも働きます。

ビタミン、ミネラルが多彩に摂取できる健康主食

●玄米……精白米よりもビタミンB_1、ビタミンB_6、鉄やマグネシウムの含有量が多く、神経の興奮を抑えるGABA《ギャバ》、悪玉コレステロールを下げるγ-オリザノールなど、玄米ならではの有用成分も注目されています。消化されにくいため、調理に工夫を。

●五穀米……玄米、麦、豆、あわ、きびをブレンドした主食です。もちもちとした嚙みごたえがあり、ビタミンB群、E、カルシウム、亜鉛、ポリフェノールなど、一食で摂取できる栄養素がより増幅します。

選び方のポイント

米も鮮度が大切であり、精米年月日がなるべく直近のものを選びます。米のひび割れや胴割れ（内部の亀裂）が多く入っていると、炊飯時に形が崩れて食味が落ちてしまいます。

とり方のコツ

◆冷暗所に密閉保存して、春夏は精米年月日から1カ月程度（猛暑の時期は2週間程度）、秋冬は精米年月日から2カ月程度で食べきります。

一緒にとりたい食材

○豚肉　○ウナギ
ビタミンB_1がエネルギー変換を促す。
○大豆製品
アミノ酸価を上げることができる。

トウモロコシ

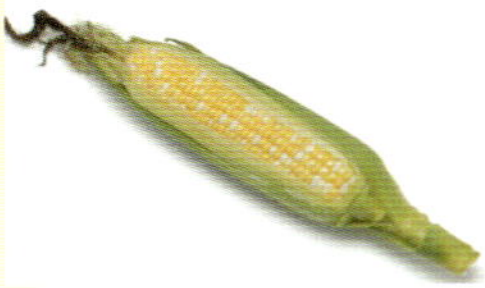

[未熟種子]	
エネルギー	92 kcal
タンパク質	3.6 g
脂質	1.7 g
炭水化物	16.8 g
カリウム	290 mg
ビタミンB_1	0.15 mg
ナイアシン	2.3 mg

選び方のポイント

●皮の緑色と、先端のひげの色が濃い。
●粒がふっくら、すき間なく詰まっている。

野菜ながら糖質が豊かで筋肉・脳の活力アップ

米、麦と並んで、世界三大穀物のひとつといわれるトウモロコシ。別名はとうきびです。

粒にはエネルギー源の糖質が充実しており、ビタミンB_1、B_2、カリウム、マグネシウムも含有。粒の皮はセルロースという食物繊維です。

体内でのおもな働き

◆糖質はブドウ糖に変換されて、筋肉や脳の活動のエネルギー源になります。
◆粒の皮に含まれるセルロースは、腸を刺激して排便を促すとともに、有害物質を吸着します。

一緒にとりたい食材

○ほうれん草　○ニガウリ（ゴーヤ）
野菜のなかでは少なめであるトウモロコシのビタミンCを補う。

ごま

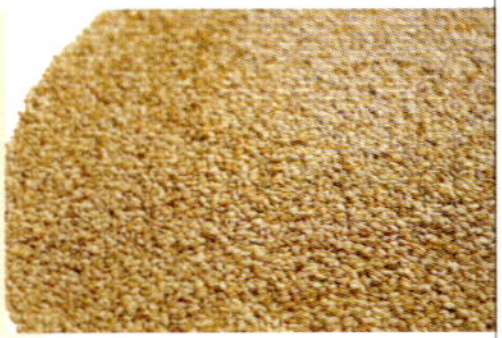

[乾]	
エネルギー	578kcal
タンパク質	19.8 g
脂質	51.9 g
炭水化物	18.4 g
鉄	9.6 mg
銅	1.66 mg
ビタミンB_1	0.95 mg

選び方のポイント

●粒の形がそろって、かたくてしまっている。
●粒の膨らみがたっぷりある。

老化を加速させる活性酸素を取り除く

ごまのポリフェノールであるセサミンは抗酸化力が高く、老化を加速させる体内の活性酸素を除去します。

白ごま、黒ごま、金ごまの栄養価は同等で、ビタミンB_1、E、鉄などを含有。黒ごまの色素のアントシアニンも優秀な抗酸化成分です。

体内でのおもな働き

◆セサミンが活性酸素を消去して、肝機能低下や慢性疲労を改善。肌のシミ、シワもできにくくします。
◆脂質に含まれるオレイン酸が血中コレステロールを減少させます。

一緒にとりたい食材

○ニンジン　○ミカン
色素成分のβ-カロテンによって抗酸化力がさらに強化される。

ナッツ類

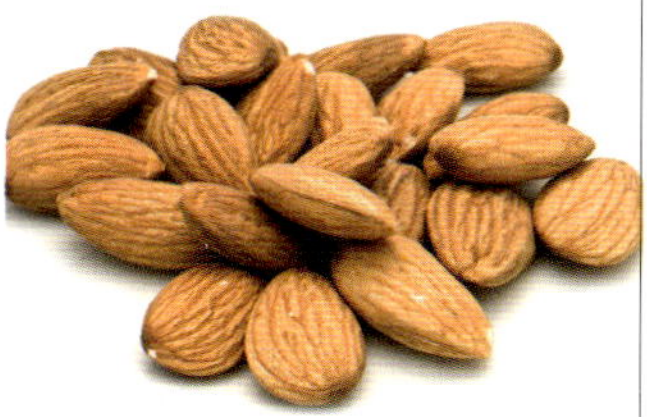

【アーモンド・乾】

エネルギー	587 kcal
タンパク質	19.6 g
脂質	51.8 g
炭水化物	20.9 g
カリウム	760 mg
カルシウム	250 mg
ビタミンE	30.3 mg
ビタミンB_1	0.20 mg

血管や肌の老化を防ぐ アーモンドの効用が話題

ナッツ類に含まれる脂質は、酸化（劣化）しにくいオレイン酸が多く、細胞膜の材料となるビタミンEや骨をつくるカルシウムも補給できます。

ナッツ類のなかでも、バラ科のアーモンドは古来、のどをうるおすとして利用されてきました。更年期の女性にとってはビタミンEやマグネシウムのよい補給源になり、薄毛対策、動脈硬化の予防になると考えられています。

近年は、アーモンドミルクなどの商品も出ています。手軽にアーモンドの栄養素がとれるので、試してみてもよいでしょう。

体内でのおもな働き（アーモンド）

◆オレイン酸が悪玉コレステロールを減らし、善玉コレステロールを増やすことで動脈硬化を防ぎます。

◆ビタミンEが毛細血管を拡張させて血行を促し、冷えを改善。

◆カルシウムが骨や歯の材料となるほか、神経の興奮や緊張を緩和します。

選び方のポイント

塩分のとりすぎが気になる人は、無塩で素焼きしたものを。素焼きにすることで、生のナッツにはない香ばしさや食感が加わります。加熱による栄養素の減少はありません。

とり方のコツ

◆カロリーオーバーに注意。片手で軽くつかめる量が一日の目安量です。

◆間食に食べると、食後の血糖値の急上昇が抑えられて糖尿病予防に。

一緒にとりたい食材

○サケ　○鶏卵

ビタミンDが、カルシウムの吸収率を高める。

血管をしなやかにして 肝臓も助けるナッツの健康効果

●くるみ……くるみの脂質はα-リノレン酸の割合が多く、血管をしなやかにして血行促進する作用が期待できます。貧血を防ぐ鉄とともに、鉄によるヘモグロビン合成を補助する銅も含まれています。

●マカダミアナッツ……血管を破れにくくして脳卒中を防ぐ作用が注目されている、パルミトレイン酸という脂質を多く含みます。肝臓のアルコール分解を補うナイアシンも摂取できるので、お酒のつまみにも適しているでしょう。

大豆

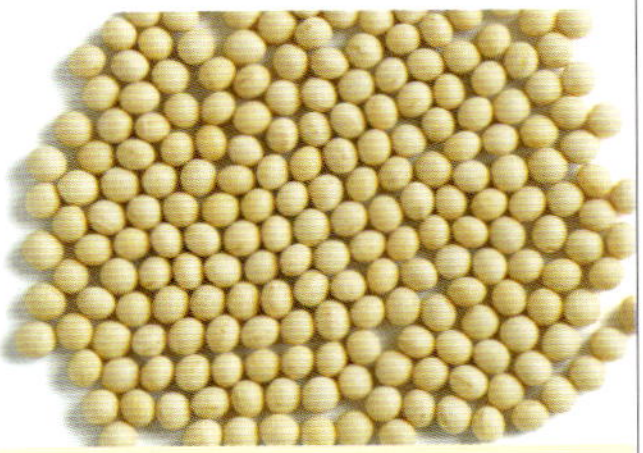

【全粒、国産、黄大豆、乾】	
エネルギー	422 kcal
タンパク質	33.8 g
脂質	19.7 g
炭水化物	29.5 g
カリウム	1900 ㎎
カルシウム	180 ㎎
鉄	6.8 ㎎
ビタミン B_1	0.71 ㎎

選び方のポイント

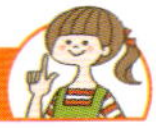

丸くて形がよく、割れていないこと。煮豆にするなら大粒種を選びます。国産大豆の旬は秋で、この時期の新大豆でつくった豆腐は舌触りがなめらかです。年末年始ごろに出回ります。

とり方のコツ

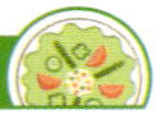

◆大豆は水にひと晩浸して、下ゆでをしておくのが基本。
◆ゆでた大豆は冷凍保存して、１カ月以内で食べきるのが目安です。

一緒にとりたい食材

○牛乳　○小松菜
骨粗しょう症予防効果を増強。
○サバ　○イワシ
ＤＨＡ、ＥＰＡと、動脈硬化を抑制。

イソフラボン摂取で女性の健康増進

「畑の肉」と呼ばれるとおり、大豆は良質なタンパク質の補給源で、ビタミンB_1、カリウム、鉄、カルシウムも豊富に含んでいます。

イソフラボン、サポニン、レシチンなど、病気、老化予防の有用成分が幅広く摂取できるのも特徴です。

体内で女性ホルモンと似た働きをするイソフラボン（一日の上限摂取量75㎎）は、木綿豆腐半丁で約42㎎、納豆1パックで約36㎎、豆乳２００㎖で約41㎎を補給できます。更年期の不調や月経不順、骨粗しょう症など、女性に多い悩みの解消におすすめの食材です。

体内でのおもな働き

◆イソフラボンが女性ホルモンと似た働きをして、更年期の不調や骨粗しょう症を抑制。肌荒れや冷え性も改善。
◆サポニンが脂肪の蓄積を抑えて肥満を防ぐほか、血中コレステロールを減らして動脈硬化を予防します。
◆レシチンが記憶力、学習能力を強化。

畑の肉のパワーがますます充実している大豆食品

●枝豆……未成熟の大豆でありながら野菜としての栄養も充実。大豆にないβ-カロテンを含み、ビタミンCの量は大豆の９倍です。
●豆腐……豆乳ににがりを加えて固めた食品。同じ重さなら、豆乳の上澄みを除いた木綿豆腐のほうが、絹ごし豆腐よりもタンパク質が豊富です。
●納豆……大豆に納豆菌を繁殖させた発酵食品。ナットウキナーゼという酵素が血栓を溶かして、脳梗《こう》塞《そく》、心筋梗塞を防ぎます。

サツマイモ

[皮つき]	
エネルギー	140kcal
タンパク質	0.9g
脂質	0.5g
炭水化物	33.1g
葉酸	49μg
ビオチン	4.8μg
ビタミンC	25mg

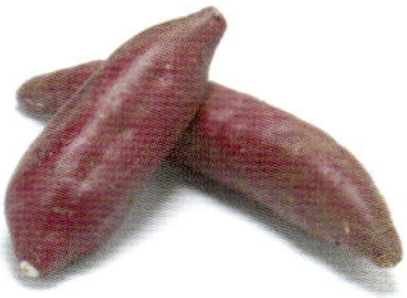

選び方のポイント

- 皮の色が鮮やかで全体に均一。
- 太くずんぐりしてひげ根がない。

加熱しても壊れにくいビタミンCを含む

カロリーは米や麦の約3分の1で、便通を促す食物繊維もたっぷり。でんぷんで覆われているビタミンCは、加熱しても壊れにくいのが特徴。

皮の赤紫色素のアントシアニンは、細胞を老化させる活性酸素を消去するなど、健康効果は優秀です。

体内でのおもな働き

◆ビタミンCが肌のコラーゲン組織の合成を補助。さらにアントシアニンとともに、肌のシミや動脈硬化の原因となる活性酸素を消去します。

◆食物繊維が腸を活性化して、便通改善。

一緒にとりたい食材

○鶏手羽先 ○イカ

コラーゲンがビタミンCによって効率よく活用されて、肌の老化防止に。

こんにゃく

[生いもこんにゃく]	
エネルギー	7kcal
タンパク質	0.1g
脂質	0.1g
炭水化物	3.3g
カリウム	44mg
カルシウム	68mg
ヨウ素	93μg

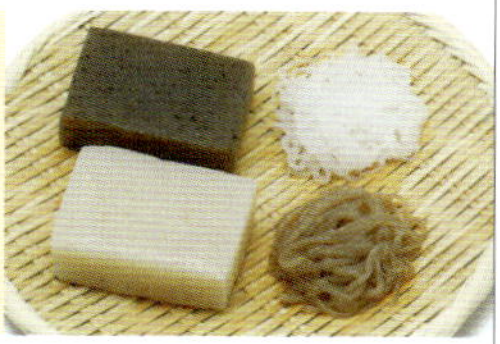

選び方のポイント

- 押したときに適度な弾力がある。
- 縮んでかたくなっているものは避ける。

腸内の善玉菌を増やす水溶性食物繊維のかたまり

こんにゃくいもの球茎を製粉し、煮溶かしてつくられるこんにゃくは、約97%が水分の低カロリー食品。おもな固形分は水溶性食物繊維のグルコマンナンで、腸内で善玉菌のエサになります。肌の保湿成分のセラミドを含むことも注目されています。

体内でのおもな働き

◆グルコマンナンが腸の活動を促すとともに、コレステロールを吸着して体外に排出します。

◆グルコマンナンが糖質の吸収を遅らせて、食後の血糖値の急上昇を抑制。

一緒にとりたい食材

○アスパラガス ○ごぼう

オリゴ糖が善玉菌のエサとなって腸内環境の改善をサポートする。

ジャガイモ

エネルギー…76 kcal
タンパク質…1.6 g
脂質…0.1 g
炭水化物…17.6 g
ビタミンB_1…0.09 mg
ビタミンC…35 mg
コレステロール…(0) mg

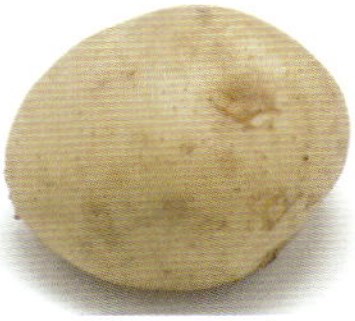

選び方のポイント

- ●皮が薄くて色にむらがなく、シワがない。
- ●ふっくらとかたさがあり、芽が出ていない。

ビタミンCが失われにくくエネルギーも充実させる

ジャガイモのビタミンCの含有量はほうれん草と同等で、でんぷんで保護されているために、加熱調理をしても損失量は多くありません。

でんぷんは体内でブドウ糖となり、ビタミンB_1により筋肉のエネルギーに活用されます。

体内でのおもな働き

◆ビタミンCは肌の弾力を保つコラーゲン組織の合成を助けて、シミとなるメラニン色素の沈着も抑えます。

◆ビタミンB_1は糖質をエネルギーに変えて、疲労物質も処理します。

一緒にとりたい食材

○レバー　○納豆

ビタミンCが鉄分の吸収を高めて、貧血の予防効果をアップさせる。

サトイモ

エネルギー…58 kcal
タンパク質…1.5 g
脂質…0.1 g
炭水化物…13.1 g
カリウム…640 mg
ビタミンB_1…0.07 mg
コレステロール…(0) mg

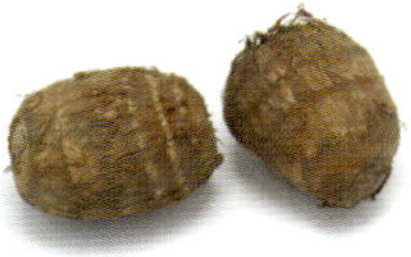

選び方のポイント

- ●皮の縞《しま》模様がはっきり見える。
- ●皮がしっとりしてコブ、ひび割れがない。

粘り気のある食物繊維が生活習慣病を防ぐ

サトイモは食物繊維の一種であるムチンとガラクタンを含んでおり、突出して多いカリウムとともに、生活習慣病を防ぐ作用が期待できます。

粘着性が高い食物繊維なので胃腸内での移動が遅く、満腹感が持続して食べすぎを防ぐ効用もあります。

体内でのおもな働き

◆ムチンとガラクタンが腸内でコレステロールを吸着して排出します。

◆ムチンが胃粘膜を保護して消化促進。

◆カリウムが余分な塩分（ナトリウム）を排出して血圧上昇を抑えます。

一緒にとりたい食材

○豚肉　○卵

ムチンが胃腸の消化を助け、タンパク質の吸収がスムーズになります。

ながいも

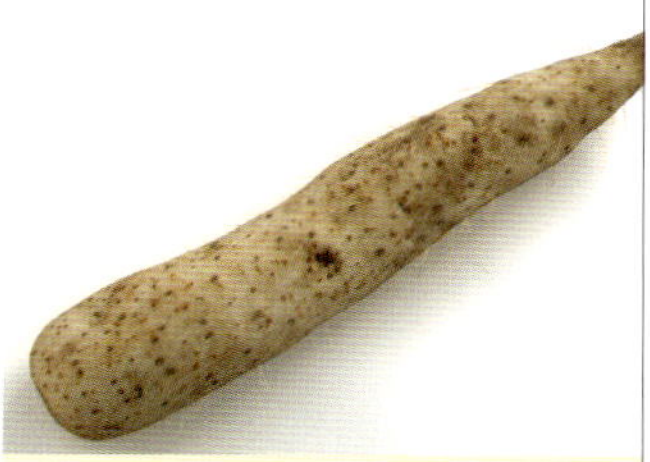

エネルギー	65kcal
タンパク質	2.2g
脂質	0.3g
炭水化物	13.9g
カリウム	430mg
カルシウム	17mg
ビタミンB1	0.10mg
ビタミンB6	0.09mg
コレステロール	(0)mg

胃をいたわりながら栄養の吸収を促進

やまいもの品種のなかで、最も栽培量が多いのがながいもです。

栄養面の一番の特徴は、でんぷん分解酵素のアミラーゼを多く含むこと。独特の粘り成分であるムチンとデオスコランは、胃の粘膜を保護してタンパク質の吸収を助けます。

そのため、メニューに加えると胃腸に負担をかけず、ほかの食材の栄養素を効率的に摂取できるのです。

やまいもが疲労回復、滋養強壮によしとされるのはこれが理由で、そのため昔は「山うなぎ」という別名でも呼ばれていました。

体内でのおもな働き

◆ムチンは胃炎、胃潰瘍《かいよう》を予防するほか、コレステロールを吸着して体外に排出する作用が期待できます。

◆デオスコランは腸内での糖の吸収を抑えて糖尿病の予防に役立ちます。

◆ビタミンB_1が糖質をエネルギーに変換して、疲労回復を促します。

選び方のポイント

皮は薄くなめらかで傷がなく、ひげ根が少ないこと。手に持ったときにずっしりと重みがあるものがよいでしょう。カットされたものは切り口が白くみずみずしいほど新鮮です。

とり方のコツ

◆すりおろすとアミラーゼの働きが高まって消化がさらによくなります。

◆アミラーゼは加熱で壊れるため、加えるだし汁の温度は50℃以下に。

一緒にとりたい食材

○ピーマン　○カボチャ
ビタミンAと相乗して胃粘膜を保護。

○こんぶ　○リンゴ
水溶性食物繊維が、腸の浄化を促進。

ネバネバ成分が豊富で滋養強壮にてきめんのやまいも

●いちょういも……根の先端がイチョウの葉のように広がっているいもで、関東では大和いもとも。あくが少なく、粘りが強いのが特徴です。

●自然薯《じねんじょ》……山菜の王者と呼ばれ、濃厚な味わい。やまいものなかでは粘りが最も強く、すりおろすと箸で持ち上げられるほどです。

●つくねいも……関西では、つくねいもが大和いもと呼ばれます。自然薯の次に粘りが強く、濃厚な味わいです。和菓子の材料になることもあります。

野菜類

ビタミンやミネラルをはじめ、食物繊維、機能性成分を含む

野菜は、三大栄養素がスムーズに働くうえで必要なビタミンやミネラルを含んでいます。ほかにも、カロテンやフラボノイド、リコピンといったファイトケミカル（植物由来の機能性成分）が含まれ、体内で抗酸化力を発揮し、健康を保つ役割を果たしています。

なかでも、100gあたりのカロテン含有量が600μg以上のものを緑黄色野菜としています。

第3群　野菜350gといも・果物など

選び方のポイント

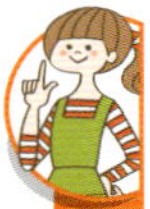

①新鮮なものを選ぶ

葉がしおれたり、切り口が変色したり、芽が出たりしているものは避けます。

②旬のものを食べる

野菜は、旬に栄養価が高くなります。また、夏の野菜には体を冷やす作用、冬の野菜には体を温める作用があります。季節に合った野菜を食べましょう。

とり方のコツ

- ◆生食と加熱した野菜をバランスよく。
- ◆脂溶性ビタミンの吸収のために、緑黄色野菜は油と一緒にとりましょう。
- ◆皮やその周囲は栄養価が高いので、皮を厚くむきすぎないように。
- ◆トマトやピーマンなどの一部の野菜はカロテン含有量は600μgに満たないものの、摂取量や摂取する頻度などから緑黄色野菜として扱われています。

【栄養価が高く注目の野菜】

モロヘイヤ

粘りと香りがあり滋養に富む野菜

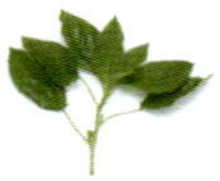

カルシウム、鉄、カロテン、ビタミンE・K・B_2・C、葉酸などが多く、これらの含有量は野菜のなかでトップクラスです。

食物繊維　5.9ｇ／カルシウム　260mg／鉄　1.0mg／ビタミンA　840μg／ビタミンE　6.5mg／ビタミンK　640μg／葉酸　250μg

アシタバ

繁殖力が強く、古くから不老長寿の野菜

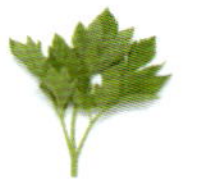

ビタミンC・E、カロテン、葉酸、鉄、食物繊維などを多く含み、葉や茎の汁に抗酸化作用の高いフラボノイドが含まれます。

食物繊維　5.6g／カリウム　540mg／鉄　1.0mg／ビタミンA　440μg／ビタミンE　2.6mg／ビタミンK　500μg／ビタミンC　41mg

スプラウト

殺菌作用など、独特の成分が豊富

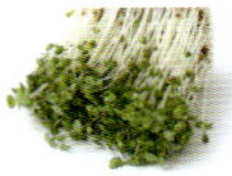

野菜の新芽のことで、植物が大きく成長するために必要な栄養が詰まっています。独特の機能性成分が含まれているものも。

- ・貝割れ大根……イソチオシアネート（殺菌作用）
- ・ブロッコリースプラウト……スルフォラファン（がん抑制や肝機能向上）
- ・レッドキャベツスプラウト……ビタミンU（胃潰瘍の予防）

ケール

青汁の原料となる健康野菜

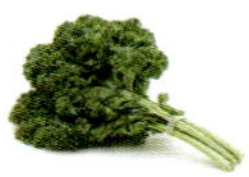

栄養素がバランスよく含まれていて、青汁の原料として使われています。睡眠の質を改善するメラトニンなども含みます。

カリウム　420mg／カルシウム　220mg／モリブデン　38μg／ビタミンA　240μg／ビタミンE　2.4mg／ビタミンK　210μg／ビタミンB_2　0.15mg／ビタミンC　81mg

アスパラガス

エネルギー	22 kcal
タンパク質	2.6g
脂質	0.2g
炭水化物	3.9g
ビタミンA	31 μg
ビタミンB_1	0.14 mg
葉酸	190μg
パントテン酸	0.59mg

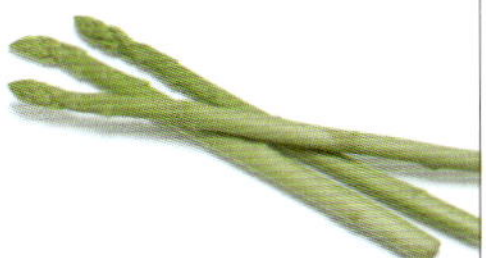

選び方のポイント

- 鮮やかな緑色で、黒ずみがない。
- 穂先がしまっている。

アスパラギン酸やルチンで疲労回復や高血圧予防に

生命力が旺盛な野菜で、比較的ビタミンB_1やビタミンAが豊富。アスパラガスから発見されたアスパラギン酸は新陳代謝を高め、疲労回復、滋養強壮に役立ちます。穂先に含まれるルチンは、毛細血管を強くし、高血圧予防に効果的です。

体内でのおもな働き

- アスパラギン酸には利尿作用も。
- 鉄と葉酸が含まれていて貧血予防に。
- GABA《ギャバ》というアミノ酸も含み、神経の興奮を抑える抗ストレス作用があります。

一緒にとりたい食材

○鶏肉 ○大豆
良質なタンパク質と一緒にとって、疲労回復効果をアップ。

大葉

（青じそ）

エネルギー	37 kcal
タンパク質	3.9g
脂質	0.1g
炭水化物	7.5g
カリウム	500mg
カルシウム	230mg
鉄	1.7g
ビタミンA	880μg

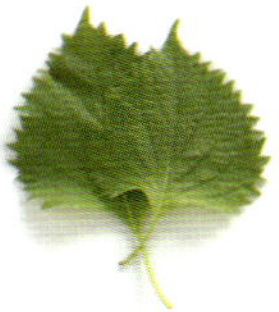

選び方のポイント

- 香りが高く、緑色が濃い。
- 葉先がピンとしていてハリがある。

強い殺菌・防腐作用のほか、抗アレルギー作用も

さわやかな香りと色で食欲を増進してくれます。特有の香りはペリルアルデヒドで、強い殺菌・防腐作用があります。抗酸化作用のあるβ－カロテンが、野菜のなかでトップクラスの含有量です。ビタミンE、K、葉酸なども含みます。

体内でのおもな働き

- 発熱やかぜ、下痢などにも効果的。
- カルシウムとビタミンKの働きで、骨粗しょう症予防が期待できます。
- ルテオリンという色素成分には、抗アレルギー、抗炎症作用があります。

一緒にとりたい食材

○大根おろし
大葉とあわせて消化を助けるので、夏バテのときなどに。

かぶ

【根】	
エネルギー	20kcal
タンパク質	0.7g
脂質	0.1g
炭水化物	4.6g
食物繊維	1.5g
カリウム	280mg
ビタミンC	19mg

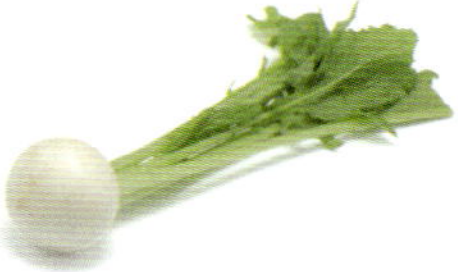

選び方のポイント

- 根は光沢があり、丸くてしまっている。
- 葉のつけ根にひび割れがなくきれい。

でんぷん分解酵素が胃腸の働きをよくする

かぶは、葉と根で栄養成分がちがいます。葉は緑黄色野菜でカロテンや鉄などを、根は淡色野菜でビタミンCやカリウムを含みます。根はでんぷん分解酵素のアミラーゼを含み、でんぷんの消化を助けますが、酵素は熱に弱いので生食がおすすめ。

体内でのおもな働き

◆葉と根の辛み成分には、血栓防止や解毒作用があります。

◆葉にはカロテンや鉄、食物繊維、カルシウムが多く、骨粗しょう症や貧血予防におすすめ。

一緒にとりたい食材

○ごはん

生のかぶをおろしてごはんにかけると、弱った胃腸が元気になる。

オクラ

エネルギー	30kcal
タンパク質	2.1g
脂質	0.2g
炭水化物	6.6g
カリウム	260mg
銅	0.13mg
ビタミンA	56μg
ビオチン	6.0μg

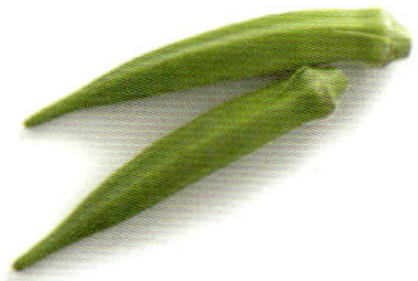

選び方のポイント

- 濃い緑色で、切り口が新しい。
- 産毛がきれいに覆っている。

粘り成分が胃腸を整え、糖の吸収も緩やかにする

日本に伝来した当初は、青臭さと粘りで好まれなかったそうです。ぬめりのもとは、ガラクタン、アラバン、ペクチンなどの食物繊維と糖タンパク質のムチン。胃腸を整えて下痢や便秘を解消します。またペクチンは糖の吸収を緩やかにします。

体内でのおもな働き

◆ナトリウム（塩分）を排泄するカリウムを含み、高血圧に効果があります。

◆β-カロテンも含み、髪の健康維持や視力維持、粘膜や皮膚の健康維持などにも効果が期待できます。

一緒にとりたい食材

○そうめん　○ごはん

血糖値の上昇を抑えるので、炭水化物と一緒にとるとよい。

キャベツ

エネルギー	23 kcal
タンパク質	1.3 g
脂質	0.2 g
炭水化物	5.2 g
カリウム	200 mg
ビタミンK	78 μg
ビタミン B_6	0.11 mg
ビタミンC	41 mg

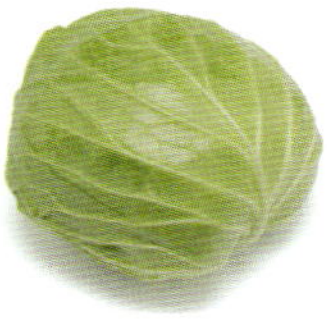

選び方のポイント

- 葉の色が鮮やかでハリがある。
- かためで巻かれ、ぎっしりしている。

胃粘膜を保護するビタミンUを多く含む

ビタミンCが豊富で、キャベツの葉2～3枚で一日の必要量がとれます。胃粘膜を保護するビタミンU（キャベジン）も多く、胃潰瘍《かいよう》や十二指腸潰瘍の予防に効果を発揮。免疫力を強化するイソチオシアネートやインドールなども含みます。

体内でのおもな働き

- 消化不良による胃もたれを解消し、ビタミンU・Cが肝臓を補助します。
- 美肌効果や便秘解消にも期待が持てます。
- カリウムによる利尿作用があります。

一緒にとりたい食材

○豚肉 ○ベーコン
タンパク質の消化を助け、美肌効果も期待できる。

カボチャ

[西洋カボチャ]	
エネルギー	91 kcal
タンパク質	1.9 g
脂質	0.3 g
炭水化物	20.6 g
食物繊維	3.5 g
ビタミンA	330 μg
ビタミンE	4.9 mg

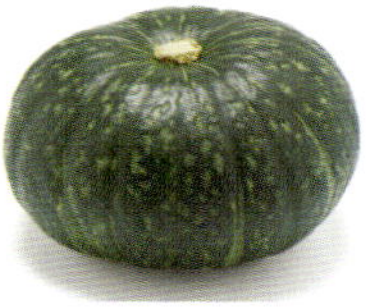

選び方のポイント

- ヘタが乾いていてずっしりと重い。
- カットしたものなら果肉の色が濃い。

β-カロテン、ビタミンEが豊富でかぜ予防やがん予防に

カボチャの果肉の黄色い色は、β-カロテンです。体内でビタミンAとなり、肌や粘膜を丈夫にし、体を錆《さ》びから守る抗酸化作用があります。β-カロテンの作用を強めるビタミンEやCも豊富なので、優秀ながん予防食品といえます。

体内でのおもな働き

- 冷え性の解消や血行促進、肌荒れ防止、かぜ予防、目の粘膜の強化にも期待が持てます。
- 種はリノール酸や亜鉛などが豊富。煎《い》って中身を食べましょう。

一緒にとりたい食材

○豚肉 ○鶏肉
かぜ予防や免疫力増強に、効果が期待できる。

ごぼう

エネルギー	65 kcal
タンパク質	1.8 g
脂質	0.1 g
炭水化物	15.4 g
食物繊維	5.7 g
カリウム	320 mg
マグネシウム	54 mg
亜鉛	0.8 mg

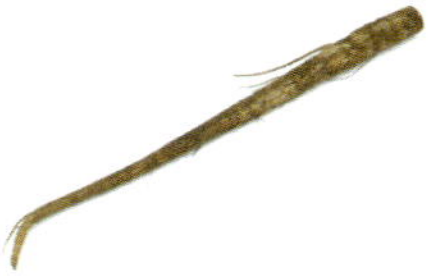

選び方のポイント

- 太さが均一で、直径 2cmほどのもの。
- ひびが入っていなくて、ひげ根が少ない。

食物繊維が多く 腸内の掃除に効果大

ごぼうは日本特有の野菜。食物繊維が多く、腸内を掃除して腸内環境を整えるため、便秘の改善や大腸がんの予防などに期待が持てます。また、カリウム、マグネシウム、亜鉛などのミネラルも比較的多く含み、それらの補給源となります。

体内でのおもな働き

◆ブドウ糖の吸収を遅らせる、コレステロールを排泄するなどの作用があり、糖尿病や動脈硬化の予防にも。

◆クロロゲン酸なども含み、免疫力アップが期待できます。

一緒にとりたい食材

○こんにゃく　○きのこ

食物繊維をさらにプラスし、便秘の解消を促進させる。

キュウリ

エネルギー	14 kcal
タンパク質	1.0 g
脂質	0.1 g
炭水化物	3.0 g
カリウム	200 mg
リン	36 mg
銅	0.11 mg
水分	95.4 g

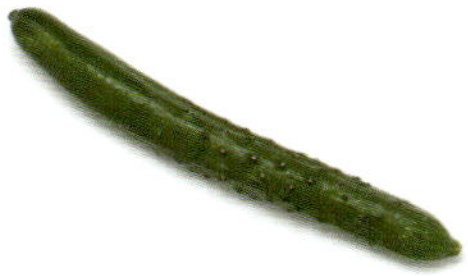

選び方のポイント

- 緑色が濃く、ハリとツヤがある。
- トゲがとがっている。

夏に最適な体を冷やす野菜 むくみ解消や高血圧予防に

成分の約95%が水分のため、とくに夏場の水分補給におすすめの野菜です。

利尿作用があるカリウムやイソクエルシトリンを含み、むくみ解消や高血圧予防に効果があるといわれています。独特の栄養成分も魅力です。

体内でのおもな働き

◆種にはホスホリパーゼという脂肪分解酵素があり、脂肪の分解・代謝に期待。

◆青臭さのもとであるピラジンには、血液をサラサラにする効果があります。

◆シリカが爪や髪を健康にするとも。

一緒にとりたい食材

○米ぬか

ぬか漬けにすると、ビタミンB_1・B_2が増え、代謝を助ける。

小松菜

エネルギー	14 kcal
タンパク質	1.5 g
脂質	0.2 g
炭水化物	2.4 g
カルシウム	170 mg
鉄	2.8 mg
ビタミンA	260 μg
ビタミンC	39 mg

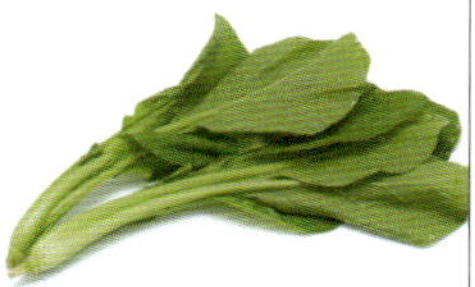

選び方のポイント

- 葉の緑色が濃く鮮やか。
- 根元から葉先までピンとしている。

ビタミン、ミネラルたっぷりのかぜ予防にもなる冬野菜

東京都江戸川区の小松川で多く栽培されていたため、コマツナという名がついたといわれます。現在も関東地方での栽培が盛んです。ほうれん草と比べ、カルシウムの含有量は約3・4倍多く、鉄やビタミンCも多く含んでいます。

体内でのおもな働き

- ◆豊富なビタミンCやAが粘膜を丈夫にし、かぜ予防になります。
- ◆カルシウムが非常に多く、骨を丈夫にして骨粗しょう症予防に。
- ◆鉄も多く、貧血予防に効果的。

一緒にとりたい食材

○干ししいたけ
ビタミンDが、カルシウムの効率のよい吸収を助ける。

さやいんげん

エネルギー	23 kcal
タンパク質	1.8 g
脂質	0.1 g
炭水化物	5.1 g
食物繊維	2.4 g
鉄	0.7 mg
モリブデン	34 μg
ビタミンA	49 μg

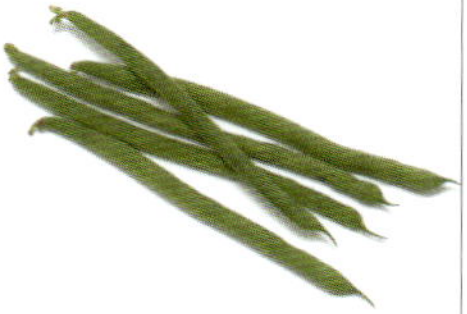

選び方のポイント

- 緑色が濃く、先端がしなびていない。
- 豆が大きすぎず細めのものがおいしい。

豆と野菜の特性をあわせ持ち栄養素をバランスよく含む

いんげん豆を成熟前にさやごと若採りしたもので、「三度豆《さんどまめ》」とも呼ばれます。マメ科の特性であるタンパク質、糖質、ビタミンB群や、緑黄色野菜の特性であるカロテンを多く含みます。アスパラギン酸の代謝作用で疲労回復にも効果的です。

体内でのおもな働き

- ◆さや部分には食物繊維が多く、便秘解消に働きます。
- ◆免疫を増強するレクチンも含まれていて、病原菌やがん細胞を排除する作用があるといわれています。

一緒にとりたい食材

○ごま
さやいんげんのβ-カロテンと合わせて、抗酸化作用をアップ。

春菊

エネルギー	22 kcal
たんぱく質	2.3 g
脂質	0.3 g
炭水化物	3.9 g
カルシウム	120 mg
鉄	1.7 mg
ビタミンA	380 µg
ビタミンK	250 µg

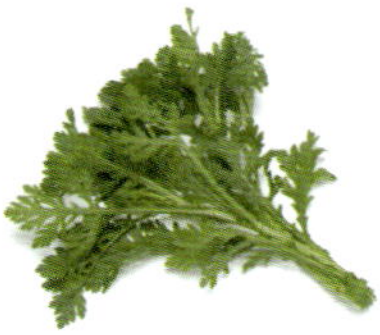

選び方のポイント

- 緑色が鮮やかで、香りが強い。
- 葉先までピンとしている。

独特の香りと苦みがある鍋に最適な野菜

関西では菊菜《きくな》とも呼ばれ、カロテン、カルシウム、ビタミンKなどを多く含みます。特有の香りはα－ピネンやベンズアルデヒドで、胃腸の働きを促進したり、痰《たん》をきる作用があります。最近ではやわらかくて香りがマイルドな生食用もあります。

体内でのおもな働き

◆カルシウムとビタミンKが骨の健康維持に役立ちます。

◆カロテン、ビタミンE・Cが皮膚や粘膜を保護します。

◆クロロフィルが有害物質を排出。

一緒にとりたい食材

○豆腐

春菊のビタミンA・E・Cに、豆腐のビタミンB_2で免疫力強化に。

ショウガ

エネルギー	30 kcal
タンパク質	0.9 g
脂質	0.3 g
炭水化物	6.6 g
食物繊維	2.1 g
カリウム	270 mg
マグネシウム	27 mg
マンガン	5.01 mg

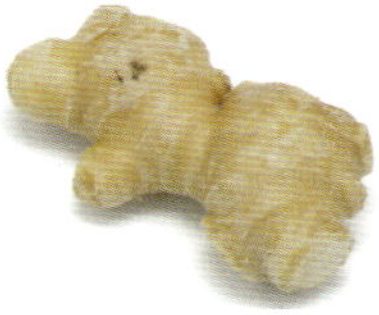

選び方のポイント

- 傷が少なくてなめらか。
- 表面がしまっている。

独特の辛みと香りがあり、体を温め、かぜの予防に

独特の辛みと香りで、古くから香辛料や生薬として使われてきたショウガ。肉や魚の臭み消しや薬味に欠かせません。抗酸化作用のある香り成分ショウガオール、殺菌作用のある辛み成分ジンゲロンなど、機能性成分が豊富です。

体内でのおもな働き

◆体を温め、血行を改善する効果があり、かぜのひき始めや冷え性の緩和に期待が持てます。

◆だ液や胃液の分泌を促して消化を促進し、食欲増進させる作用があります。

一緒にとりたい食材

○長ねぎ　○大根

かぜの初期症状に効果的な野菜の組み合わせ。

大根

[根]	
エネルギー	18 kcal
タンパク質	0.5 g
脂質	0.1 g
炭水化物	4.1 g
カリウム	230 mg
葉酸	34 μg
ビタミンC	12 mg

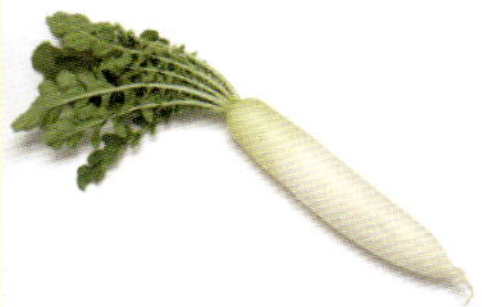

選び方のポイント

- 太くて重みがある。
- スが入っていなくて、表面がきめ細やか。

根は消化酵素を含み葉は栄養豊かな緑黄色野菜

根は淡色野菜、葉は緑黄色野菜という2つの要素を持ちます。根にはでんぷん分解酵素のジアスターゼ（アミラーゼ）を含み、胸やけや胃酸過多などに有効です。葉は、β－カロテン、ビタミンC、鉄などが豊富で、捨てずに食べたい部分です。

体内でのおもな働き

◆辛み成分のイソチオシアネートには、強い抗酸化作用があります。

◆皮には毛細血管を強くするビタミンPが含まれ、脳卒中の予防に期待が持てます。

一緒にとりたい食材

○もち

ジアスターゼがでんぷんの消化を助けるため、胃もたれを起こしにくくなる。

玉ねぎ

エネルギー	37 kcal
タンパク質	1.0 g
脂質	0.1 g
炭水化物	8.8 g
カリウム	150 mg
リン	33 mg
ビタミンB_6	0.16 mg
葉酸	16 μg

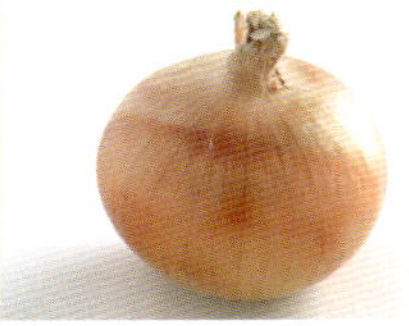

選び方のポイント

- 皮がよく乾燥していてツヤがある。
- 芽が出ていない、根が伸びていない。

辛みや香り、色素の成分にさまざまな効果が

玉ねぎには特有の成分が多く、その代表的なものが硫化アリルなどの硫化物です。これは、玉ねぎの辛みと臭いのもと。善玉コレステロールを増やし悪玉コレステロールを減らすほか、ビタミンB_1の吸収を助け、疲労回復に効果があります。

体内でのおもな働き

◆硫化アリルには、免疫増強作用や抗酸化作用などもあります。

◆新陳代謝を促し神経をしずめる作用があり、不眠や精神不安定などに効果的。

◆ケルセチンにはむくみ予防効果が。

一緒にとりたい食材

○豚肉

ビタミンB_1が多い豚肉と食べることで、疲労回復に効果的。

トマト

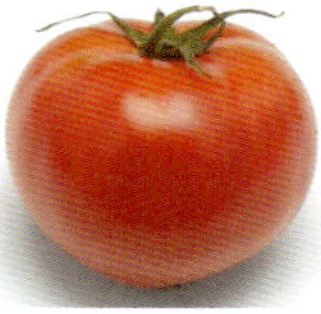

エネルギー	19kcal
タンパク質	0.7g
脂質	0.1g
炭水化物	4.7g
カリウム	210mg
ビタミンA	45μg
ビオチン	2.3μg
ビタミンC	15mg

選び方のポイント

- 重みがあり、ハリとツヤがある。
- ヘタがみずみずしい。

リコピンとビタミンA・C・Eが抗酸化作用を高める

南米が原産のトマトは、実はナス科の植物で、赤ナスとも呼ばれています。赤い色はリコピンという色素で、その抗酸化作用はβ-カロテンの約2倍と強力。さらに、ビタミンA、C、Eという三大抗酸化ビタミンも多く、相乗効果があります。

体内でのおもな働き

◆カリウムが多く、余分なナトリウムを排泄する働きがあります。

◆肌荒れを防ぐビオチンや、毛細血管を強化するビタミンPなどが含まれています。

一緒にとりたい食材

○卵　○チーズ　○豚肉

良質なタンパク質とトマトで、美肌&疲労回復が期待できる。

ナス

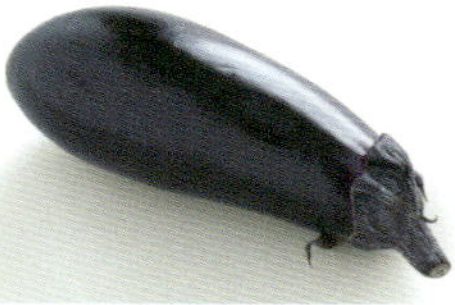

エネルギー	22kcal
タンパク質	1.1g
脂質	0.1g
炭水化物	5.1g
食物繊維	2.2g
カリウム	220mg
モリブデン	10μg
ナイアシン	0.5mg

選び方のポイント

- 濃い紫色でツヤとハリがある。
- ヘタの切り口がみずみずしい。

体を冷やす効果が高く ほてりやのぼせに

日本だけでも180種類以上、世界では約1000種類もあり、品種が多いナス。特徴的な紫色はアントシアニン系色素のナスニンという成分で、眼精疲労に効果が期待できます。また体を冷やす作用が強く、夏バテやほてりなどを解消します。

体内でのおもな働き

◆食物繊維が多く、便秘の改善に。

◆血圧やコレステロールの上昇を抑えるため、動脈硬化や糖尿病などに。

◆フラボノイドやポリフェノールなどが含まれ、抗酸化作用があります。

一緒にとりたい食材

○ごま油　○オリーブ油

油の吸収がいいナスは、植物油のビタミンEなどが効率よくとれる。

ニガウリ

（ゴーヤ）

エネルギー	17 kcal
タンパク質	1.0 g
脂質	0.1 g
炭水化物	3.9 g
食物繊維	2.6 g
カリウム	260 mg
葉酸	72 μg
ビタミンC	76 mg

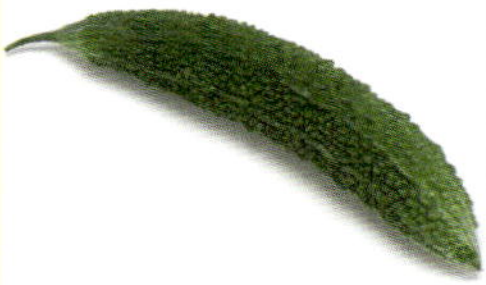

選び方のポイント

- イボが密集していてハリがある。
- 弾力性があってふかふかしていない。

苦み成分に食欲増進、血糖値低下作用も報告された

ニガウリの苦みはモモルデシンなどの成分で、消化液の分泌を促進して食欲を増進させる効果があるほか、血糖値を低下させる働きがあるとも。ビタミンCの含有量が多く、ニガウリのビタミンCは加熱しても壊れにくい性質があります。

体内でのおもな働き

◆ストレスに対抗する副腎皮質ホルモンの合成を促す働きがあります。

◆カリウムや食物繊維が、モモルデシンとの相乗効果で、老廃物の排出に役立ちます。

一緒にとりたい食材

○豚肉　○チーズ　○ちりめんじゃこ

アミノ酸を多く含むものといっしょに食べると、ニガウリの苦みがやわらぐ。

ニラ

エネルギー	21 kcal
タンパク質	1.7 g
脂質	0.3 g
炭水化物	4.0 g
食物繊維	2.7 g
カリウム	510 mg
ビタミンA	290 μg
ビタミンE	2.5 mg

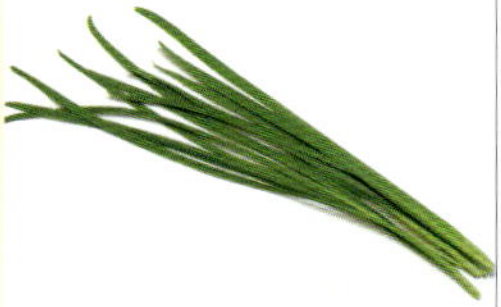

選び方のポイント

- 葉先がピンと伸びている。
- 緑色が濃く、肉厚で幅が広い。

疲労回復や血栓予防になるスタミナ野菜

一株から3回以上も収穫ができるほど、生命力が強い野菜。独特な香りはねぎ類と共通する硫化アリルで、疲労回復の働きをするビタミンB_1の吸収率を高めます。また、ビタミンAが多く、ビタミンE、Cも含み、抗酸化作用があります。

体内でのおもな働き

◆硫化アリルとビタミンには血栓を予防する働きもあります。

◆体を温める作用もあり、冷え性の人にも有効です。

◆ビタミン類が肌荒れや老化の予防に。

一緒にとりたい食材

○豚肉　○ハム　○大豆

ニラがこれらのビタミンB_1の吸収を促進する。

ニンニク

エネルギー	136kcal
タンパク質	6.4g
脂質	0.9g
炭水化物	27.5g
カリウム	510mg
リン	160mg
ビタミンB_1	0.19mg
ビタミンB_6	1.53mg

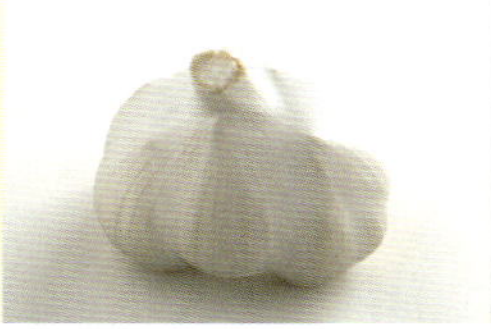

選び方のポイント

- かためで重みがある。
- 切り口がしまっている。

においのもと、アリシンが滋養強壮や免疫増強に

古くから薬効が伝わるニンニク。その中核をなすのが硫化アリル類のアリシンという香り成分で、ビタミンB_1と結合して吸収を高め、滋養強壮に働きます。アリシンは細胞が壊れると発生するので、刻んだり潰したりすると効果的です。

体内でのおもな働き

◆免疫増強や抗酸化、抗菌、コレステロール値や血圧が高くなるのを抑えるなどの作用があります。

◆末梢血管を拡張したり、新陳代謝を高めるなど、冷え性にも有効です。

一緒にとりたい食材

○豚肉　○大豆

ビタミンB_1と一緒に食べれば、疲労回復に効果的。

ニンジン

エネルギー	39kcal
タンパク質	0.7g
脂質	0.2g
炭水化物	9.3g
食物繊維	2.8g
カリウム	300mg
ビタミンA	720μg
ビタミンB_1	0.07mg

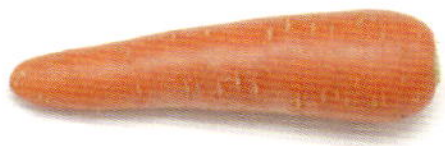

選び方のポイント

- 色が濃くツヤがあり、表面がなめらか。
- 切り口が緑色で、芽が出ていない。

カロテンが多く、2分の1本で一日のビタミンAがまかなえる

現在よく食べられているのは西洋種で、赤い色は体内でビタミンAに変わるカロテン。ニンジンはとくにこの含有量が高く、2分の1本で一日の必要量をまかなえます。東洋種にはリコピンが含まれ、カロテンと同様に高い抗酸化作用を発揮します。

体内でのおもな働き

◆ビタミンAが抵抗力を高め、皮膚や粘膜を健やかに保ち、かぜ予防に役立ちます。

◆ニンジンのカロテンは、肺とすい臓のがんに有効との報告があります。

一緒にとりたい食材

○トマト

ニンジンのカロテンにトマトのビタミンEで抗酸化作用をアップ。

ハーブ

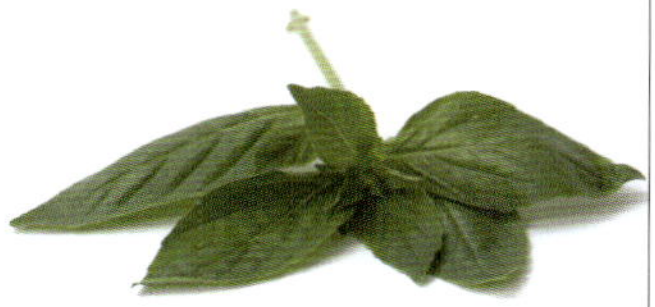

【バジル】	
エネルギー	24 kcal
タンパク質	2.0 g
脂質	0.6 g
炭水化物	4.0 g
カリウム	420 mg
カルシウム	240 mg
ビタミンA	520 µg
ビタミンK	440 µg

選び方のポイント

生のバジルは、葉の色が濃くてハリがあるものが新鮮でおすすめです。茎がしっかりとしているもののほうが香りが強いので、お好みで選びましょう。

とり方のコツ

◆バジルの葉は切り口から変色しやすいので、食べる直前にちぎります。
◆加熱調理をするときは、料理の仕上げに加えれば、色が損なわれません。

一緒にとりたい食材

○トマト
バジルのカロテンとトマトのリコピンの相乗効果で、抗酸化力アップが期待できる。

神経をしずめて、食欲増進効果もあるハーブ

ハーブは香りの高い草、木の花や葉、枝などで、生で、あるいは乾燥させて使います。古代より腐敗を防いだり、病気の治療に利用されてきた、西洋の漢方薬といえます。香り成分である精油には、心身をリラックスさせる効果があります。

ハーブのなかでも種類が多いバジルは、ややスパイシーで甘い風味が特徴です。抗酸化作用を持つカロテン、カルシウムの吸収を助けるビタミンKのほか、カリウム、カルシウムなどのミネラルも多く含みます。鎮静作用、鎮咳《ちんがい》作用などが期待できます。

体内でのおもな働き（バジル）

◆鎮静作用があり、イライラをしずめて神経を落ち着かせます。
◆頭痛や神経過敏に効果があり、不眠症にも効果的です。
◆咳《せき》をしずめる、胃を丈夫にする、食欲を増進するなどの作用もあります。

その他のハーブ

■タイム

乾燥させた葉が、ほかのハーブと束ねたブーケガルニに使われます。煮込みやマリネに欠かせないハーブです。

◎体内での働き

◆気持ちを落ち着ける鎮静効果があります。
◆殺菌作用や抗ウイルス作用があり、かぜの予防などに役立ちます。

■ルッコラ

ロケットサラダともいい、新芽がサラダとしてよく食べられます。ごまのような香りと独特の辛みがあります。

◎体内での働き

◆クロロフィルが含まれ、血流の改善や抗酸化作用があります。
◆ビタミンB群が多く、疲労回復や滋養強壮にも。

白菜

エネルギー	14 kcal
タンパク質	0.8 g
脂質	0.1 g
炭水化物	3.2 g
カリウム	220 mg
マグネシウム	10 mg
モリブデン	6 μg
ビタミンC	19 mg

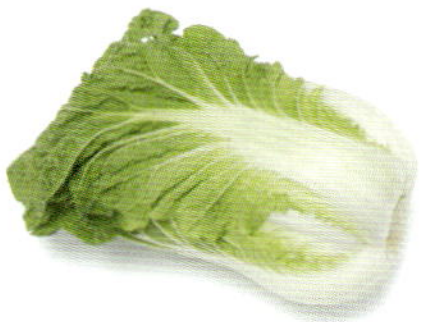

選び方のポイント

- ずっしりと重みがある。
- 芯がみずみずしく、葉は青々としている。

冬にビタミンやミネラルがとれる葉野菜

白菜は淡色野菜の仲間ですが、緑色の濃い部分はカロテンが豊富です。またビタミンCも豊富ですが、部位によって含有量がちがい、外葉のほうが多く含まれています。そのほか、モリブデンなどのミネラルを含み、冬の栄養補給に好適です。

体内でのおもな働き

◆ビタミンCは、ウイルスに対する抵抗力を高め、かぜ予防に効果的です。
◆カリウムがむくみや高血圧予防に。
◆モリブデンが、銅の量などを調節して、肝臓機能を整えます。

一緒にとりたい食材

○春菊　○カボチャ
白菜に少ない、脂溶性ビタミンが豊富な食材と一緒にとるとよい。

パセリ

エネルギー	43 kcal
タンパク質	4.0 g
脂質	0.7 g
炭水化物	7.8 g
鉄	7.5 mg
ビタミンA	620 μg
ビタミンK	850 μg
葉酸	220 μg

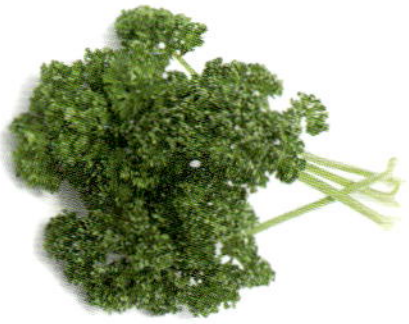

選び方のポイント

- 緑色が鮮やかで、みずみずしい。
- 葉の縮れが細かい。

添え物ではもったいない栄養価の高い健康野菜

濃い緑色で縮れた葉のパセリと、縮れていないイタリアンパセリとがあります。カロテン、ビタミンK、C、鉄、葉酸の含有量は野菜でトップクラス、少量でもしっかりと栄養がとれます。クロロフィルなど高い抗酸化作用を持つ成分も含みます。

体内でのおもな働き

◆香り成分アピオールには、食欲増進、発汗、利尿、保温効果があります。
◆鉄と、鉄の吸収を高めるビタミンC、造血作用のある葉酸を持ち、貧血予防になります。

一緒にとりたい食材

○チーズ　○牛乳
パセリのビタミンKが、カルシウムの吸収を助ける。

ピーマン

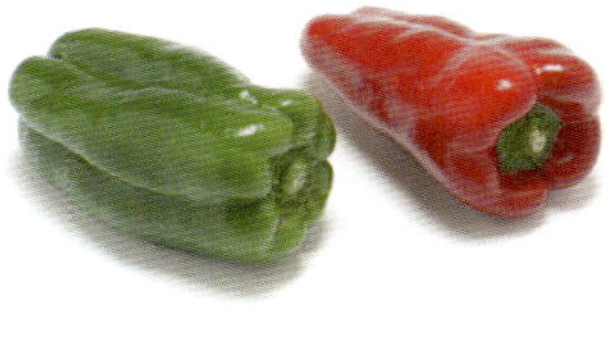

【青ピーマン】

エネルギー	22kcal
タンパク質	0.9g
脂質	0.2g
炭水化物	5.1g
食物繊維	2.3g
ビタミンA	33μg
ビタミンB_6	0.19mg
ビタミンC	76mg

活性酸素抑制や美肌効果のあるビタミンCの供給源

ピーマンはビタミンCが豊富で、生の青ピーマン3個で一日に必要な量がとれます。また、加熱してもビタミンCの損失が少ないのも特徴です。免疫力を高めるカロテン、血流をよくする香り成分、ピラジンなども含まれています。

パプリカは別名カラーピーマンとも呼ばれ、ピーマンにくらべて肉厚で、苦みが少なく甘い品種です。赤、黄、オレンジなど8色に分けられ、色によって栄養素も変わります。赤はカロテン、カプサイシン、黄はルテインなどが豊富です。

体内でのおもな働き

◆ビタミンCが、美肌効果やかぜ予防などに働きます。
◆血管を丈夫にするビタミンPが含まれているので、高血圧や脳出血を予防します。
◆クロロフィルには、抗酸化作用があります。

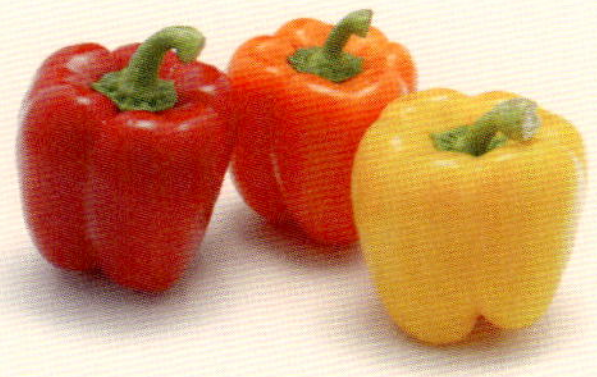

パプリカ

[赤]		[黄]	
ビタミンA	88μg	ビタミンA	17μg
ビタミンE	4.3mg	ビタミンE	2.4mg
ビタミンC	170mg	ビタミンC	150mg
ビタミンB_6	0.26mg	ビタミンB_6	0.37mg

選び方のポイント

色が濃く、肉厚でツヤとハリがあり、ふかふかしていないものを選びましょう。ヘタの切り口が新鮮で、黒ずんでいないかどうかもチェックしましょう。

とり方のコツ

◆果肉が厚く、加熱してもビタミンCが失われにくいのが特徴です。
◆油と一緒にとると、β-カロテンの吸収率がアップします。

一緒にとりたい食材

○鶏肉　○豚肉
肉類の良質なタンパク質とピーマンのビタミンCの組み合わせで、美肌効果が期待できる。

ほうれん草

エネルギー	20 kcal
タンパク質	2.2 g
脂質	0.4 g
炭水化物	3.1 g
カリウム	690 mg
鉄	2.0 mg
ビタミンA	350 μg
葉酸	210 μg

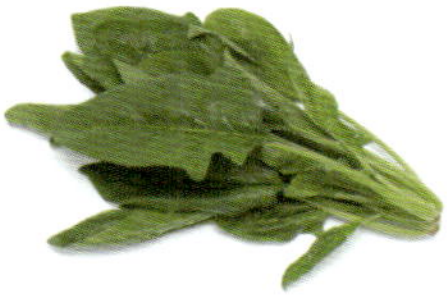

選び方のポイント

- 肉厚で葉先がピンとしている。
- 軸が短めで、根の赤みが鮮やか。

ビタミン、ミネラルが豊富でかぜ予防に効果的な野菜

カロテン、ビタミンB_1、B_2、C、K、カリウム、鉄、葉酸などが豊富です。とくにカロテンは多く、約80g（おひたしひとり分）で一日の必要量の半分がとれます。根元の赤い部分には、骨の形成にかかわるマンガンが含まれています。

体内でのおもな働き

◆β-カロテン、ビタミンCなどが豊富で、かぜ予防、肌荒れに効果的です。

◆抗酸化作用の高い、カロテン、クロロフィル、葉酸、ルテインなどを含みます。

一緒にとりたい食材

○鶏肉　○豚肉

ほうれん草の鉄の吸収を、タンパク質が補助する。

ブロッコリー

エネルギー	33 kcal
タンパク質	4.3 g
脂質	0.5 g
炭水化物	5.2 g
ビタミンB_2	0.20 mg
葉酸	210 μg
ビオチン	9.3 μg
ビタミンC	120 mg

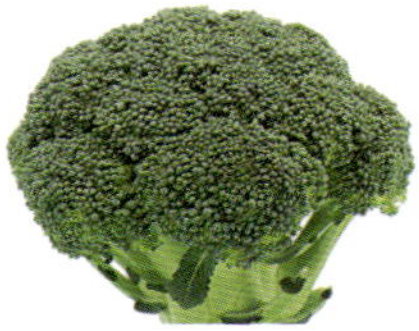

選び方のポイント

- つぼみが密集して中央が盛り上がっている。
- 花が開いたものや変色したものは避ける。

がん予防やエイジングケアに活躍

キャベツの変種で、アブラナ科の野菜で、おもに花蕾《からい》の部分を食します。ビタミンC、Eやカロテン、イソチオシアネート、スルフォラファン、ルテインなどの抗酸化作用の高い成分を含み、エイジングケアなどが期待されます。

体内でのおもな働き

◆血液づくりに欠かせない葉酸、ビタミンB_{12}などを含み、貧血予防に。

◆美肌や美白効果も期待できます。

◆体内のインスリンの分泌を促すクロムを含み、糖尿病予防にも。

一緒にとりたい食材

○アボカド　○ごま

ビタミンB群が豊富な食材との組み合わせで美肌に。

れんこん

エネルギー	66 kcal
タンパク質	1.9 g
脂質	0.1 g
炭水化物	15.5 g
カリウム	440 mg
パントテン酸	0.89 mg
ビタミンC	48 mg

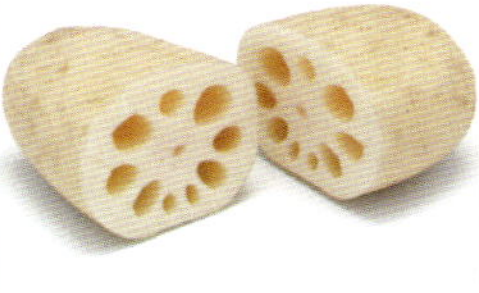

選び方のポイント

- 表面にツヤがあり、ふっくらと重い。
- 切り口が茶色く変色していない。

ムチンやタンニンに胃炎や胃潰瘍《かいよう》の予防効果が

れんこんは、はすの地下茎で、沼のなかで栽培されます。ネバネバ成分のムチンには、粘膜を保護し胃腸を健康に保つ働きが、アク成分のタンニンには、炎症を抑えたり止血作用があります。れんこんの黒ずみは酢水にさらすと防げます。

体内でのおもな働き

◆ムチンには、タンパク質の消化を促す働きや、滋養強壮の作用があります。

◆タンニンによる胃潰瘍《かいよう》や十二指腸潰瘍などの予防が期待できます。

◆カリウムは高血圧やむくみ解消に。

一緒にとりたい食材

○大根　○かぶ

消化酵素を持つ食材と合わせると、胃腸の働きが整う。

モヤシ

[大豆モヤシ]	
エネルギー	37 kcal
タンパク質	3.7 g
脂質	1.5 g
炭水化物	2.3 g
葉酸	85 μg
アスパラギン酸	890 mg

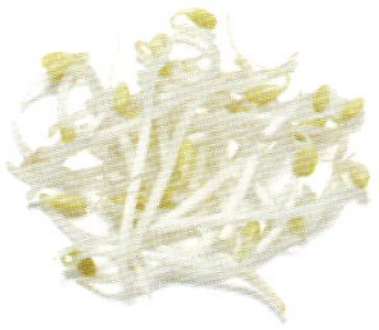

選び方のポイント

- 全体に太くて白い。
- ヒゲは白く、短い。

発芽により豆にないビタミンCが増加

一般に見かける緑豆を発芽させたモヤシのほか、ブラックマッペモヤシや大豆モヤシなどもあります。発芽によりビタミンCが増えますが、量は少なめです。新陳代謝を促す作用がある亜鉛や、疲労回復に役立つアスパラギン酸を含みます。

体内でのおもな働き

◆水分が多くカリウムを含むので、利尿作用やむくみ解消に効果的です。

◆消化酵素のアミラーゼを生成し、胃腸の機能を整え、食欲不振を解消します。

◆エネルギーが少なくダイエット向き。

一緒にとりたい食材

○ニンジン　○カボチャ

モヤシにほとんどないカロテンを、ほかの食材で補給。

きのこ類

第3群 野菜350gといも・果物など

食物繊維やビタミンのほか がんを抑制する特有成分も

きのこ類は食物繊維、とくに不溶性食物繊維が豊富で、腸内の老廃物を排出し、便秘を解消する作用があります。また、低エネルギーでもあり、ダイエットに最適です。さらに、きのこ特有の成分に、免疫力増強やがん抑制効果が報告されています。

ほかにもビタミンやミネラルが豊富です。干ししいたけなどの乾燥きのこには、カルシウムの吸収を助けるビタミンDが多く含まれます。

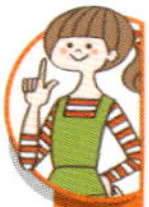

選び方のポイント

①かさの開き具合をチェック
かさが開ききっていないものが◎。

②軸がしまっているもの
軸がしまってハリのあるほうが美味。

③表面がきれい
栄養成分や旨みは洗うと落ちるため、ふきんでふくか手早く水洗いを。表面がきれいなものを選びましょう。

とり方のコツ

◆きのこ類に、グルタミン酸が多いこんぶや、イノシン酸が多いカツオ節を合わせて調理すると、旨みが高まります。

◆がん抑制成分のβ-グルカンは根元に多く集まっているので、石づきはぎりぎりのところだけを落とすようにしましょう。

◆調理前に軽く天日干しすると、紫外線でビタミンDが増えます。

【さまざまなきのこ】

まつたけ

香り豊かな高級食材

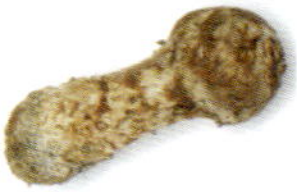

アカマツなどの林に自生する、独特の香気が珍重されているきのこ。食物繊維、ビタミンB群やミネラルを多く含みます。

食物繊維…4.7g／鉄…1.3mg／ビタミンB_1…0.10mg／ナイアシン…8.0mg

なめこ

ぬるぬるが腸を整える

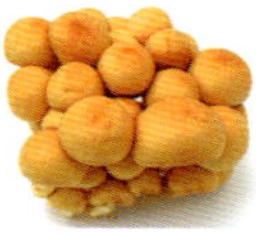

ぬるぬるの元は、ムチンという成分。このムチンが腸の働きを整え、粘膜を保護します。また免疫力を高めるβ-グルカンも含まれています。

食物繊維…3.3g／カリウム…230mg／葉酸…58μg／パントテン酸…1.25mg

きくらげ

カルシウムが多く、骨の健康に◎

白と黒があり、どちらも食物繊維が豊富です。とくに黒きくらげはビタミンDとカルシウムがともに多く、骨を丈夫にしてくれます。

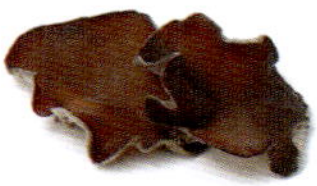

(黒きくらげ)
食物繊維…57.4g
カルシウム…310mg
鉄…35.2mg
ビタミンD…85.4μg

(白きくらげ)
食物繊維…68.7g
カルシウム…240mg
鉄…4.4mg
ビタミンD…15.1μg

エリンギ

エネルギー	19kcal
タンパク質	2.8g
脂質	0.4g
炭水化物	6.0g
カリウム	340mg
ビタミンB_2	0.22mg
パントテン酸	1.16mg

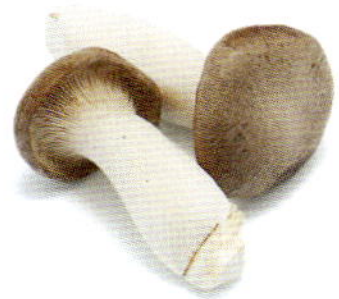

選び方のポイント

- かさが薄い茶色で、開きすぎていない。
- 軸が白く、弾力がある。

老廃物を排出し便秘やむくみを解消

コリコリ、シャキシャキとした食感が人気のエリンギ。ほかのきのこにくらべて糖の一種、トレハロースが多く、骨粗しょう症の改善が期待できます。また、食物繊維やカリウムが多く、余分な水分や老廃物を排出し、便秘やむくみを改善します。

体内でのおもな働き

◆エネルギーの代謝を助けるビタミンB_{12}やパントテン酸を含んでいます。
◆パントテン酸がストレスや精神安定に効果を発揮します。
◆β-グルカンが免疫力を活性化させます。

一緒にとりたい食材

○こんにゃく　○ごぼう　○サトイモ
いずれも食物繊維が多く、便秘を解消。

えのきたけ

エネルギー	22kcal
タンパク質	2.7g
脂質	0.2g
炭水化物	7.6g
食物繊維	3.9g
ビタミンB_1	0.24mg
パントテン酸	1.4mg
葉酸	75μg

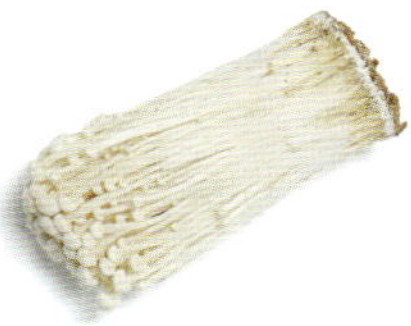

選び方のポイント

- 白っぽくみずみずしい。
- 根元が黄色く変色していない。

GABA《ギャバ》やパントテン酸がストレスに対抗

一般に出回っているのは室内で成育させる白いものですが、天然ものは茶褐色です。疲労回復の作用があるビタミンB_1の含有量がきのこ類のなかでもトップクラス。また、GABAやパントテン酸を含み、ストレスをやわらげるとされています。

体内でのおもな働き

◆葉酸やβ-グルカンを含み、免疫力のアップが期待できます。
◆大腸を整え、便秘改善に。
◆キノコキトサンや食物繊維が、腸内で脂肪の吸収を阻害します。

一緒にとりたい食材

○豚肉　○ウナギ
ビタミンB_1とタンパク質が多い食材をプラスして疲労回復。

しいたけ

エネルギー	19 kcal
タンパク質	3.0 g
脂質	0.3 g
炭水化物	5.7 g
食物繊維	4.2 g
亜鉛	1.0 mg
ビタミンB_6	0.21 mg
グルタミン酸	440mg

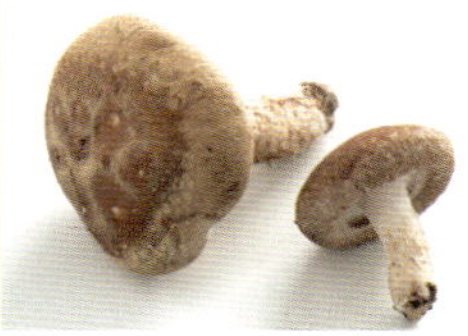

選び方のポイント

- 肉厚で丸みがあり、湿り気がある。
- かさの色が濃く、開きすぎていない。

生薬にも使われたしいたけは薬効がいっぱい

しいたけには、食物繊維やミネラル、ビタミンB_6、Dなどが多く含まれています。特有のアミノ酸、エリタデニンには血中コレステロールを排泄する働きが、β-グルカンやレンチナンには免疫力を高める効果が期待できます。

体内でのおもな働き

◆血中コレステロールを排泄し、高血圧や動脈硬化の予防に。
◆パントテン酸やビタミンDには、ストレスに対抗する作用があります。
◆エルゴステリンが骨や歯を丈夫に。

一緒にとりたい食材

○ニラ　○鶏肉
鍋料理などで、水溶性のβ-グルカンを汁ごと残さず摂取し、免疫力をアップ。

しめじ

[ぶなしめじ]

エネルギー	18 kcal
タンパク質	2.7 g
脂質	0.6 g
炭水化物	5.0 g
食物繊維	3.7 g
ビタミンB_1	0.16 mg
ナイアシン	6.6 mg

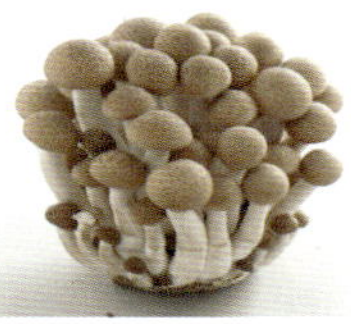

選び方のポイント

- かさの色が濃く、ハリがある。
- 株が大きく、軸は太く白い。

二日酔いや肌の健康にいいオルニチンを含む

しめじは、本しめじ、ひらたけ、ぶなしめじなどの総称。一般に流通しているのは菌床で栽培されるぶなしめじです。ぶなしめじはビタミンB群やオルニチンが多く、肝機能の強化が期待できます。食物繊維やナイアシン、カリウムや鉄も含みます。

体内でのおもな働き

◆β-グルカンやレクチンなどが、免疫力をアップします。
◆ビタミンDを含み、ストレス解消に。
◆肝臓の保護やタンパク質合成を高め、肌の健康や疲労回復が期待できます。

一緒にとりたい食材

○エビ　○タコ　○イカ　○ホタテ
タウリンが多い食材としめじで、疲労回復を図る。

まいたけ

エネルギー	15 kcal
タンパク質	2.0 g
脂質	0.5 g
炭水化物	4.4 g
亜鉛	0.7 mg
銅	0.22 mg
ビタミンD	4.9 μg
ビオチン	24.0 μg

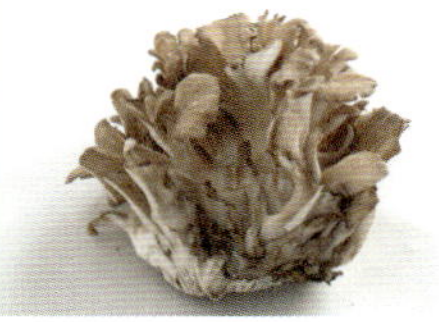

選び方のポイント

- 色が茶褐色で濃い。
- 軸が白くてハリがある。

強い抗がん作用があり美肌効果にも期待

天然のまいたけは希少で、現在流通しているものは人工栽培です。

食物繊維やビタミンD、ミネラルなどを含み、強いがん抑制効果が確認されています。また、ビタミンB_2、トレハロースなどは、美肌効果を発揮します。

体内でのおもな働き

- β-グルカンが免疫作用を高めてくれます。
- ビタミンB群がエネルギー代謝を促し、疲労の回復を早めます。
- 豊富な食物繊維が便秘を解消します。

一緒にとりたい食材

○サンマ
腸の健康にかかわるビタミンB_6が多い食材と合わせ、免疫力アップ。

マッシュルーム

エネルギー	11 kcal
タンパク質	2.9 g
脂質	0.3 g
炭水化物	2.1 g
ビタミンB_2	0.29 mg
パントテン酸	1.54 mg
ビオチン	10.6 μg

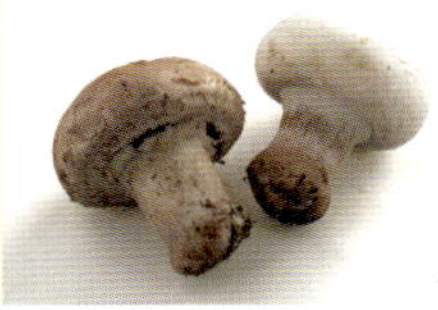

選び方のポイント

- かさが開きすぎていない。
- 軸がかたく、しまりがある。

コレステロールやナトリウムを排出するカリウムが多い

日本ではブラウン種とホワイト種がおもに販売され、ホワイト種は生食できます。栄養価的にはほぼ同じで、食物繊維やカリウム、ビタミンB_2を多く含みます。旨み成分であるグアニル酸をしいたけの3倍も含み、料理に使うと味に深みが出ます。

体内でのおもな働き

- 脂質の代謝を高めるビタミンB_2が多く、ダイエットに適しています。
- カリウムが余分なナトリウムや水分を排出し、高血圧の予防になります。
- 食物繊維が便秘改善に働きます。

一緒にとりたい食材

○牛乳 ○小魚
カルシウムが多い食材で、マッシュルームのリンとのバランスを調整。

海藻類

♣ 第3群 野菜350gといも・果物など

独特の水溶性食物繊維が肥満と病気予防に貢献

海藻の旨みや食感は料理のおいしさを引き立てるだけでなく、ビタミンとミネラルの補給量も充実させてくれます。

独特の粘りの強い水溶性食物繊維は、体内の消化酵素では分解されません。そのため、直接的な栄養にはならないものの、血糖値やコレステロールの上昇を抑えたり、腸内環境を改善するなど、肥満や病気予防に貴重な役割を果たします。

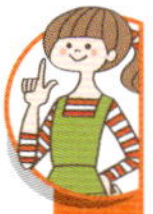

選び方のポイント

①だし向きと料理向きがある
まこんぶ・利尻《りしり》こんぶ・羅臼《らうす》こんぶは、だし向き、日高《ひだか》こんぶ・長《なが》こんぶ・厚葉《あつば》こんぶは、佃煮やこぶ巻きなど料理向きです。

②促成こんぶは、こぶ巻きに
養殖期間1年の促成こんぶは、粘りが少なく、ほかの食材の味を邪魔しないのでこぶ巻きなどに適しています。

③ヨウ素が多いのはこんぶ
ヨウ素を多く含むのは、こんぶ→ひじき→ワカメの順です。

とり方のコツ

- 海藻の色素成分のβ・カロテンは、油と一緒にとると吸収率が向上します。
- ワカメやもずくは、酢と一緒にとると腸内での働きがより高まります。
- 水溶性食物繊維は煮汁に溶けだすので、煮物では長時間の加熱に注意。

海藻に含まれるおもな栄養素

食物繊維やミネラルの補給源

ところてん

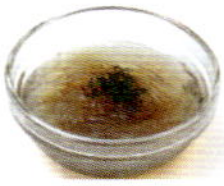

エネルギー…2kcal
タンパク質…0.2g
食物繊維…0.6g
カリウム…2mg
カルシウム…4mg

めかぶ

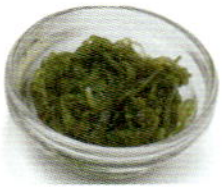

エネルギー…11kcal
タンパク質…0.9g
食物繊維…3.4g
β-カロテン…240μg
葉酸…36μg

茎ワカメ

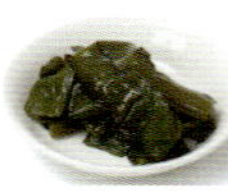

エネルギー…15kcal
タンパク質…1.1g
食物繊維…5.1g
カリウム…88mg
カルシウム…86mg

海ぶどう

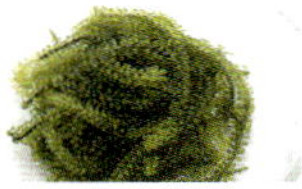

エネルギー…4kcal
タンパク質…0.5g
食物繊維…0.8g
カルシウム…34mg
マグネシウム…51mg

もずく

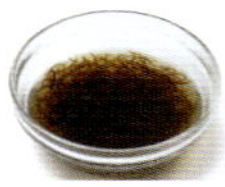

エネルギー…4kcal
タンパク質…0.2g
食物繊維…1.4g
β-カロテン…180μg
ビタミンK…14μg

寒天

エネルギー…3kcal
タンパク質…微量
食物繊維…1.5g
鉄…0.2mg
マンガン…0.04mg

こんぶ

[まこんぶ]
エネルギー……145kcal
タンパク質……8.2g
脂質……1.2g
炭水化物……61.5g
カリウム……6100mg
カルシウム……710mg
ヨウ素……200000μg

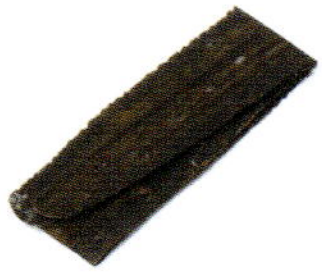

選び方のポイント

- 平らで肉厚。よく乾燥している。
- 旨み成分である白い粉がついている。

海のミネラルの宝庫といえる海藻

だしや煮物でおなじみのこんぶは、カリウム、カルシウム、マグネシウムの宝庫。海藻ならではのミネラル、ヨウ素ももちろん豊富です。

水溶性食物繊維のフコイダンとアルギン酸は快便を促すとともに、腸内の不要物質も吸着、排出します。

体内でのおもな働き

◆カリウムがナトリウムを排出し、血圧を安定させます。

◆水溶性食物繊維が腸内のコレステロールを吸着、排出します。

◆ヨウ素は甲状腺ホルモンの成分に。

一緒にとりたい食材

○しいたけ　○サンマ

吸収率のあまり高くないカルシウムを骨に沈着させる、ビタミンDを含む。

のり

[あまのり・干しのり]
エネルギー……173kcal
タンパク質……39.4g
脂質……3.7g
炭水化物……38.7g
ビタミンA……3600μg
ビタミンB_{12}……77.6μg

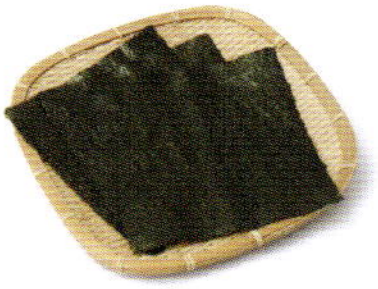

選び方のポイント

- 濃い深緑でツヤがあり、香りが高い。
- 穴や破れがなく、厚さが均一である。

血管と内臓の老化予防 貧血を防ぐ栄養素も突出

おにぎりや佃煮でおなじみののりには、体のエネルギー産生にかかわるビタミンB_1、血管や内臓の老化を防ぐβ-カロテンが充実しています。貧血を防いで細胞の新生を促すビタミンB_{12}と葉酸を、ほかの海藻より突出して多く含みます。

体内でのおもな働き

◆β-カロテンが血管・内臓の細胞を酸化（老化）させる活性酸素を消去。動脈硬化や肝炎を抑制します。

◆ビタミンB_{12}と葉酸が正常な赤血球を生成して貧血を防ぎます。

一緒にとりたい食材

○ごはん　○うどん

糖質のエネルギー代謝を、のりのビタミンB_1が活性化。疲労回復も促す。

ひじき

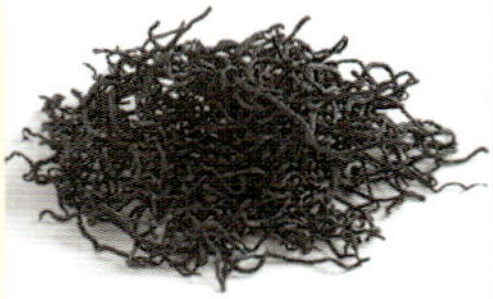

［ステンレス釜、乾］

エネルギー	149kcal
タンパク質	9.2g
脂質	3.2g
炭水化物	58.4g
カリウム	6400㎎
カルシウム	1000㎎
クロム	26μg

選び方のポイント

- 太さが均一でツヤのある黒色。
- 香りよく、全体にしおれていない。

糖尿病や高血圧を防ぐ有用ミネラルを含有

海藻のなかで、ひじきにはクロムというミネラルが豊富です。クロムは血糖値、血圧、コレステロール値を安定させます。

整腸作用がある水溶性食物繊維も含むひじきのそう菜は、メニューのわき役ながら効能満点の一品です。

体内でのおもな働き

◆クロムは体内で分泌されるインスリンの活性化に働きかけて、血糖値を安定させるといわれています。

◆クロムとカリウムは、相乗効果で血圧の上昇を抑えます。

一緒にとりたい食材

○カキ　○豚レバー

インスリンを合成する亜鉛が糖尿病予防効果を増進。

ワカメ

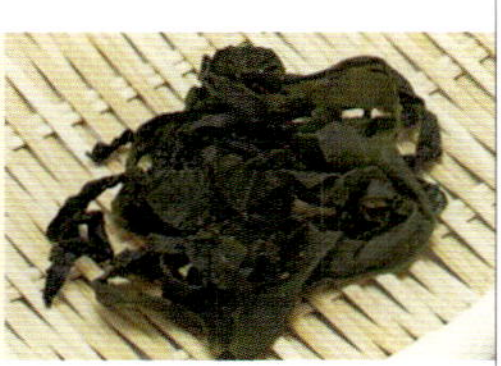

［素干し、水戻し］

エエネルギー	17kcal
タンパク質	2.0g
脂質	0.3g
炭水化物	5.9g
カルシウム	130㎎
ヨウ素	1900μg
ビタミンA	100μg

選び方のポイント

- 生ワカメは濃い緑色でツヤがある。
- 乾燥ワカメは黒褐色でツヤがある。

カルシウム＋ビタミンKで骨粗しょう症を防止

ワカメはカルシウムの含有量が優秀なうえ、骨への沈着を助けるビタミンKも含まれています。

緑黄色野菜でおなじみのβ－カロテンも補給できて、血管や肌の老化防止に有用。粘りのある水溶性食物繊維は、腸内の善玉菌を増やします。

体内でのおもな働き

◆カルシウムの骨への沈着に必要なタンパク質を、ビタミンKが活性化。相乗効果で骨粗しょう症を防ぎます。

◆β－カロテンが免疫力を向上。網膜の機能を維持して視力を良好に。

一緒にとりたい食材

○オリーブ油　○ごま

β－カロテンは脂溶性のため、油と一緒に摂取すると吸収率が高まる。

果実類

第3群 野菜350gといも・果物など

生で食べられる果物はビタミンCのよい供給源

とくに多いのがビタミンCで、美容効果や抗酸化作用、免疫力を高める働きがあります。ほかにも食物繊維やカリウム、ビタミンEなどを含みます。また、果物の色素や苦み、渋みの成分であるポリフェノール類も多く、活性酸素を除去して生活習慣病を予防します。

果物は果糖を多く含みますが、ブドウ糖に比べて腸での吸収が遅く、血糖値が上がりにくいのが特徴です。

選び方のポイント

①果実のかたさ
やわらかすぎる果物は、熟しすぎのことがあるため避けましょう。

②果皮の色、ツヤ、ハリ
皮の色が鮮やかなもの、皮がピンと張っているものは新鮮でよい果物です。

③旬の時期に食べる
旬の時期はほかの時期より栄養価が高く、味も優れています。

とり方のコツ

- 水溶性で熱に弱いビタミンCをとるには、果物は生で食べましょう。
- キウイフルーツやパイナップルなどの南国の果物はタンパク質分解酵素が働くため、肉料理などに加えると肉がやわらかくおいしくなります。
- 色が変わりやすい果物は、薄い食塩水に浸すか、レモン汁をふりかけて変色を防ぎましょう。

栄養価が高い果実

プルーン
鉄分が多く、貧血改善に

すももの一種で、栄養豊富なことからミラクルフルーツとも呼ばれます。とくにドライプルーンは、鉄やカロテン、ビタミンB群などが多くなり、貧血改善効果が高いとされます。

(生)
鉄…0.2㎎
ビタミンA…40μg
ビタミンE…1.3㎎
ナイアシン…0.5㎎
ビタミンB_6…0.06㎎
葉酸…35μg

(乾燥)
鉄…1.0㎎
ビタミンA…110μg
ビタミンE…1.5㎎
ナイアシン…2.2㎎
ビタミンB_6…0.34㎎
葉酸…3μg

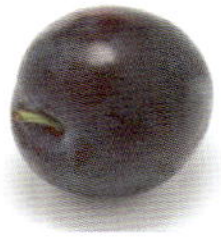

アセロラ
真っ赤な実はビタミンCの宝庫

果物のなかでも突出してビタミンCが多く、アントシアニンも含み、免疫力を高めてかぜなどの予防に効果的です。

ビタミンC　酸味種…1700㎎、甘味種…800㎎

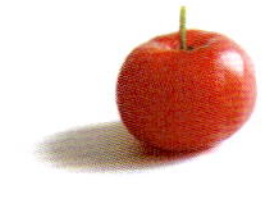

ザクロ
美容や健康にいい「女性の果実」

赤いつぶつぶのひとつひとつが果肉で、抗酸化作用の高いアントシアニンやレスベラトロールなどのポリフェノール類を多く含みます。

カリウム…250㎎／ビタミンC…10㎎

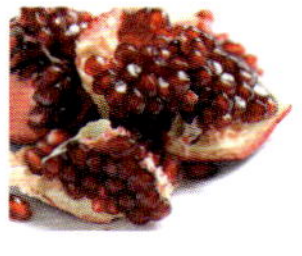

イチゴ

エネルギー	34 kcal
タンパク質	0.9 g
脂質	0.1 g
炭水化物	8.5 g
カリウム	170 mg
葉酸	90 μg
ビタミンC	62 mg
水分	90.0 g

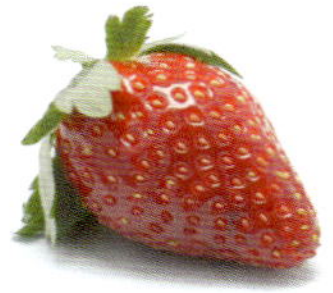

選び方のポイント

- 赤い色が鮮やかで光沢がある。
- ヘタの緑が濃く、みずみずしい。

8〜10個で一日分のビタミンCがとれる

イチゴ8〜10粒（約140g）でビタミンCの一日の必要量がとれます。ビタミンCはシミやソバカスなどの肌トラブルに有効です。また、赤い色素はアントシアニンというポリフェノールで、肝機能の強化や視力低下を防ぐ働きが期待されます。

体内でのおもな働き

◆美肌効果、免疫機能アップ。
◆食物繊維やカリウムも豊富で、動脈硬化予防に期待ができます。
◆赤血球をつくる葉酸も含み、貧血や冷え性の改善にも役立ちます。

一緒にとりたい食材

○プレーンヨーグルト
イチゴの有機酸が、ヨーグルトのカルシウムが吸収されるのをサポート。

アボカド

エネルギー	187kcal
タンパク質	2.5 g
脂質	18.7 g
炭水化物	6.2 g
カリウム	720 mg
ビタミンE	3.3 mg
ビタミンB_2	0.21 mg
ビオチン	5.3 μg

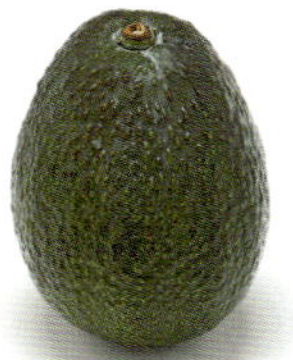

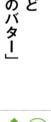

選び方のポイント

- 軽く握ったときに弾力がある。
- 皮が緑色だと未熟。室温で追熟が必要。

ビタミンや脂肪など栄養価が高い「森のバター」

タンパク質、脂質、ビタミン、ミネラルなどを含み、栄養価が高いアボカド。とくに脂質は約19%ありますが、ほとんどが動脈硬化を防ぐ不飽和脂肪酸で、コレステロールの心配はありません。子どもの成長期に欠かせないアミノ酸も含んでいます。

体内でのおもな働き

◆ビタミンE、香りの成分、テルペンなどを含み、老化防止に。
◆便秘改善や美肌効果もあります。
◆動脈硬化や糖尿病などの予防にも効果が期待できます。

一緒にとりたい食材

○パプリカ　○レモン
ビタミンCを補い、美肌効果のアップが期待できる。

梅

[梅干し、塩漬]	
エネルギー	33 kcal
タンパク質	0.9 g
脂質	0.2 g
炭水化物	10.5 g
ナトリウム	8700 mg
カリウム	440 mg
鉄	1.0 mg

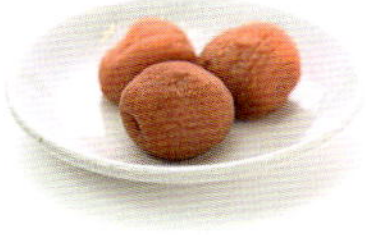

選び方のポイント

- 青梅は粒がそろっていて色鮮やか。
- 皮に虫食いや傷がない。

有機酸が豊富で疲労回復や整腸作用に有効

生の梅の実には有害な青酸化合物が含まれていますが、梅干しなどに加工するとこの成分は失われます。梅干しのすっぱさはクエン酸やコハク酸などの有機酸で、疲労回復効果があります。ただし、塩分が多いので食べすぎには注意しましょう。

体内でのおもな働き（梅干し）

◆消化酵素とだ液の分泌を高めて胃腸の調子を整え、食欲を増進します。

◆カルシウムや鉄の吸収を促し、骨を丈夫にしたり、貧血予防にも。

◆二日酔いや便秘、神経痛の緩和など。

一緒にとりたい食材

○イワシの煮物

梅干しとイワシを煮ると、骨までやわらかくなり、よりカルシウムがとれる。

オレンジ

[バレンシアオレンジ]	
エネルギー	39 kcal
タンパク質	1.0 g
脂質	0.1 g
炭水化物	9.8 g
鉄	0.3 mg
亜鉛	0.2 mg
ビタミンC	40 mg

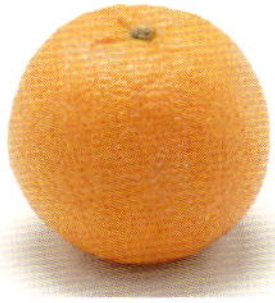

選び方のポイント

- ずっしりと重みがある。
- 表皮のきめが細かく、色が鮮やか。

毛細血管を丈夫にし香りにはリラックス効果も

オレジ1個でビタミンCの一日の必要量の60％がとれ、美肌効果やかぜ予防などに有効です。ほかにも、鉄や亜鉛といったミネラルも含んでいます。香りに含まれるリモネンという成分には、神経をリラックスさせる効果があります。

体内でのおもな働き

◆薄皮や白い筋に含まれるビタミンPは、毛細血管を丈夫にし、血圧上昇を抑制します。

◆脂質の代謝をよくするイノシトールを含み、脂肪肝の予防に。

一緒にとりたい食材

○ヨーグルト　○セロリ

食物繊維や乳酸菌との相乗効果で腸内環境を整え、便秘解消に。

キウイフルーツ

[緑肉種]
エネルギー……53kcal
タンパク質……1.0g
脂質……0.1g
炭水化物……13.5g
カリウム……290mg
ビタミンE……1.3mg
ビタミンC……69mg

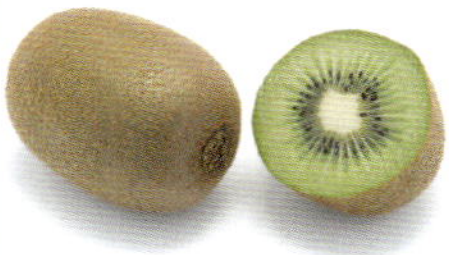

選び方のポイント

- うぶ毛がびっしりと生えそろっている。
- 皮にへこみやキズがない。

タンパク質分解酵素が肉や魚の消化を助ける

ニュージランドが主産地で、国鳥のキウイバードに似ていることからこの名がつきました。ビタミンCが豊富で、1個で一日の必要量をほぼまかなえます。また、タンパク質分解酵素、アクチニジンを含み、肉や魚などの消化を助けます。

体内でのおもな働き

- ビタミンCの作用である、美肌、美白、抗ストレスなどの働きが期待できます。
- 食物繊維のペクチンが多く、動脈硬化予防、便秘改善に効果的です。

一緒にとりたい食材

- 豚肉
タンパク質の分解をキウイが助け、ビタミンパワーで疲労回復に。

柿

[甘柿]
エネルギー……60kcal
タンパク質……0.4g
脂質……0.2g
炭水化物……15.9g
マンガン……0.50mg
ビタミンA……35μg
ビタミンC……70mg

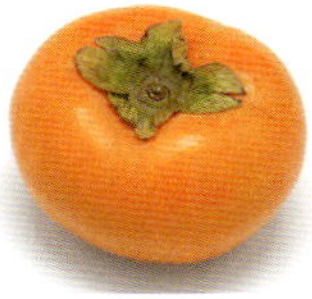

選び方のポイント

- 重みがあり、ハリとツヤがある。
- ヘタと実のすき間が少ない。

抗酸化成分が多く二日酔いの妙薬としても

渋みのもと、タンニンが水溶性のままだと渋柿に、不溶性に変化すると甘柿になります。アルコール分解酵素を含み、ビタミンCやカリウムと連携して二日酔いに効果的です。カロテンやβ－クリプトキサンチンなどの抗酸化成分も含みます。

体内でのおもな働き

- 二日酔い改善のほか、血圧を下げる効果があります。
- 抗酸化成分が多いため、かぜ予防、美肌、老化防止などにも効果が期待できます。

一緒にとりたい食材

- 大根
ビタミンCが豊富なコンビで、かぜ予防におすすめ。

バナナ

エネルギー	86 kcal
タンパク質	1.1 g
脂質	0.2 g
炭水化物	22.5 g
カリウム	360 mg
マグネシウム	32 mg
ビタミンB_6	0.38 mg
モリブデン	7 μg

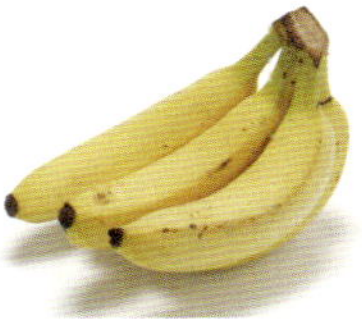

選び方のポイント

- 皮が均一に黄色く、青みがない。
- 軸がしっかりとしている。

消化、吸収がよく 効率のよいエネルギー源

糖質が多い果実で、栽培している熱帯地方では主食にしているところも。完熟すると消化、吸収のよい果糖やブドウ糖になり、スポーツ前後や疲労時などのエネルギー源としておすすめです。カリウムやマグネシウム、オリゴ糖も豊富です。

体内でのおもな働き

◆食物繊維や腸内のビフィズス菌を増やすオリゴ糖を含み、便秘改善に。

◆がん細胞を攻撃するTNF（主要壊死因子）を増やすといわれている活性物質も含んでいます。

一緒にとりたい食材

○牛乳

牛乳のカゼインとバナナのカリウムで血圧降下作用が期待できる。

スイカ

[赤肉種]	
エネルギー	37 kcal
タンパク質	0.6 g
脂質	0.1 g
炭水化物	9.5 g
カリウム	120 mg
ビタミンA	69 μg
ビタミンB_6	0.07 mg

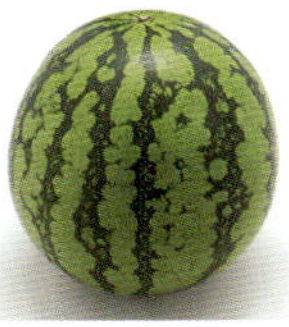

選び方のポイント

- 縞《しま》がはっきりとしている。
- 色ツヤがよく、ずっしりと重い。

利尿作用が高く むくみや腎臓病に有効

原産地はアフリカ大陸の赤道付近。水分が多く、利尿作用が高いカリウムやシトルリンという成分を含みます。皮には果肉以上に高い利尿作用があります。果肉の赤い色はβ－カロテンとリコピン。糖度が高く、冷やすとより甘みを感じます。

体内でのおもな働き

◆利尿作用があることから、むくみとりや腎臓病に有効で、高血圧や動脈硬化の予防に期待が持てます。

◆体を冷やす作用があり、熱を抑えて口の渇きを癒す効果があります。

一緒にとりたい食材

○キュウリ ○セロリ

利尿効果をさらにアップ。夏が旬の野菜や果実との相性が抜群。

ミカン

[温州ミカン、普通]	
エネルギー	46 kcal
タンパク質	0.7 g
脂質	0.1 g
炭水化物	12.0 g
カリウム	150 mg
ビタミンA	84 μg
ビタミンC	32 mg

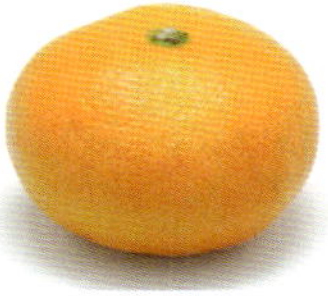

選び方のポイント

- ずっしりと重みがある。
- 皮の点々がはっきりしている。

かぜ予防のビタミンが豊富で抗がん成分も含む

古くから漢方薬として利用されてきたミカン。ビタミンCや、粘膜を保護するビタミンAが豊富です。オレンジ色はβ－クリプトキサンチンで、高い抗酸化作用があります。また、白い筋や袋には、毛細血管を強化するビタミンPが含まれます。

体内でのおもな働き

◆かぜ予防のほか、美肌効果も。
◆β－クリプトキサンチンには強い発がん抑制効果があります。
◆ビタミンPの一種、ヘスペリジンは毛細血管を強化し、動脈硬化予防にも。

一緒にとりたい食材

○ヨーグルト
乳酸菌と食物繊維との相乗効果で腸内環境をよくして、便秘を予防。

ブルーベリー

エネルギー	49 kcal
タンパク質	0.5 g
脂質	0.1 g
炭水化物	12.9 g
マンガン	0.26 mg
ビタミンE	1.7 mg
葉酸	12 μg
ビオチン	1.1 μg

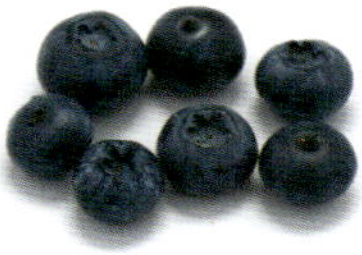

選び方のポイント

- 青紫色が濃く、ハリがある。
- 白い粉がふいていると食べごろ。

視力低下や疲れ目によいアントシアニンを含む

鮮やかな青紫色はアントシアニンという色素で、視覚にかかわるロドプシンという成分の再合成を促します。こうした効果は約4時間で現れ、24時間持続するとされます。また、食物繊維も多く、水溶性、不溶性の両方をとることができます。

体内でのおもな働き

◆視力低下や疲れ目の回復などが期待できます。
◆アントシアニンやビタミンEなどによる抗酸化作用で、美肌や老化防止にも働きます。

一緒にとりたい食材

○牛乳　○ヨーグルト
ビタミンやタンパク質の働きで、肌荒れ改善効果が。

レモン

エネルギー	54 kcal
タンパク質	0.9 g
脂質	0.7 g
炭水化物	12.5 g
食物繊維	4.9 g
カリウム	130 mg
カルシウム	67 mg
ビタミンC	100 mg

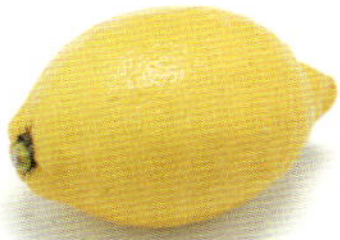

選び方のポイント

- 表皮がなめらかでツヤがある。
- 香りがよく、重さがある。

クエン酸とビタミンCが豊富で、疲労回復や美肌効果が

かんきつ類のなかでもビタミンCを多く含むレモン。大航海時代には、ビタミンC欠乏からくる壊血病予防としてレモンを積み荷に入れたとされます。すっぱさのもとはクエン酸。香りのもとはリモネンで、リラックス効果があります。

体内でのおもな働き

- ビタミンCが、美肌やかぜ予防に。
- クエン酸やリモネンには、リフレッシュ効果と疲労回復効果があります。
- エリオシトリンというポリフェノールに、抗酸化作用があります。

一緒にとりたい食材

○豚肉 ○枝豆

ビタミンB群を含む食材と合わせて、疲労回復をはかることができる。

リンゴ

エネルギー	57 kcal
タンパク質	0.1 g
脂質	0.2 g
炭水化物	15.5 g
食物繊維	1.4 mg
カリウム	120 mg
銅	0.05 mg
ビオチン	0.5 μg

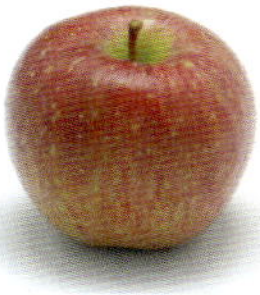

選び方のポイント

- 皮にキズがなく、色が均一。
- 枝の切り口が新しい。

ペクチンが多く下痢・便秘ともに効果あり

歴史の古い果実で、栽培品種も1000種近くあります。水溶性食物繊維のペクチンが多く、下痢にも便秘にも効果的です。酸味はリンゴ酸やクエン酸で、エネルギー代謝を促進。多種類のポリフェノールも含み、抗酸化作用が期待できます。

体内でのおもな働き

- 腸内のビフィズス菌を増やし、有害物質を排出します。
- 下痢のときには腸壁を保護し、便秘のときには便を水分でふやかす作用があります。

一緒にとりたい食材

○サツマイモ ○バナナ

腸に働く成分が豊富なため、便秘解消に効果的。

油脂・調味料類

エネルギー補給に重要 油の脂肪酸は病気も防ぐ

砂糖・塩・油脂はいずれも料理の風味を豊かにするだけでなく、体のエネルギー補給や生理機能を調節する栄養素の摂取に役立ちます。

とくに食用油の場合、脂肪酸ごとの機能分析が進むにつれて、生活習慣病の予防効果が明らかになっているものがあります。

とりすぎに注意しつつ、砂糖・塩・油脂を上手に活用することが、食事をおいしく健康的に楽しむ秘訣です。

第4群 穀類・油脂・砂糖

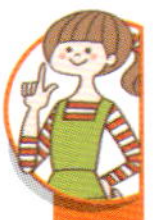

選び方のポイント

①砂糖と塩は賞味期限の心配不要
砂糖と塩は時間経過による品質の劣化がきわめて少なく、通常は賞味期限の表示はありません。

②乳児の食事にハチミツは禁物
ハチミツには乳児ボツリヌス症を引き起こすボツリヌス菌が棲息している恐れがあり、抵抗力の弱い乳児（1歳未満）に与えてはいけません。

③トランス脂肪酸に注意
植物油を固形化したマーガリン、ショートニングは、有害なトランス脂肪酸の含有量を事前に調べましょう。

とり方のコツ

◆酢や食物繊維の多い食品は、砂糖摂取による血糖値の急上昇を抑えます。

◆かんきつ類の果汁、酢、ごま油などで風味づけすれば、塩分量を減らすことができます。

【砂糖・甘味料と酢のおもな栄養素】

種類によって栄養価は異なる。量と種類を使い分けることが重要

黒酢

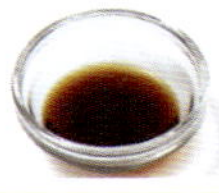

エネルギー…54kcal
タンパク質…1.0g
炭水化物…9.0g
マグネシウム…21mg
ビタミン B_6…0.06mg

米酢《よねず》

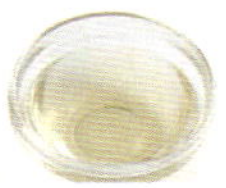

エネルギー…46kcal
タンパク質…0.2g
炭水化物…7.4g
マグネシウム…6mg
パントテン酸…0.08mg

バルサミコ酢

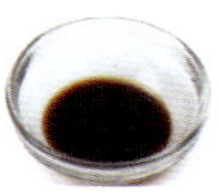

エネルギー…99kcal
タンパク質…0.5g
炭水化物…19.4g
カリウム…140mg
ビタミン B_6…0.05mg

和三盆

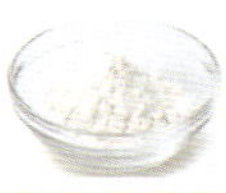

エネルギー…383kcal
タンパク質…0.2g
炭水化物…98.8g
カリウム…140mg
ビタミン B_2…0.03mg

黒みつ

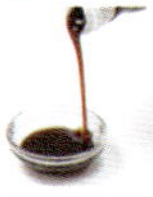

エネルギー…199kcal
タンパク質…1.0g
炭水化物…50.5g
カルシウム…140mg
鉄…2.6mg

メープルシロップ

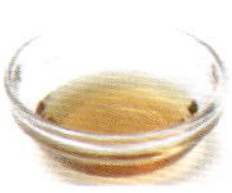

エネルギー…257kcal
タンパク質…0.1g
炭水化物…66.3g
カリウム…230mg
亜鉛…1.5mg

砂糖、ハチミツ

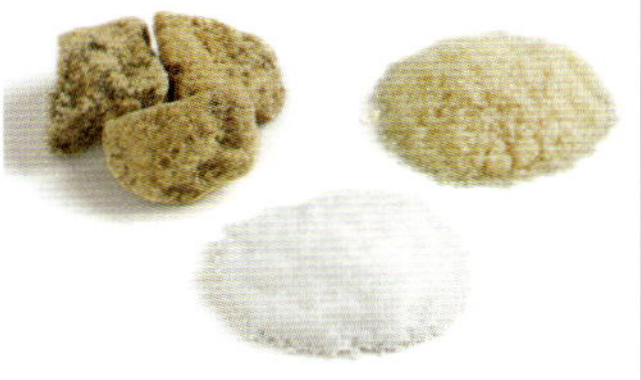

【上白糖】

エネルギー	384kcal
タンパク質	(0)g
脂質	(0)g
炭水化物	99.2g
ナトリウム	1mg
カリウム	2mg
カルシウム	1mg
銅	0.01mg

腸から素早く吸収されて脳と体のエネルギーになる

砂糖はさとうきび、砂糖大根からつくられる甘味料。小腸で吸収された後、数十秒で血液中に到達し、脳と体のエネルギーに活用されます。

さとうきびの絞り汁を煮詰めた黒砂糖には、カリウム、カルシウム、鉄などが含まれています。

ハチミツは砂糖と比較して、カロリーは低めで糖度が高く、砂糖の半量程度で同じ甘みを感じられます。

微量ながらミネラルの含有バランスもよく、また、果糖の割合が多いため、砂糖よりも血糖値を上げにくいという特徴もあります。

体内でのおもな働き

◆砂糖は小腸で果糖とブドウ糖に分解された後、筋肉に送られてエネルギー源となり、疲労回復を早めます。

◆筋肉のタンパク質合成を助けて、質のよい筋肉を増やします。

◆ブドウ糖が脳の活動を高めて、精神安定に働くホルモンをつくります。

選び方のポイント

上白糖、グラニュー糖よりも三温糖はコクがあり、煮物や佃煮向き。黒砂糖は甘みがより濃厚で、そのまま食べるか、粉末やシロップにして料理やお菓子づくりにも活用できます。

とり方のコツ

◆砂糖の一日の摂取量の目安は25g程度が推奨されています。

◆糖尿病や肥満が心配な人はカロリーゼロの甘味料の使用を考慮します。

一緒にとりたい食材

○酢　○海藻類

クエン酸や食物繊維が、食後の血糖値の急激な上昇を抑え、インスリンの過剰分泌を防ぐ。

花によって風味が異なるハチミツ選びのポイント

蜂が採取する植物によって、ハチミツの香りや甘さは異なります。お好みで天然の甘みを楽しみましょう。

●香り、風味がマイルド……果実（オレンジ、レモン、リンゴなど）、草花（レンゲ、ひまわりなど）、樹木（アカシアなど）

●香りが豊かで味わい深い……ハーブ（ラベンダー、ローズマリーなど）、百花蜜（複数の花から採取）

●濃厚で個性的……ナッツ（栗、アーモンドなど）、甘露蜜（樹液を吸った昆虫の分泌物を蜂が集めたもの）

塩

[食塩]

エネルギー	0kcal
タンパク質	0g
脂質	0g
炭水化物	0g
ナトリウム	39000mg
カルシウム	22mg

精製塩

粗塩

選び方のポイント

- 海水の塩は淡泊な魚、野菜料理に。
- 塩辛さが強い岩塩は濃厚な肉料理に。

生命維持に必須 とりすぎは高血圧の原因

毎日使う調味料の基本である、塩の主成分は塩化ナトリウムです。

ナトリウムの働きは生命維持に必須ですが、とりすぎは高血圧や動脈硬化の原因になることが問題。塩分の一日の摂取量は男性8g未満、女性7g未満が目安とされています。

体内でのおもな働き

◆ナトリウムは神経細胞の情報伝達を整えます。

◆細胞内外の水分量の調節に働いているため、とりすぎるとむくみや血圧上昇を招きます。

一緒にとりたい食材

○リンゴ　○納豆

余分なナトリウムを排出して血圧安定に働く、カリウムを含む。

しょうゆ

[こいくちしょうゆ]

エネルギー	71kcal
タンパク質	7.7g
脂質	0g
炭水化物	10.1g
ナトリウム	5700mg
鉄	1.7mg
ビタミンB_2	0.17mg

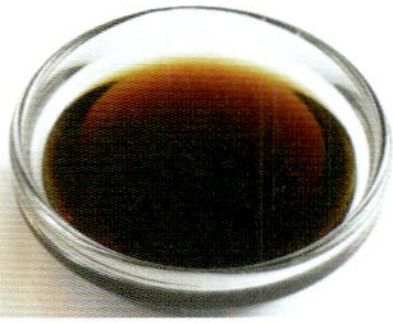

選び方のポイント

- うすくちしょうゆは塩分が多い。
- たまりしょうゆは塩分控えめ。

健康に有用な香り成分や独特の色素成分を含む

大豆と小麦のもろみを発酵、熟成させてつくる、しょうゆ。カルシウム、ビタミンB群のほか、健康に有用な香り成分と色素を含みます。

ただし、発酵過程で加える塩分も残っていることから、とりすぎには注意が必要です。

体内でのおもな働き

◆香り成分のフラノンと褐色色素のメラノイジンが抗酸化力を発揮して、がんの一因とされる活性酸素を消去。

◆メラノイジンは腸内環境の改善に働いて、便通を整えます。

一緒にとりたい食材

○だし　○和がらし

だしをきかせたり、薬味に和がらしを使うと、食塩の摂取量を減らせる。

味噌

［米味噌・甘味噌］

エネルギー	217 kcal
タンパク質	9.7 g
脂質	3.0 g
炭水化物	37.9 g
カリウム	340 mg
カルシウム	80 mg
ビタミンB_1	0.05 mg

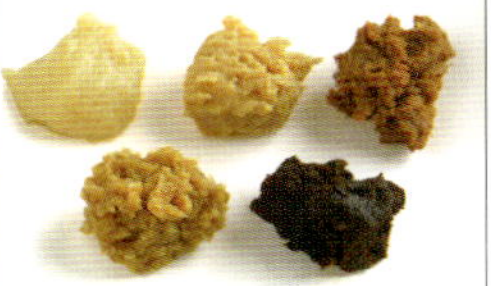

選び方のポイント

- 天然醸造の味噌は酵母菌が生きている。
- 樽売りでは、黒っぽくかたいものは避ける。

大豆の有用成分が増幅して体内にも吸収されやすい

発酵食品である味噌の特徴は、大豆のタンパク質やイソフラボンが体に吸収されやすくなり、アミノ酸やビタミン量が増加していること。

抗がん物質の脂肪酸エチルや高血圧防止のペプチドなど、味噌ならではの有用成分も発見されています。

体内でのおもな働き

◆イソフラボンが女性ホルモンと似た働きをして、更年期のほてりや発汗などの症状を抑えます。

◆脂肪酸エチルが、細胞のがん化を抑制するといわれています。

一緒にとりたい食材

○アーモンド　○ウナギ

性ホルモンの分泌にかかわるビタミンEが協力して、更年期の不調を緩和。

酢

［穀物酢］

エネルギー	25 kcal
タンパク質	0.1 g
脂質	0 g
炭水化物	2.4 g
カリウム	4 mg
カルシウム	2 mg
ビタミンB_{12}	0.1 μg

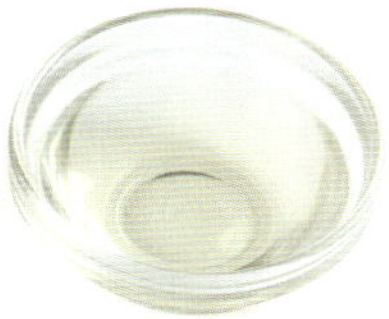

選び方のポイント

- アミノ酸の量が一番多いのは黒酢。
- 合成酢よりも醸造酢のほうが風味が豊か。

疲労解消して病気を防ぐ クエン酸やアミノ酸の宝庫

酢は、原料のちがいで穀物酢、米《よね》酢《ず》、果実酢などがあり、より大量の米や麦を長期熟成した黒酢も人気。

酢は疲労回復や病気予防に働くクエン酸、酢酸、アミノ酸の宝庫。とくに黒酢はマグネシウム、亜鉛、ビタミンB群も多彩に含有しています。

体内でのおもな働き

◆クエン酸がエネルギー産生の基盤であるクエン酸回路を活性化し、疲労回復や体力増進に働きます。

◆アミノ酸が肌のうるおいを保持。

◆酢酸が食後の血糖値の上昇を抑制。

一緒にとりたい食材

○牛乳　○イワシ

酢のクエン酸がカルシウムの吸収を高めるため、骨粗しょう症の予防に。

油脂

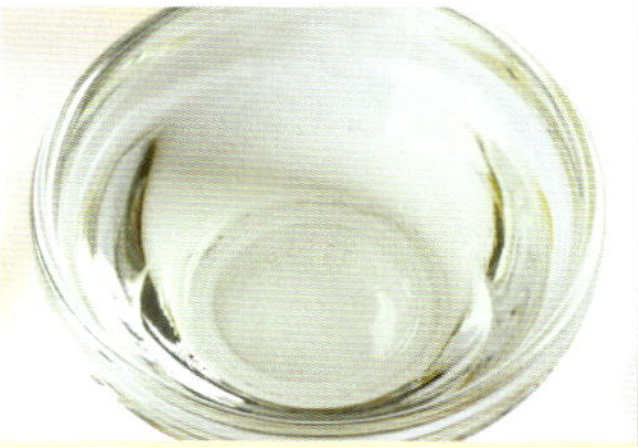

【調合油（サラダ油）】

エネルギー	921 kcal
タンパク質	0g
脂質	100.0g
炭水化物	0g
ビタミンE	12.8㎎
ビタミンK	170㎍
コレステロール	2㎎
α－リノレン酸	6800㎎

選び方のポイント

クセのないサラダ油はドレッシングやマリネに。揚げ物、炒め物をおいしくするには、酸化しにくいオレイン酸を多く含む油（べに花油・こめ油・なたね油など）を選びます。

とり方のコツ

◆一日にとる食用油脂は大さじ３杯強が目安とされています。

◆酸化（劣化）を避けるため冷暗所で保存。２～３カ月で使いきります。

一緒にとりたい食材

○ニンジン　○モロヘイヤ

ビタミンA、Eの吸収率がアップ。

○米　○パン

油が、血糖値の急上昇を抑える。

食用油脂の脂肪酸がさまざまな病気を退ける

食用の油脂は、サラダ油などの植物性、ラードやバターなどの動物性、マーガリンなどの加工油脂に分かれます。

最近では植物性の油に多く含まれるオレイン酸、α－リノレン酸などの不飽和脂肪酸が、動脈硬化を防いで認知症やアレルギーを抑える効果があるとして注目されています。

動物性の油脂も全身の細胞膜の構成にかかわるなど、体内で有用な働きをします。とりすぎると悪玉コレステロールの増加につながるため、適度な摂取を心がけましょう。

体内でのおもな働き

◆１gで９kcalのエネルギーを蓄えることができるため、体内のエネルギー備蓄としての役割を担います。

◆脂溶性ビタミンなどの利用の際、また、細胞膜や性ホルモンの材料となる、コレステロールなどのステロールとしても重要です。

健康効果が高い食用油脂

●アマニ油、えごま油……いずれもα－リノレン酸を多く含みます。血流を促して脳梗塞《こうそく》を防ぐほか、脳の神経伝達を活性化して認知症を抑制。アレルギーの炎症の鎮静化にも有用です。

●オリーブ油……豊富なオレイン酸が動脈硬化を予防して血糖値の安定にも。便通も良好に保ちます。

●ひまわり油……リノール酸がコレステロールを減らすほか、ビタミンEが毛細血管の老化を抑えます。

●バター……ビタミンAが粘膜機能を整えて免疫力を強化。カリウム、カルシウムも含んでいます。

し好品類

その他

リラックスしながら健康成分をとり入れる

疲れを癒してリラックスしたり、頭をスッキリさせて仕事や家事に取り組むためにも、好みのし好飲料を手元に置いておきたいもの。

コーヒー、ココア、緑茶に含まれる植物成分は、体の老化を抑える抗酸化力にも優れています。

赤ワインの健康効果も広く知られるところですが、アルコールのとりすぎはやはり禁物。肝臓を助ける食品をつまみながら味わいましょう。

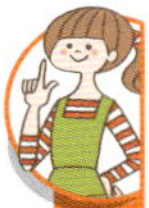

選び方のポイント

①専門店で購入する
コーヒーや緑茶は品種ごとに風味が異なることから、専門店のアドバイスを参考に購入するのがおすすめです。

②緑茶はお好みで
高価な緑茶は甘み成分のテアニンが多くリラックス効果があります。健康効果が注目されているカテキンは、渋みの多いお茶に多く含まれます。

③赤ワインは新酒よりも熟成したものを
長期間熟成した赤ワインは、ポリフェノールが構造変化することで、新酒よりも抗酸化力が高いとされます。

とり方のコツ

◆コーヒーは胃酸の分泌を活性化させるため、空腹時や胃腸が弱っているときは避けます。カフェインが入っていない麦茶などを飲みましょう。

◆緑茶を粉状にしてお湯を注いで飲むと、カテキンを余さず摂取できます。

【アルコール飲料のおもな栄養素】

原料、醸造方法により栄養価はさまざま。総じてタンパク質は微量

焼酎
(単式蒸留焼酎)

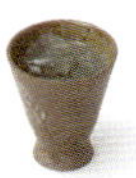

アルコール…25%
エネルギー…146kcal
炭水化物…0g
※ミネラル類、ビタミン類はすべて未測定

ウイスキー

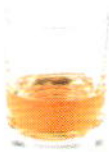

アルコール…40%
エネルギー…237kcal
炭水化物…0g
カリウム…1mg
銅…0.01mg

梅酒

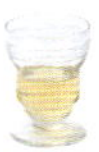

アルコール…13%
エネルギー…156kcal
炭水化物…20.7g
カリウム…39mg
ビタミン B_2…0.01mg

日本酒
(普通酒)

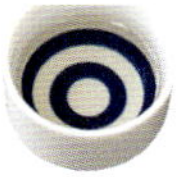

アルコール…15.4%
エネルギー…109kcal
炭水化物…4.9g
カリウム…5mg
ビタミン B_6…0.07mg

ビール
(淡色)

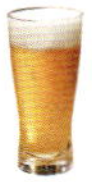

アルコール…4.6%
エネルギー…40kcal
炭水化物…3.1g
カリウム…34mg
ビタミン B_2…0.02mg

発泡酒

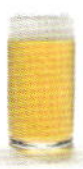

アルコール…5.3%
エネルギー…45kcal
炭水化物…3.6g
カリウム…13mg
ビタミン B_2…0.01mg

赤ワイン

エネルギー	73 kcal
タンパク質	0.2 g
脂質	微量
炭水化物	1.5 g
カリウム	110 mg
鉄	0.4 mg
パントテン酸	0.07 mg
ビオチン	1.9 μg

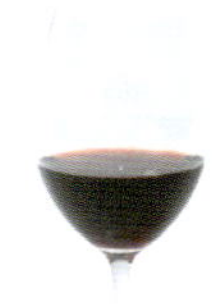

選び方のポイント

- ポリフェノールが豊富なのは、渋みが強いもの。

ぶどうのまるごと発酵でポリフェノールが充実

ぶどうの実、皮、種ごと発酵させる赤ワインは、有用なポリフェノールが白ワインよりも豊富です。

抗酸化力の高いアントシアニンと、血流活性を促すレスベラトロールはその代表格で、病気予防と長寿に働く成分として期待されています。

体内でのおもな働き

- ◆アントシアニンが血管の老化を早める活性酸素を除去し、動脈硬化や心臓疾患を防ぐといわれています。
- ◆レスベラトロールが血管を拡張させて肌組織の血行を改善します。

一緒にとりたい食材

○ササミ　○マグロ

ナイアシンが肝臓のアルコール代謝を高めて、悪酔い、二日酔いを防ぐ。

コーヒー

[滲出液]	
エネルギー	4 kcal
タンパク質	0.2 g
脂質	微量
炭水化物	0.7 g
マンガン	0.03 mg
ナイアシン	0.8 mg
ビオチン	1.7 μg

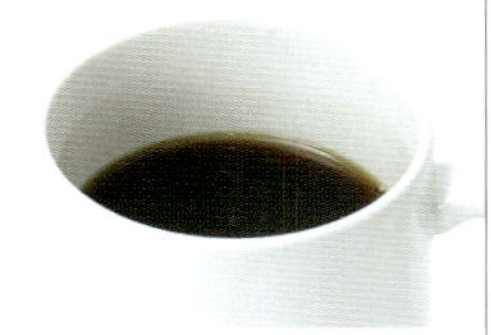

選び方のポイント

- インスタントよりもドリップタイプを。
- 豆を焙煎した日付が直近のもの。

ポリフェノールで肥満と胆石予防に有用

コーヒーに含まれるカフェインが脳の疲労を解消し、意識をスッキリさせることは広く知られています。

新たに注目されているのはコーヒーのポリフェノール、クロロゲン酸の健康効果で、肥満予防や胆石を抑制するデータが発表されています。

体内でのおもな働き

- ◆カフェインが眠気を誘う物質のアデノシンを阻害し、脳の働きを高めます。
- ◆クロロゲン酸が脂肪燃焼を促して、肥満や脂肪肝を改善。腸でのコレステロール吸収も妨げて胆石を抑制します。

一緒にとりたい食材

○メロン　○リンゴ

カフェインの利尿作用で、カリウムによるナトリウム排出が促進される。

ココア

[ピュアココア]

エネルギー	271kcal
タンパク質	18.5g
脂質	21.6g
炭水化物	42.4g
カリウム	2800mg
カルシウム	140mg
葉酸	31μg

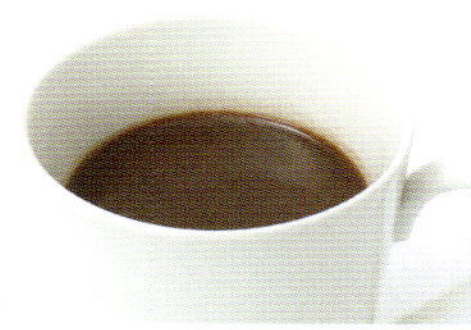

選び方のポイント

- 成分調整のない純ココアがおすすめ。
- ブラックチョコレートでも同様の効果が。

豊かな香りの成分が肥満防止に役立つ

ココアに含まれるカカオマスポリフェノールは血管の老化を抑えて、血圧の低下にも働くと報告されています。香り成分のテオブロミンは、リラックス効果で食べすぎを抑えます。腸を活発にする食物繊維も摂取できます。

体内でのおもな働き

◆カカオマスポリフェノールが血管の炎症をしずめて高血圧を防止します。

◆テオブロミンが脂肪の蓄積を抑えるとともに、利尿作用でむくみを改善します。

一緒にとりたい食材

○バナナ ○ハチミツ

腸内の善玉菌を増やすオリゴ糖の働きで、整腸作用がさらに高まる。

緑茶

[煎茶・浸出液]

エネルギー	2kcal
タンパク質	0.2g
脂質	(0)g
炭水化物	0.2g
カリウム	27mg
葉酸	16μg
ビタミンC	6mg

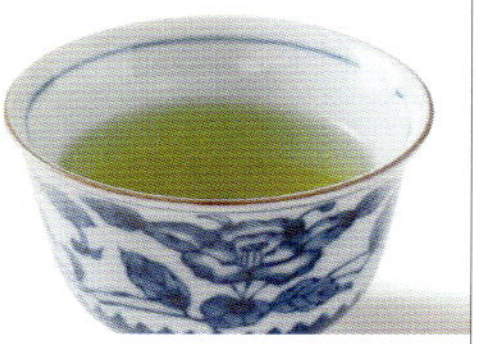

選び方のポイント

- 玉露よりも煎茶のほうが、上級煎茶よりも下級煎茶のほうが、カテキンが多い。

渋み成分のカテキンが認知症の抑制などに有用

緑茶にはさまざまな栄養成分が含まれますが、渋み成分のカテキンと甘み成分のテアニンが有名です。カテキンには強い抗酸化力が認められているほか、認知症、糖尿病、肥満の予防など、さまざまな健康効果を発揮するといわれています。

体内でのおもな働き

◆カテキンの抗酸化作用で免疫力アップが期待できます。また、内臓脂肪の燃焼を促進し、認知症に関する脳の老人斑を抑制、分解するとも。

◆テアニンはリラックスに効果的。

一緒にとりたい食材

○豚レバー ○ミカン

カテキンの抗がん作用を増幅させるといわれるビタミンAが含まれる。

そう菜

♥	第2群	魚介・肉・豆とそれらの加工品
♣	第3群	野菜350gといも・果物

毎日の食生活を補助する一品として選ぶ

調理済みですぐに食べられる市販のそう菜は、忙しいときに調理や片づけの手間を省いたり、食卓の品数を増やす意味で重宝します。

ただ、味つけは全般に濃い傾向があり、砂糖や塩などのとりすぎには注意。揚げ物や炒め物は脂っこさが気になることもあります。

食生活すべてをまかなうのではなく、補助的に一品プラスするというつもりで利用するとよいでしょう。

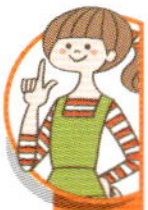

選び方のポイント

①つくりたてを購入する

店で温度管理されて置かれていても、やはりつくりたてのほうが酸化（劣化）の度合いは少なく、おいしいものです。

②足りない栄養を補うつもりで

その日に食べたメニューと照らし合わせて、足りない栄養素が補える食材を使ったものを購入します。

③すぐに食べる分だけを購入する

揚げ物や炒め物の油は、時間が経過すると酸化して、胃もたれなどの原因になります。

とり方のコツ

◆抗酸化力のあるビタミンを含む、生野菜や果物を一緒に食べましょう。

◆コロッケや煮物など、いものそう菜は血糖値を上げやすいので、注意が必要です。

【身近なそう菜に含まれるおもな栄養素】

食塩量は一品あたりおよそ0.5～1.5g。頼りすぎに注意

ひじきの炒め煮

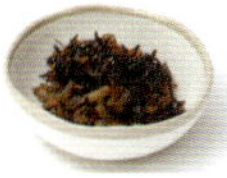

エネルギー…88kcal
タンパク質…3.1g
脂質…4.1 g
炭水化物…9.6g
カルシウム…95mg

青菜の白和え

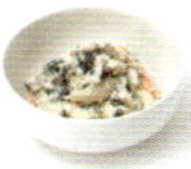

エネルギー…89kcal
タンパク質…4.2g
脂質…3.3g
炭水化物…10.5g
β-カロテン…1600μg

卯の花炒り

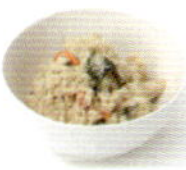

エネルギー…97kcal
タンパク質…4.4g
脂質…4.0g
炭水化物…10.8g
カリウム…190mg

肉じゃが

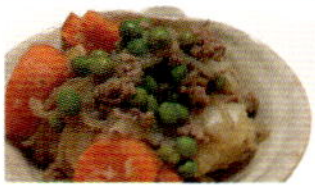

エネルギー…81kcal
タンパク質…4.2g
脂質…1.3g
炭水化物…13.2g
ビタミンC…10mg

メンチカツ

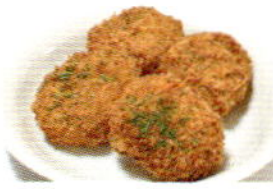

エネルギー…286kcal
タンパク質…10.7g
脂質…18.7g
炭水化物…18.7g
ビタミンB_1…0.14mg

しゅうまい

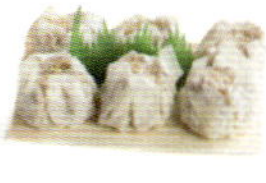

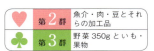

エネルギー…197kcal
タンパク質…9.1g
脂質…9.2g
炭水化物…19.6g
カリウム…250mg

切り干し大根の煮物

エネルギー	54 kcal
タンパク質	2.1 g
脂質	2.4 g
炭水化物	5.9 g
カリウム	64 mg
カルシウム	42 mg
マンガン	0.11 mg
ビタミンA	41 μg

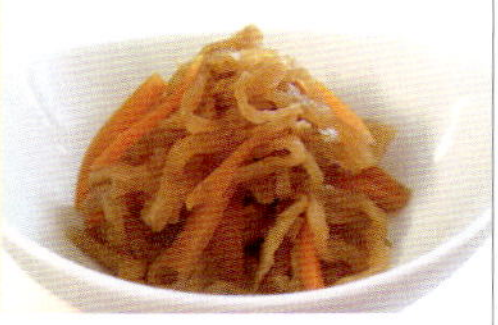

選び方のポイント

- 消費期限を確かめる。
- 油揚げなどほかの具入りのものを選ぶ。

カリウム、カルシウムがたっぷりのそう菜

切り干し大根はもともとカリウム、カルシウムが突出して多く、ニンジンが具材に加わることで、β-カロテンも摂取できます。

ただし、カルシウムの活用にかかわるビタミンDがほぼゼロなので、全体のメニューに工夫が必要です。

体内でのおもな働き

◆カリウムが、高血圧の誘因となるナトリウムの排出に働きます。

◆カルシウムが、骨の密度を高めて骨粗しょう症を予防します。

◆β-カロテンが視力を良好に維持。

一緒にとりたい食材

○サンマ ○イクラ

ビタミンDを含む食材。血中のカルシウム濃度も正常に整える。

合いびきハンバーグ

エネルギー	203 kcal
タンパク質	13.3 g
脂質	12.2 g
炭水化物	10.1 g
カリウム	280 mg
ビタミンB_1	0.23 mg
コレステロール	48 mg

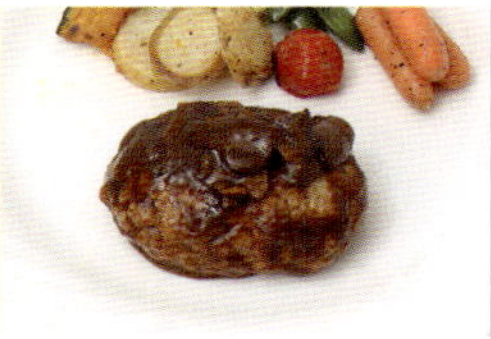

選び方のポイント

- 消費期限を確かめる。
- 味つけが濃いので塩分量をチェック。

エネルギー代謝に相性のいい組み合わせ

牛肉、豚肉のタンパク質が補給できるほか、糖質の代謝を高めるビタミンB_1を摂取できます。

ハンバーグの具材の玉ねぎには、ビタミンB_1の作用を持続させるアリシンが含まれており、エネルギー代謝に相性のよい組み合わせです。

体内でのおもな働き

◆牛肉・豚肉のタンパク質は、筋肉、臓器、血管をつくる材料となります。

◆牛肉、豚肉のビタミンB_1がごはんの糖質をエネルギーに変換。玉ねぎのアリシンがそれを促進します。

一緒にとりたい食材

○ほうれん草 ○ブロッコリー

ビタミンCを補うため、緑黄色野菜をメニューに添える。

ポテトコロッケ

エネルギー……236 kcal
タンパク質……5.2 g
脂質……12.6 g
炭水化物……25.4 g
ビタミンB_1……0.10 mg
ビタミンC……12 mg
ニレステロール……15 mg

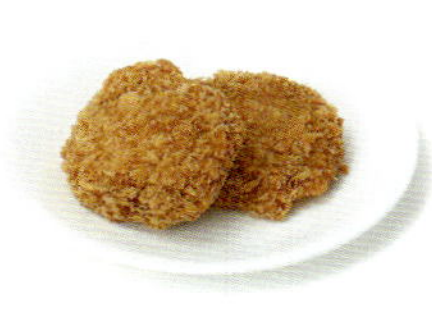

選び方のポイント

- 消費期限を確かめる。
- 油の酸化が少ない揚げたてを食べる。

エネルギーを素早く補給してビタミンCも摂取

ジャガイモに含まれるビタミンCは、調理で加熱しても失われにくいのが特徴です。体のエネルギーとなる糖質もたっぷり摂取できます。

ただし、歯ごたえがないために早食いをしてしまうと、食後の血糖値が急上昇してしまうので要注意です。

体内でのおもな働き

◆炭水化物がブドウ糖に分解されて、脂質、タンパク質よりも素早くエネルギーになります。

◆ビタミンCが毛細血管を丈夫にして、動脈硬化を防ぎます。

一緒にとりたい食材

○キャベツ　○ながいも

胃粘膜を保護するキャベジンとムチンが、油を分解する胃の負担を緩和。

きんぴらごぼう

エネルギー……88 kcal
タンパク質……1.4 g
脂質……3.9 g
炭水化物……11.7 g
カルシウム……37 mg
ビタミンA……89 μg
ビタミンB_6……0.07 mg
葉酸……34 μg

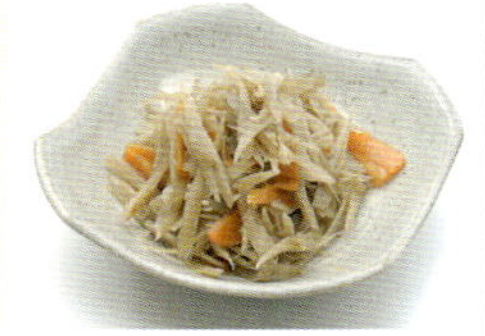

選び方のポイント

- 消費期限を確かめる。
- ごぼうが大きめだと歯ごたえが◎。

たっぷりの食物繊維が腸を活性化

ごぼうとニンジンの食物繊維が一度にとれることで、腸の活性化に役立つ一品。

ニンジンのβ-カロテンは脂溶性なので、ごま油によって吸収が高められています。上にふりかける白ごまで鉄分もプラスされます。

体内でのおもな働き

◆食物繊維が便のかさを増して腸を刺激し、排便を促します。発酵、分解されることで善玉菌のエサになります。

◆β-カロテンが鼻、のどの粘膜の機能を整えてウイルスの侵入を妨げます。

一緒にとりたい食材

○シジミ　○豚レバー

ビタミンB_{12}がごまの鉄分とヘモグロビンの合成を助けて、貧血を予防。

第5章

覚えておきたい栄養素事典

栄養素は個々に特徴と働きがあります。
覚えておくと食材選びなどに役立ちます。

※それぞれの栄養素は、厚生労働省「日本人の食事摂取基準(2015年版)」によって、
摂取不足を回避するための「推奨量」(「推奨量」が推定できない場合は「目安量」)、生活習慣病予防のための「目標量」が設定されています。

※凡例は、P.8「本書の使い方」をご参照ください。

※「食材・食品」の肉類はそれぞれ、牛……和牛、豚……中型種肉、鶏……若鶏の数値です(ただし、レバーは除く)。

栄養素① —— タンパク質

タンパク質の特徴と働き

人間の体をつくるもとなるのがタンパク質。体の機能の調整役としても重要です。

過剰
- とりすぎた分は、尿として排泄されますが、腎臓に負担がかかるので注意を。

欠乏
- 肌のハリや髪のツヤが減少します。
- 筋肉が減り、基礎代謝力が低下します。
- 免疫力が低下します。
- 子どもの場合は、体の成長が滞ります。

体を形づくり、体内の機能を調節する

タンパク質は、筋肉や内臓のほか、皮膚、髪、爪など、人間の体を構成する成分として不可欠です。ハリのある肌やツヤのある髪など、女性の美がつくられるのも十分なタンパク質があってこそ。体の機能を調整する物質の材料としても重要です。

たとえば体のなかでくり広げられる多くの化学反応を助ける酵素、免疫に必要な抗体、ペプチドホルモンや神経伝達物質などもすべてタンパク質からつくられています。

また、糖質や脂質から得られるエネルギーが不足すると、1gあたり4kcalのエネルギーを生みだします。

動物性タンパク質と植物性タンパク質

タンパク質には、肉や魚、乳製品などの動物性タンパク質と、大豆や穀類などの植物性タンパク質があります。体内での利用率は、動物性のほうが高く、植物性タンパク質食品では大豆や米の利用率は高いものの、ほかは低くなっています。ただ動物性タンパク質食品は脂質を含むものも多いので、肉類などは脂質の少ない部位を選びましょう。

不足すると、細胞の新陳代謝が衰えるだけでなく、免疫力の低下も引き起こすことに。逆に過剰に摂取すると余剰分は排泄されますが、その際、腎臓に負担がかかります。

とり方のコツ

- ビタミンB群を含む食材と一緒にとると効率よく利用できます。
- ビオチンや葉酸なども、体内でのタンパク質の合成にかかわります。
- ビタミンCはコラーゲンの生成を促すので、ビタミンCを含む食材を一緒にとれば美肌に効果的です。

タンパク質の一日の摂取基準（推奨量・g）

年齢	男性	女性
1～2（歳）	20	20
3～5（歳）	25	25
6～7（歳）	35	30
8～9（歳）	40	40
10～11（歳）	50	50
12～14（歳）	60	55
15～17（歳）	65	55
18～29（歳）	60	50
30～49（歳）	60	50
50～69（歳）	60	50
70以上（歳）	60	50

※妊娠中期は＋10g、妊娠後期は＋25g、授乳中は＋20gが推奨量です。

タンパク質を構成するアミノ酸

□必須アミノ酸

イソロイシン
ロイシン
リジン
メチオニン
フェニルアラニン
スレオニン
トリプトファン
バリン
ヒスチジン

□非必須アミノ酸

シスチン
チロシン
アルギニン
アラニン
グリシン
アスパラギン酸
アスパラギン
グルタミン酸
グルタミン
プロリン
セリン

赤文字は…BCAA（分岐鎖アミノ酸）
筋肉のエネルギー代謝に深くかかわる3つの必須アミノ酸、イソロイシン、ロイシン、バリンのこと。
青文字は…AAA（芳香族アミノ酸）
ベンゼン核を持つアミノ酸で、フェニルアラニン、トリプトファン、チロシンがある。

脳機能を正常に保つフィッシャー比

BCAAとAAAの物質量において、BCAA／AAAをフィッシャー比といいます。2.5～3.5がよいとされ、これを下回ると、肝機能、脳機能に影響が出る可能性があります。タンパク質およびアミノ酸は、バランスよく摂取することが重要です。

$$フィッシャー比=\frac{BCAA}{AAA}$$

タンパク質を多く含む食材・食品

（可食部100gあたりの含有量）

- ゼラチン……87.6g
- フカヒレ……83.9g
- 削り節……75.7g
- たたみイワシ……75.1g
- スルメ……69.2g

そのほか、パルメザンチーズ、シラス干し、イクラなどにも多く含まれます。いろいろな食材からとりましょう。

栄養素①――タンパク質

アミノ酸

タンパク質はアミノ酸の集合体

タンパク質を構成している一番小さいパーツが、アミノ酸です。食べ物からとったタンパク質は、消化されてアミノ酸に分解されます。そしてそのアミノ酸を材料にして、体の組織に即したタンパク質を再合成します。また、もともと体にあるタンパク質も分解されて、その約3分の2は再合成に利用されます。

アミノ酸の種類は20種。一方、体内にあるタンパク質は約10万種。それらすべてが遺伝子の情報に基づき、アミノ酸の順列・組み合わせによってつくりだされているのです。

生理的に重要な働きをするアミノ酸

アミノ酸は結合してタンパク質をつくるだけでなく、それぞれ独自の働きを持っています。体内でさまざまな化合物をつくったり、筋肉の成長を促進させたり。神経伝達物質の材料になって精神安定やうつ症状の改善などに力を発揮するもの、あるいは胃腸や肝臓などの内臓機能を高めるもの、またエネルギー代謝を活発にするアミノ酸や、疲労回復を助けるアミノ酸もあります。

このような独自の働きに着目してサプリメントなどに利用されている場合もあります。

必須アミノ酸と非必須アミノ酸

アミノ酸のなかの9種類は、体内で合成できないか、たとえ合成できても合成速度が遅いため、必ず食品から摂取しなければなりません。そのため「必須アミノ酸」と呼ばれます。

それとは逆に、体内で合成できるアミノ酸は「非必須アミノ酸」と呼ばれます。

非必須アミノ酸は、必須ではないからといって、必ずしも体の健康維持に重要ではない、ということではありません。

タンパク質とミネラルを同時に補給！

体のなかで起こるさまざまな化学反応に必要な酵素。酵素のなかには、タンパク質以外の化合物の援助のもとで働くものもあります。その助っ人として不可欠なのがミネラル。タンパク質をとるときは、ミネラルも忘れずにとりましょう。

非必須アミノ酸とその働き

シスチン
ブドウ糖の代謝や傷の治癒を促す。解毒作用も強く、活性酸素を除去する作用もある。

牛肉、羊肉、牛乳、サケなど。

チロシン
神経伝達物質のアドレナリン、ドーパミンや、甲状腺ホルモンやメラニンの材料になる。

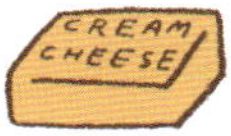

牛乳、チーズなど。

アルギニン
脳下垂体を正常に機能させて成長ホルモンを合成。体脂肪の代謝を助けて、筋肉組織を強化。

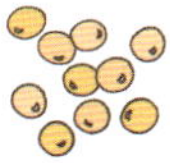

エビ、大豆、ごまなど。

アラニン
エネルギー源のグルコースを生成。肝臓の機能を改善し、アルコールの代謝を促進する。

アサリ、シジミ、のり、カニなど。

グリシン
ゼラチンに多く含まれ、コラーゲンやヘモグロビンの材料になる。睡眠の質を高める作用も。

クルマエビ、豚ひき肉、ウニなど。

アスパラギン酸
エネルギー代謝を促進し、疲労回復やスタミナ強化作用がある。体内でミネラルを運ぶ。

豆類、大豆モヤシ、アスパラガスなど。

アスパラギン
アスパラギン酸から合成される。新陳代謝を活発にし、尿の合成を促進する作用もある。

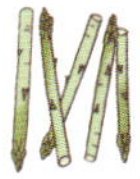

アスパラガスなど。

グルタミン酸
脳のエネルギーとして使われ、脳や神経系統の働きを助ける。潰瘍《かいよう》の傷の修復作用も。

海藻、大豆、落花生、アーモンド、ごまなど。

グルタミン
胃や腸を守り、肝臓の働きを助けアルコール分解を促進する。筋肉の分解を抑える作用も。

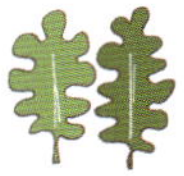

小麦、大豆、海藻類など。

プロリン
グルタミン酸から合成されるコラーゲンの主成分。皮膚のうるおいを維持する働きがある。

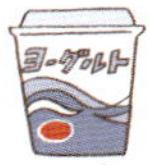

ヨーグルト、麩《ふ》など。

セリン
細胞膜をつくるリン脂質の材料として利用される。

牛乳、大豆、イクラ、のりなど。

必須アミノ酸とその働き

イソロイシン
BCAAのひとつ。成長を促したり、神経の機能を助けるほか、筋肉や肝臓機能を強化する。

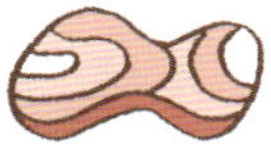

牛肉、サケ、牛乳など。

ロイシン
BCAAのひとつ。肝臓の機能を高め、筋肉を強化する。過剰摂取は免疫力の低下を招くので注意。

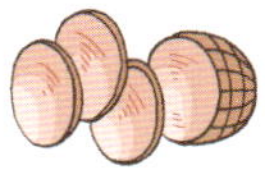

レバー、ハムなど。

リジン
成長を促し組織の修復に必須。抗体やホルモン、酵素の材料にも。ブドウ糖の代謝促進作用も。

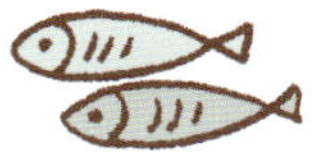

魚介類、チーズなど。

メチオニン
ヒスタミンの生成を抑えて、かゆみや痛みを改善するほか、うつ症状を改善する働きも。

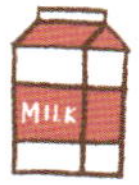

牛乳、強力粉など。

フェニルアラニン
ドーパミンなどの神経伝達物質の材料となり、精神を高揚させてバイタリティを生みだす。

肉類、アーモンドなど。

スレオニン
成長を促進するほか、肝臓に脂肪がたまる肝脂肪を予防する。トレオニンともいう。

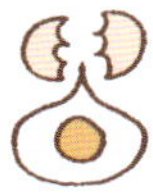

卵、ゼラチンなど。

トリプトファン
睡眠や鎮静効果のある神経伝達物質のセロトニン、メラトニンの材料となる。免疫力の強化も期待できる。

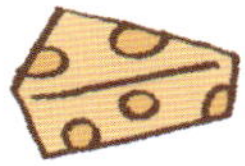

チェダーチーズなど。

バリン
BCAAのひとつ。成長を促したり、筋肉を強化したりする。血液中の窒素バランスを調整する働きもある。

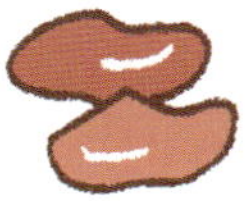

牛肉、レバーなど。

ヒスチジン
とくに幼児の発達に重要で、成長を促進する。神経機能を助け、炎症緩和やストレス緩和も。

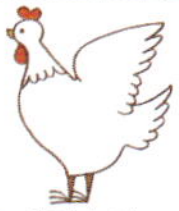

牛肉、鶏肉など。

アミノ酸スコアと第一制限アミノ酸

タンパク質はアミノ酸の集合体ですが、実は必須アミノ酸がひとつでも不足すると、体内でタンパク質を合成することができません。したがってその食材に、不足する必須アミノ酸がないかどうか、といった観点から考える必要があります。

このタンパク質の「質」の評価を示す指標が「アミノ酸スコア」です。これは、人間に必要な必須アミノ酸の量を示した「アミノ酸評点パターン」と、各食品の必須アミノ酸の組成を比較計算して判断するものです。食品に含まれる最も少ない必須アミノ酸の量が評点パターン値の何%になるかを計算した値が、アミノ酸スコアです。この一番少ないアミノ酸を第一制限アミノ酸といいます。

■ 一日に必要なタンパク質1gあたりの必須アミノ酸

必須アミノ酸	成人（mg／タンパク質1g）
イソロイシン	30
ロイシン	59
リジン	45
メチオニン＋シスチン	22
フェニルアラニン＋チロシン	30
スレオニン（トレオニン）	23
トリプトファン	6
バリン	39
ヒスチジン	15

FAO/WHO/UNU(2007)

人にとって必要なアミノ酸をバランスよく含んだものが、優秀な食材といえます。それぞれの食材に含まれるアミノ酸量を評価する基準となるのが、左の「アミノ酸評点パターン」です。

■ アミノ酸スコアと第一制限アミノ酸

食品	アミノ酸スコア	第一制限アミノ酸	食品	アミノ酸スコア	第一制限アミノ酸
大豆	100	なし	牛乳	100	なし
精白米	80	リジン	牛肉	100	なし
食パン	41	リジン	卵	100	なし
そば　ゆで	69	リジン	マグロ	100	なし
いんげんまめ	100	なし	アジ	100	なし
トウモロコシ	95	リジン	アサリ	100	なし

※ FAO/WHO/UNU(2007) と「日本食品標準成分表 2015 年版（七訂）」を利用して算出

とり方のコツ

- 制限アミノ酸がある食材は、その必須アミノ酸を含む食材を組み合わせて補充を。たとえば精白米は、リジンを多く含む魚介類や肉類などと一緒にとりましょう。
- ほとんどの穀類の第一制限アミノ酸は、リジンです。
- 一種類の制限アミノ酸だけを過剰に補充すると、逆に体に悪影響が出るので要注意。
- アミノ酸を含むいろいろな食材を食べることが重要です。

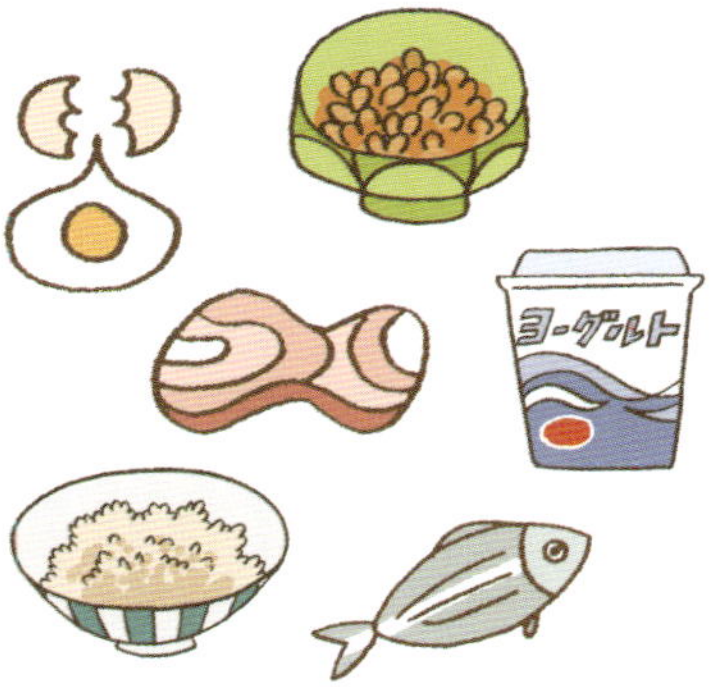

機能性アミノ酸・タンパク質の働き

アミノ酸やタンパク質には、単体で、体に有用な働きを持っているものがあります。

■コラーゲン

体内のタンパク質の30％を占めています。皮膚組織では、細胞と細胞のすき間を埋めて柔軟性を保持するとともに酸素や栄養を供給。目の水晶体や角膜にもあり、眼精疲労を予防します。丈夫な骨の土台をつくるためにも重要。骨粗しょう症や関節炎を予防する働きも。

【含まれる食べ物】
鶏の手羽先、フカヒレ、煮魚 など

■タウリン

肝臓での胆汁酸の分泌を促進して、体内のコレステロールを減らします。また肝臓機能を強めて解毒作用を強化。心臓機能を高める働きもあります。交感神経を抑えるため、血圧を下げる作用も。さまざまな作用から、生活習慣病の予防につながると注目されています。

【含まれる食べ物】
タコ、イカ、マグロ、ホタテ など

■グルコサミン

関節の動きをなめらかにする軟骨成分です。軟骨をつくるのに必要なグルコサミノグリカンの生成を促し、すり減った軟骨を再生します。グルコサミンは、体内でブドウ糖から合成されますが、年齢とともに合成量が減少。軟骨がすり減ると、骨と骨が直接こすれて痛みが出ます。

【含まれる食べ物】
カニ、エビの殻、やまいも など

■グリシニン

大豆のタンパク質の半分近くを占め、コレステロールや中性脂肪の血中濃度を下げる働きがあります。大豆油をとったあとの脱油大豆にも多く含有。この脱油大豆を利用しやすくしたのが大豆タンパクで、ソーセージなどいろいろな加工食品がつくられています。

【含まれる食べ物】
大豆、大豆加工品 など

■CPP（カゼインホスホペプチド）

牛乳のタンパク質がトリプシンによって分解されてできる成分。カルシウムや鉄などの吸収を高める働きがあり、不足しがちなカルシウムを効率よく摂取するのに有効な成分です。骨粗しょう症や鉄欠乏性貧血の予防、改善のほか、動脈硬化、脳卒中の予防にも期待大。

【含まれる食べ物】
牛乳 チーズ など

栄養素② ―― 脂質

脂質の特徴と働き

大きなエネルギー源となる脂質。
細胞膜やホルモンをつくるうえでも重要です。

パワフルなエネルギーを生みだす源

脂質は、重要なエネルギー源。糖質やタンパク質が1gあたり4kcalであるのに対して、脂質は9kcalと倍以上のエネルギーを持っています。水に溶けないため、体内でエネルギーを貯蔵する役割も担っています。エネルギーに変化する際、同時に水も生みだすため、水を体内に貯蔵することもできます。

科学的な構造によって脂質は、脂肪酸とグリセリンが結びついた単純脂質、単純脂質に糖質やリン酸が結びついた複合脂質、単純脂質や複合脂質の分解・合成によってつくられる誘導脂質の3種に分けられます。

脂質の種類

体内に蓄えられる脂肪

中性脂肪
肝臓や脂肪細胞に溜まるほか、血液のなかにも存在しています。

皮下脂肪
エネルギーとして使われず余った中性脂肪が、皮膚の下に溜まったものです。

内臓脂肪
余った中性脂肪が内臓の周りや腹筋の内側などに溜まったもの。内臓脂肪の脂肪細胞は、炎症を起こすアディポサイトカインを分泌し、それが動脈硬化や高血圧などの生活習慣病などを引き起こす誘因になっているといわれています。

おもな分類	種類	性質
単純脂質	中性脂肪、ろう	脂肪酸とグリセリンのみからできている。おもにエネルギー源となる。
複合脂質	リン脂質、糖脂質	単純脂質に糖質やリン酸などが結合してできている。細胞膜として存在。
誘導脂質	ステロール	コレステロールや脂肪酸など。細胞膜や副腎皮質ホルモンなどの材料として利用される。

細胞膜やホルモンの材料としても利用される

単純脂質の代表ともいえる中性脂肪は、食品に多く含まれています。食べ物からとった中性脂肪は、エネルギー源として使用され、余った分は脂肪として蓄えられます。脂肪は、体温の保持や、内臓を衝撃から守るクッションとして有用です。

複合脂質は、細胞膜や血液内で脂質を運ぶ役割を担う、リポタンパク質という物質の膜として利用されます。誘導脂質であるコレステロールは、細胞膜や副腎皮質ホルモン、胆汁酸などの材料として使われます。そのほか誘導脂質には、脂溶性ビタミンの吸収を高める働きもあります。

一日の摂取基準（目標量）

男性　総エネルギーの20～30％

女性　総エネルギーの20～30％

過剰

●肥満症、脂質異常症、動脈硬化などの生活習慣病を引き起こします。

欠乏

○エネルギー不足が起こります。

○脂溶性ビタミンの各欠乏症になる可能性が。

○女性の場合、体脂肪が極端に減少すると、月経不順も起こります。

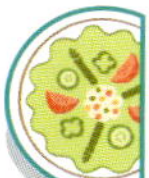

とり方のコツ

◆とりすぎに注意。油っぽい食べ物は、食べる回数を減らしましょう。

◆脂質の代謝を助けるビタミンB_2を含む食材を一緒に。

◆肉や魚は、脂の少ない部位や種類を。

◆油を使うときは、なるべく健康的な脂質成分を含むものを利用しましょう。

脂肪酸のおもな種類

種類	飽和／不飽和	一価／多価	炭素数	含まれる食材
酪酸	飽和		4	バター
カプロン酸	飽和	―	6	ヤシ油、パーム核油
カプリル酸	飽和	―	8	ヤシ油、パーム核油
カプリン酸	飽和	―	10	ヤシ油、パーム核油
ラウリン酸	飽和	―	12	ヤシ油、パーム核油
ミリスチン酸	飽和	―	14	ヤシ油、パーム核油
パルミチン酸	飽和	―	16	動物油脂、植物油脂
ステアリン酸	飽和	―	18	動物油脂、植物油脂
アラキジン酸	飽和	―	20	落花生油
べへニン酸	飽和	―	22	落花生油
リグノセリン酸	飽和	―	24	落花生油
セロチン酸	飽和	―	26	ミツロウ、カルナウバロウ
ミリストオレイン酸	不飽和	一価	14	乳脂肪、クジラ油
パルミトオレイン酸	不飽和	一価（n－7）	16	動物油脂、植物油脂
オレイン酸	不飽和	一価（n－9）	18	動物油脂、植物油脂
バクセン酸	不飽和	一価（n－7）	18	乳脂肪
エルシン酸	不飽和	一価	22	なたね油
セラコレイン酸	不飽和	一価	24	肝油
リノール酸	不飽和	多価（n－6）	18	植物油
α-リノレン酸	不飽和	多価（n－3）	18	アマニ油、しそ油、えごま油
α-エレオステアリン酸	不飽和	多価	18	キリ油
γ-リノレン酸	不飽和	多価（n－6）	18	母乳
アラキドン酸	不飽和	多価（n－6）	20	動物油脂、植物油脂
エイコサペンタエン酸（EPA）	不飽和	多価（n－3）	20	魚油
ドコサペンタエン酸（イワシ酸）	不飽和	多価（n－3）	22	魚油
ドコサヘキサエン酸（DHA）	不飽和	多価（n－3）	22	魚油

※赤文字は、食べ物からとらなくてはならない必須脂肪酸。

意外と脂質が多い食材・食品

品名	可食部100gあたり
くるみ	68.8g
ココナッツパウダー	65.8g
炒りごま	54.2g
アーモンド（乾）	51.8g
フォアグラ	49.9g
アンコウの肝	41.9g
油揚げ	34.4g
クリームチーズ	33.0g
ウインナー	28.5g
クロワッサン	26.8g

種実類は、必須脂肪酸である不飽和脂肪酸を多量に含みます。クロワッサンやデニッシュは、バターの含有量が多いため、とりすぎには注意しましょう。

栄養素②――脂質

脂肪酸

脂質の「質」を決めるのは各脂肪酸の性質

脂肪酸は、多くの種類が存在するのが特徴で、エネルギーになるほか、独自の作用を持つものも。

脂肪酸は、炭素、水素、酸素の3元素からできています。炭素の二重結合の有無により、飽和脂肪酸と不飽和脂肪酸に分けられます。さらに飽和脂肪酸は、炭素の連結の長さによって、短鎖脂肪酸、中鎖脂肪酸、長鎖脂肪酸に、不飽和脂肪酸は、二重結合の数により一価と多価に分けられます。

脂質の「質」は、これら各脂肪酸の性質によって決まります。

とりすぎに注意したい飽和脂肪酸

飽和脂肪酸は、肉や乳製品、ラードなど動物性食品に多く含まれています。エネルギーとして使われるほか、中性脂肪やコレステロールの原材料としても利用されます。必ずとらなければなりませんが、とりすぎると肥満や生活習慣病を引き起こすことになるので、注意が必要です。

飽和脂肪酸のなかでも、炭素数が8～10個の中鎖脂肪酸は消化が早く水になじみやすいため、長鎖脂肪酸とは吸収ルートが異なります。その分、素早くエネルギーになり、脂肪として溜まりにくいのが特徴です。

生活習慣病の予防が期待される不飽和脂肪酸

不飽和脂肪酸は、おもに魚や植物性油に多く含まれ、構造によってn-9系、n-6系、n-3系などに分けられます。オリーブ油などに含まれるn-9系のオレイン酸は、コレステロールを下げる働きがあります。n-6系の脂肪酸も血中コレステロールを下げますが、とりすぎると、善玉であるHDLコレステロールも低下。n-3系の脂肪酸には、脳の働きを活性化させるものもあります。

市販のお菓子などに含まれるトランス脂肪酸に注意

植物油や魚油など不飽和脂肪酸からマーガリンやショートニングを加工製造する際にできるのが、トランス脂肪酸。悪玉であるLDLコレステロールを増加させる作用があり、動脈硬化の誘因になると考えられています。

不飽和脂肪酸

一日の食事摂取基準（目安量）

●n－6系脂肪酸（g／日）
男性　10g　女性　8g

●n－3系脂肪酸（g／日）
男性　2・1g　女性　1・6g

とり方のコツ

◆EPAやDHAを多く含む魚を積極的に。
◆揚げ物などで油を使う際は、オリーブ油などn－9系脂肪酸の油脂を利用しましょう。
◆不飽和脂肪酸は酸化しやすいので、魚は新鮮なうちに。油類も小さいサイズのものを買うなど、早めに使いきるようにします。
◆不飽和脂肪酸の酸化を防ぐビタミンEやビタミンCを、一緒にとりましょう。

不飽和脂肪酸の種類と働き

分類	脂肪酸	働きと含まれる食材
n−9系（オメガ9）	オレイン酸	コレステロールを下げる働きがあるが、HDLコレステロールは下げないという優等生。
		オリーブ油、サラダ油、なたね油
n−3系（オメガ3）	α−リノレン酸（必須脂肪酸）	体内でEPA、DHAに変化。血中のLDLコレステロールや中性脂肪を減らして血液の質を改善。
		えごま油、しそ油
n−3系（オメガ3）	エイコサペンタエン酸（EPA）（必須脂肪酸）	血液が固まるのを防いでHDLコレステロールを増やす働きがあるので、生活習慣病の予防に。
		ウナギ、サバ、サンマ、ブリ、マグロ（トロ）
n−3系（オメガ3）	ドコサヘキサエン酸（DHA）（必須脂肪酸）	脳細胞や脳神経に多くあり、脳の発達に有用。HDLコレステロールを増やすなど、生活習慣病を予防。
		イワシ、ウナギ、サンマ、ブリ、マグロ（トロ）
n−6系（オメガ6）	リノール酸（必須脂肪酸）	体内でアラキドン酸に変換。コレステロールを低下させるが、HDLコレステロールも一緒に低下させてしまう。
		ごま油、大豆油、ひまわり油、紅花油
n−6系（オメガ6）	アラキドン酸（必須脂肪酸）	免疫系を司るホルモンの材料に。血圧調整や肝細胞の保護作用も。過剰摂取はアレルギーになることも。
		サザエ、卵白、レバー

飽和脂肪酸

一日の食事摂取基準（目標量）

男性　総エネルギーの7％以下
女性　総エネルギーの7％以下

とり方のコツ

◆ラードや牛脂を使うと美味ですが、控えめにしましょう。
◆50℃以上で溶けだすので、飽和脂肪酸が多い食材は、ゆがくなどして脂をなるべく落としてからいただきましょう。
◆肉類は、ヒレやロースなど脂身の少ない部位を選びましょう。

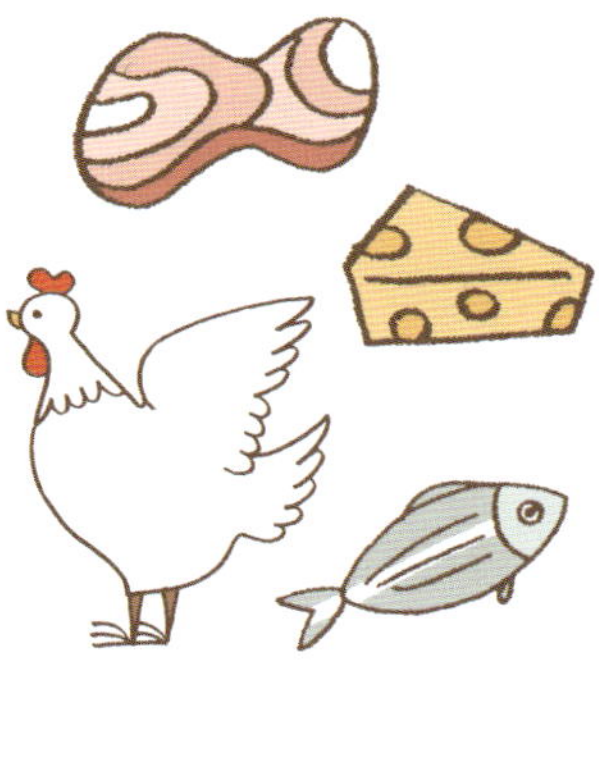

栄養素②——脂質

コレステロール

細胞膜やホルモンの材料となるコレステロール

コレステロールは、あまりよいイメージを持たれていませんが、人間の体にとって重要な働きをしています。そのひとつが細胞膜の材料となること。また、脂質の消化に大切な胆汁酸の合成材料としても利用されます。副腎皮質ホルモンや性ホルモンの合成にも必要不可欠です。

コレステロールは肝臓や小腸で合成され、その量は一日に体重１kgあたり12～13mg程度。食べ物から摂取する量より人体で生成されるほうがかなり多く、また、摂取量に合わせて調整されています。

ＨＤＬコレステロールとＬＤＬコレステロール

コレステロールなどの脂質は、タンパク質と複合体を形成して血中を移動しています。この複合体をリポタンパク質といい、重さやタンパク質の量などによって、いくつかの種類があります。代表的なのがＨＤＬとＬＤＬです。

ＨＤＬは、細胞組織や血管壁の余分なコレステロールを回収して肝臓に運び、分解・排泄を促す働きがあります。ゆえに俗に善玉コレステロールといわれています。一方、ＬＤＬは、肝臓からコレステロールを末端組織に供給する役割があります。

ＬＤＬは、飽和脂肪酸によって増えることが知られています。

活性酸素によって酸化したＬＤＬが本当の悪玉

ＬＤＬは、コレステロールの含量が多いうえ、血液内での代謝速度が遅いため、活性酸素によって酸化されやすいのが特徴。この酸化変性したＬＤＬコレステロールが血管壁を傷つけるなどして、動脈硬化を引き起こします。

また、ＬＤＬのなかには、より酸化されやすいｓ《スモール》ｄ《デンス》ＬＤＬがあります。粒子が小さいため、血管の内皮細胞のすき間から動脈壁に侵入して炎症を引き起こし、動脈硬化の誘因に。ｓｄＬＤＬは中性脂肪が多いと生成されやすくなります。ＬＤＬコレステロールは俗に悪玉といわれますが、本当の悪玉は酸化したＬＤＬコレステロールなのです。

過剰

●動脈硬化が進行し、心筋梗塞《こうそく》や脳梗塞のリスクが高まります。

欠乏

○細胞膜や血管壁が弱くなり、脳出血など出血性疾患のリスクが指摘されています。

○副腎皮質ホルモンや性ホルモンなどが合成されにくくなるリスクがあります。

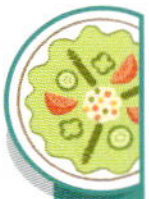

とり方のコツ

◆抗酸化力の強いカロテノイド、ビタミンE、ビタミンCなどを含む食材と一緒に。

◆水溶性食物繊維は、コレステロールを体外に排出してくれます。

◆少量のお酒は、HDLを増やします。

■コレステロールを多く含む食材・食品

品名	可食部100gあたり
ピータン	680mg
アンコウの肝	560mg
スジコ	510mg
イクラ	480mg
全卵	420mg
ウニ	290mg
豚レバー	250 mg
牛レバー	240 mg

【コレステロールが気になるときのおすすめ食材】

■大豆

レシチンがコレステロールの血管壁への付着を予防します。

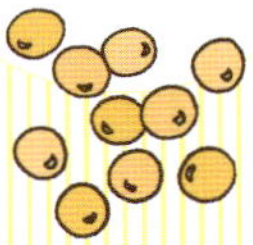

■こんぶ　■ひじき　■ワカメ

アルギン酸が、胆汁酸やコレステロールを排泄します。

■イチゴ　■キウイフルーツ　■リンゴ

水溶性食物繊維のペクチンが、コレステロールや胆汁酸を吸着して排泄します。

■大麦

水溶性食物繊維のβ-グルカンが、コレステロールの排出に威力を発揮します。

■オリーブ油　■キャノーラ油　■サラダ油

HDLコレステロールは下げずに、LDLコレステロールを下げます。

■イワシ　■サンマ

EPAやDHAが、HDLコレステロールをサポートします。

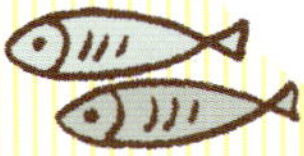

■緑茶

カテキンが胆汁酸の排泄を促進し、血中の脂質量をコントロールします。

栄養素③──炭水化物

炭水化物の特徴と働き

素早くエネルギーとなる糖質。機能性の高い食物繊維も炭水化物の仲間です。

炭水化物には糖質と食物繊維がある

炭水化物というと、ごはんなど、主食となる食材を思い浮かべる人も多いかもしれません。栄養学では、糖質と食物繊維という2つの栄養素の総称ととらえています。

「日本人の食事摂取基準（2015年版）」（厚生労働省　以下、「食事摂取基準」）においては、炭水化物の摂取量は、一日の総エネルギーの50〜65％と、最も大きな比率を占めています。このエネルギーのほとんどをつくりだしているのが糖質です。食物繊維がつくるエネルギーは微々たるものですが、生理的機能の点で重要な意味を持っています。

糖質は即効性の高いエネルギー源

糖質は、体内でブドウ糖に分解されて、1gで4kcalのエネルギーとして利用されます。脂質とくらべると少ないのですが、脂質よりも消化・吸収が速く、即効性の高いエネルギー源として力を発揮します。また、グリコーゲンとして肝臓や筋肉に貯蔵され、必要に応じてエネルギーに変換されるほか、タンパク質や脂質と結合して、細胞膜や核酸など体をつくる材料として利用されます。

食物繊維は、大腸のなかの有害物質を除去するなど、腸内環境を整える働きがあり、水溶性と不溶性のものがあります。

一日の摂取基準（目標量）

男性　総エネルギーの50〜65％

女性　総エネルギーの50〜65％

過剰

● 肥満、糖尿病。糖尿病から合併症も。

欠乏

○ 疲労感、脱力感。

○ 脳や神経系のエネルギーが足らず、めまいやひどいときには意識を失う危険性も。

○ 食物繊維が不足すると、便秘や下痢が起きやすくなり、免疫力の低下も起きます。

とり方のコツ

◆ エネルギーを燃やすビタミンB群を一緒に。

◆ 朝は糖質をしっかり、活動量が少ない夜は控えめにするなど、太りやすい人は調節。

糖質の種類

種類	単糖／二糖類／多糖類	含まれる食材
ブドウ糖	単糖類	穀物、根菜類、果物、ハチミツ
果糖	単糖類	ハチミツ、果物
ガラクトース	単糖類	牛乳
ショ糖	二糖類	砂糖、さとうきび、てんさい
麦芽糖	二糖類	麦芽、水あめ
乳糖	二糖類	牛乳
オリゴ糖	少糖類	大豆、ハチミツ、ごぼう、玉ねぎなど
でんぷん	多糖類	穀類、いも類、豆類
グリコーゲン	多糖類	（肝臓や内臓に含まれる）
デキストリン	多糖類	（でんぷんが分解する過程で生じる）

食物繊維の種類

性質による分類	種類	おもな働き
不溶性食物繊維	セルロース、ヘミセルロース、リグニン、β-グルカン、ペクチンなど	・有害物質の排泄 ・便秘の予防、改善
水溶性食物繊維	ペクチン、ムチン、マンナン、アルギン酸、フコイダン、β-グルカンなど	・腸内環境の改善 ・コレステロールの低下作用 ・便秘の予防、改善 ・高血圧、糖尿病、脂質異常症の予防

栄養素③——炭水化物

糖質

糖の結合数によって種類が分けられる

糖質は、炭素、水素、酸素が結合してできており、その化学的構造によって種類が分けられます。単糖類が糖質の最少単位で、2つの単糖類が結合したものは二糖類、3~9個結合したものは少糖類（オリゴ糖）、さらに多くの単糖が結合したものは多糖類と呼ばれます。

単糖類は甘く、水に溶けますが、多糖類になると水に溶けにくく甘みも少なくなります。また単糖類や二糖類のほうが多糖類よりも早く吸収されます。ブドウ糖は単糖類ゆえ、素早くエネルギー源となるわけです。

単糖類のブドウ糖は脳の唯一のエネルギー源

穀物や野菜などに含まれる糖質の多くは、多糖類のデンプンです。それが消化酵素の働きで少糖類を経てブドウ糖に分解されます。ショ糖や乳糖は消化酵素による消化過程がなく、小腸で単糖類に分解、吸収されます。このように糖質の多くは最終的にブドウ糖として吸収された後、血液中の血糖となり各組織に取り込まれます。なかでも脳や神経、赤血球はブドウ糖が唯一のエネルギー源。脳はエネルギー量の約20％を消費しており、一日約100~125gの糖質が必要です。

過剰にとると脂肪に過度な不足も弊害を生む

糖質はグリコーゲンとして肝臓や筋肉に貯蔵されますが、余剰分は中性脂肪に変換され、体内に脂肪として溜まります。一方、長期的な糖質不足は、筋肉減少などの弊害を生むこともあります。

血糖値の上昇速度を示すGＩ値とは

ＧＩは「グリセミック・インデックス＝Glycemic Index」の略。ブドウ糖を50gとったときの血糖値の上昇値を100として、糖質を含む食品について相対評価したもの。数値が低いほど、血糖値が上がりにくいとされます。

議論を呼ぶ糖質制限ダイエット

糖質制限ダイエットは、糖質を減らすことでエネルギー量を抑えてダイエットしようとするもの。一時的に体重減少につながる場合もありますが、長期的に見ると体への安全性の面などに疑問の声があり議論を呼んでいます。

おもな糖質の種類と働き

	種類	特徴
単糖類	ブドウ糖	自然界に最も多く存在する糖。人間の血液中にも血糖として含まれ、エネルギー源となる。
	果糖	ブドウ糖の2倍以上の甘みを持ち、最も甘みが強い。体内での吸収が速い。
	ガラクトース	乳糖をつくる成分。乳に含まれ、植物にはない。
二糖類	ショ糖	砂糖の主成分。ブドウ糖と果糖が結合したもの。ショ糖の甘さが、糖の甘さの基準。
	麦芽糖	ブドウ糖が2個結合したもの。さっぱりとした甘み。デンプンの分解過程でもつくられる。
	乳糖	母乳に5～7%、牛乳に約4%含まれる。腸内の善玉菌を増やす働きがある。
少糖類	オリゴ糖	約20種類ある。吸収されず大腸まで届き、善玉菌のエサとなり腸内環境を整える。
多糖類	でんぷん	数多くのブドウ糖が結合したもの。甘みがなく、消化に時間がかかる。
	グリコーゲン	ブドウ糖が多数結合したもの。筋肉や肝臓に蓄えられていて、必要になると分解されて利用される。

■ステビア

甘さはショ糖の100～150倍。南米原産の植物から抽出された天然の甘味料です。肥満や虫歯の予防に効果的で、清涼飲料水やダイエット甘味料に利用されています。

■パラチノース

ショ糖の結合を変えてつくられた甘味料。カロリーは低くありませんが、虫歯予防の効果が期待できます。お菓子や清涼飲料水に利用されています。

■アスパルテーム

原料はアミノ酸。カロリーは砂糖と同じですが、水に溶かすと砂糖の約160倍もの甘さを得られます。清涼飲料水に利用されています。

おもな甘味料

砂糖の代替品として加工品に利用されている甘味料。そのなかには、砂糖と同じような甘さを持ちながら体内で吸収されない、あるいはされにくいものがあります。砂糖とくらべるとカロリーが低く、太りにくいともいわれています。また最近では、食後の血糖値を上げにくいなどさまざまな働きが期待されている希少糖も話題です。希少糖とは、自然界での存在量が少ない単糖や糖アルコール（P.31参照）のこと。キシリトールやエリスリトールなどが有名です。

■ソルビトール
■マルチトール
■キシリトール

ブドウ糖や麦芽糖、白樺の芯などでつくられた化合物。カロリーが低く、虫歯菌のエサになりにくいのが特徴。ガム、チョコレートに含まれます。

栄養素③——炭水化物

食物繊維

多くの機能を持つ第6の栄養素

食物繊維は、「ヒトの消化酵素では消化されない食物中の難消化性成分の総体」と定義されています。消化されずに腸まで届きますが、腸内でのさまざまな働きが明らかになるにつれて、第6の栄養素として注目が集まっています。

「食事摂取基準」による一日の目標量は30代女性で18g以上、男性は20g以上です。食物繊維は腸内細菌のエサとなって、腸内環境を整える働きがあります。腸内環境は免疫力とのかかわりが深いため、積極的にとりましょう。

独自の働きをする水溶性食物繊維と不溶性食物繊維

食物繊維には水に溶ける水溶性食物繊維と、水に溶けない不溶性食物繊維があります。

水溶性食物繊維は、食べ物をゲル状にして消化速度を遅らせるため、糖質の吸収が抑えられ、急激な血糖値の上昇を防ぐことができます。また、腸内ではコレステロールや胆汁酸などを吸着して便と一緒に排泄するため、コレステロール値の上昇を防ぎます。一方、不溶性食物繊維は便のかさを増やすと同時に腸壁を刺激して、ぜん動運動を活発にします。便秘の予防、改善に効果的です。

発酵性の高い水溶性食物繊維に注目

水溶性食物繊維は不溶性食物繊維とくらべると、腸内細菌によって発酵されやすく、その際につくられる酢酸や酪酸などの短鎖脂肪酸は、エネルギーとしても使われます。そのエネルギー量は、1gあたり約2kcalで、大腸の粘膜組織の再生に利用されるほか、体内でも消費されます。

また、短鎖脂肪酸がつくられることで大腸内は酸性に傾きます。ビフィズス菌や乳酸菌などの善玉菌は酸性のなかでも生きていけますが、悪玉菌は酸性に弱いため、結果、善玉菌が優勢になり、腸内環境がよくなります。

食物繊維をとるときは、水溶性と不溶性、どちらもバランスよくとることが大切です。

おもな食物繊維の種類と働き

	種類	特徴	含まれる食材
不溶性食物繊維	セルロース	便のかさを増やして排出しやすくします。有害物質を吸着する働きもあります。	玄米などの未精製の穀物、ごぼう
	ヘミセルロース	植物の細胞壁の構成成分で、セルロースとペクチン以外のもの。便の通りをよくします。	米ぬか、そば、トウモロコシ
	リグニン	胆汁酸を吸着して排泄する作用があり、コレステロールを減らす効果があります。	チョコレート、ふすま、ココア、豆類
	ペクチン	有害物質を排泄します。	未熟な果物、野菜
	アルギン酸	胆汁酸を排泄して、コレステロールを減らします。	ひじき
	キチン・キトサン	免疫細胞を活性化して免疫力を高め、自然治癒力を高めます。胆汁酸やナトリウムの排泄作用もあります。	エビ、カニの甲羅
	β－グルカン	免疫細胞を活性化させて、免疫力をアップ。アレルギー症状をやわらげる働きも認められています。	きのこ類（とくにまいたけ）
水溶性食物繊維	β－グルカン	水溶性のβ-グルカンは粘性が高く、コレステロールの吸収抑制に働きます。	大麦、オーツ
	ペクチン	ゲル状になってコレステロールの吸収を抑制します。	熟した果物
	グルコマンナン	体内の不要な物質や有害物質などを体外に排泄し、糖の吸収を緩やかにします。	こんにゃく
	アルギン酸	LDL コレステロールのみを吸着して排泄します。	ワカメ
	ムチン	粘膜を保護する働きがあり、胃壁を守ります。ドライアイの予防や肝臓、腎臓の機能強化も。	納豆、サトイモ、やまいも

食物繊維 18g が手軽にとれる食材・食品 Best《ベスト》 5

1位 角寒天 24.3g（74.1g ／ 100g 中）

2位	ひじき（ステンレス釜、乾）	34.7g	（51.8g ／可食部 100g 中）
3位	いんげん豆（全粒、乾）	93.3g	（19.3g ／可食部 100g 中）
4位	イチジク（乾）	168.2g	（10.7g ／可食部 100g 中）
5位	七分つき押麦	174.8g	（10.3g ／可食部 100g 中）

角寒天1本約8gで5.92g。ほか海藻類、モロヘイヤ、ごぼう、きのこ類、おからなどに含まれるので、いろいろな食材からとりましょう。

栄養素④ ── 無機質［ミネラル］

無機質［ミネラル］の特徴と働き

体の機能維持や調節に欠かせないミネラル。少ない量ですが、重要な役割を担っています。

ミネラルは単一元素からなる栄養素

人間の体の構成要素を元素のレベルまで細かく分析すると、酸素、炭素、水素、窒素が約96％以上を占めています。その残りの4％がミネラルです。ミネラルは単一の元素として存在し、体内でさまざまな機能を果たしています。生命活動に必要不可欠なミネラルは16種類あり、必須ミネラルとも呼ばれています。必須ミネラルは、体内に比較的多く存在する多量ミネラル7種類と、ごくわずかしか存在しない微量ミネラル9種類に大別できます。

そのなかで「食事摂取基準」に示されているものは13種類。カルシウム、リン、カリウム、ナトリウム、マグネシウム、鉄、亜鉛、銅、マンガン、ヨウ素、セレン、クロム、モリブデンです。ミネラルは人間の体内では生成できないため、必ず食品からとる必要があります。多量ミネラルの一日の必要量は100㎎以上、微量ミネラルは100㎎以下です。

体の機能を調整する重要な役割

ミネラルはタンパク質や脂質とともに体をつくる材料になるほか、体液に溶けてその濃度を調整したり、体内で起こる化学反応を円滑に進める酵素の材料になったりと、さまざまな働きがあります。たとえば、カルシウムやリン、マグネシウムは、骨や歯を形成します。カリウムやナトリウム、マグネシウムなどは体液に溶けて細胞のミネラル濃度やpHバランスを調整します。ほかにも、血液中のヘモグロビンを合成する鉄や、免疫力を高めるセレンなど、微量ではありながら体内機能の調整、維持に重要な役割を担っています。

とり方のコツ

- ◆ミネラルは相互に連携しながら作用するので、お互いをバランスよく摂取しましょう。たとえば、カルシウムとマグネシウムは2対1が理想。
- ◆各ミネラルの吸収を促進する成分、吸収を妨げる成分があるので、食材の組み合わせに注意しましょう。
- ◆必要量と毒性が現れる量の幅が狭いので、サプリメントなどでのとりすぎに注意を。

多量ミネラル

骨や歯の材料となったり、体液に溶け込んで細胞内外の濃度の調節などに働く重要なミネラル。「食事摂取基準」にはありませんが、イオウと塩素も多量ミネラルです。

ナトリウム	カリウムとともに体内の水分やpHのバランスを調整します。筋肉の収縮や神経伝達を助けます。
カリウム	ナトリウムとともに体内の水分バランスなどを調整します。余分なナトリウムを排泄する作用もあります。
カルシウム	骨や歯の主成分。筋肉の収縮や神経伝達を正常に保つ働きや酵素の活性化など、体の機能調整に関与します。
マグネシウム	300以上の酵素を活性化させます。丈夫な骨づくりにも必要。カルシウムとともに筋肉の動きや神経伝達を正常にします。
リン	カルシウムと結合して骨や歯を形成。タンパク質や脂質と結合して細胞膜や核酸の構成成分にもなります。

微量ミネラル

ごくわずかしか存在していませんが、体内でくり広げられるさまざまな化学反応に欠かせない成分です。「食事摂取基準」にはありませんが、コバルトも微量ミネラルに含まれます。

鉄	ヘモグロビンの主成分として全身に酸素を運搬。筋肉ではミオグロビンの主成分として酸素を取り込みます。
亜鉛	遺伝子情報の伝達に不可欠。タンパク質の代謝、免疫、ホルモンなどにかかわる酵素の成分にも。
銅	ヘモグロビンと鉄の合成をサポートします。強力な抗酸化力を持つ酵素の成分にもなります。
マンガン	三大栄養素の代謝にかかわる酵素の構成成分に。丈夫な骨や軟骨の形成を助けるほか、ホルモンの合成にも関与します。
ヨウ素	甲状腺ホルモンの材料。甲状腺ホルモンは、三大栄養素の代謝を活性化して成長を促進させます。
セレン	抗酸化力を発揮する酵素の成分として働きます。免疫力の強化や甲状腺ホルモンを活性化させる働きも。
クロム	インスリンの作用を高める働きや、脂質代謝を活発にしてコレステロールの上昇を抑制する働きがあります。
モリブデン	プリン体を分解して尿酸として排泄させる酵素の働きを助けます。鉄が不足したときには補給役としてサポート。

栄養素④——無機質［ミネラル］

ナトリウム

多量ミネラル

一日の摂取基準（目標量）食塩相当量	
男性	8.0g 未満
女性	7.0g 未満

体内でのおもな働き

- 体の水分量やミネラルバランス、pHバランスを調整する。
- 神経伝達や筋肉の働きをスムーズにする。
- 胃酸や腸の消化液の分泌を促す。

一日の必要量は1.5gが目安 男女ともにとりすぎの傾向が

ナトリウムの多くは食塩として摂取されています。「食事摂取基準」では食塩相当量としても示されており、一日の目標量は成人女性の場合7g未満。日本高血圧学会の高血圧治療ガイドラインでは6g未満となっています。また「半分以上の人が必要を満たす量」である推定平均必要量は1.5g。しかし実際の摂取量は約9～11g。これでは明らかにとりすぎです。

　余分なナトリウムは自然に排泄されますが、過剰摂取が続くとむくみや高血圧を引き起こします。

栄養表示の食塩相当量の表記は 必ずチェックするクセを

ナトリウム量を2・54倍すると、食塩相当量に換算できます。食品表示法では、2020年までに栄養成分表示のナトリウムの表示を食塩相当量に変更するよう、定めています。そのため、多くの加工食品のパッケージなどに表記されるようになりました。加工食品を利用するときは、必ず食塩相当量をチェックするようにしましょう。

　逆に、食塩相当量1gはナトリウム393・7mg。約400mgと覚えておくと、ナトリウム量しか記載がなくても概算できます。

体内の水分や ミネラル濃度を調節

ナトリウムは、カリウムとともに体内の水分や、ミネラルのバランスを調節しています。神経の働きや心臓や筋肉の収縮をスムーズにするのも、カリウムとの共同作業。神経の伝達は、細胞膜を通じて、細胞内外のカリウムとナトリウムが入れ替わる際の電気信号として伝わります。これは筋肉の収縮も同様で、両者のバランスが崩れると筋肉が正常に動かなくなります。

　体内のpHバランスを保つのは、ナトリウム化合物の役目。人間の体液は弱アルカリ性ですが、体が酸性に傾くとナトリウム化合物が中和します。また胃酸や腸の消化液の分泌を促すとともに、グルコースやアミノ酸などが効率よく吸収されるよう働きます。

過剰

●むくみ、腎機能障害、高血圧。
●胃がんのリスクが高まります。

欠乏

○普通の食事では欠乏症は起きません。
○血圧低下による疲労感や倦怠《けんたい》感。
○頭痛、めまい、筋肉のけいれん、食欲不振。

とり方のコツ

◆だしをしっかりきかせれば塩分がなくても滋味あふれる味に。
◆サラダや和え物は、スパイスやかんきつ類、香味野菜などで調味を。
◆外食や加工食品、そう菜を使う回数を減らすことも大切。
◆麺類のスープは残しましょう。

食塩を多く含む食材・食品

（可食部 100g あたりの含有量）

●利尻《りしり》こんぶ（塩こんぶ）……18.0g
●練りウニ……7.1g
●さきイカ……6.9g
●イカ塩辛……6.9g
●即席中華麺（油揚げ、味つけ）……6.4g
●辛子明太子……5.6g

食塩を多く含む調味料

調味料	可食部100gあたりの含有量（g）
食塩	99.1
果粒だしおでん用	56.1
果粒中華だし	47.5
固型ブイヨン	43.2
ゆずこしょう	25.2

熱中症予防のために ナトリウムは大切

　炎天下の運動や高温多湿の環境のなか作業を行うなど、大量の汗をかいたときには、汗と一緒にナトリウムが失われます。そのため、水分とナトリウムを同時に補給することが大切です。

　大量に汗をかいて体内の水分が減少した際に水だけを補給すると、血液中のナトリウムの濃度が薄まって、これ以上濃度が下がらないようにと、自然とのどの渇きが止まるとともに、体内の水分を尿として排泄しようとします。その結果、ますます体内の水分が減少し、熱中症を引き起こすことになります。

　大量の汗をかいたときは、熱中症予防のために、0.1 ～ 0.2% の食塩（ナトリウム 40 ～ 80mg/100ml）を含んだ飲料水で水分を補給するようにしましょう。また、運動量が多い場合は、ナトリウムのほかに 4 ～ 8% の糖分も含まれているものを飲みましょう。

栄養素④ ── 無機質［ミネラル］

カリウム

多量ミネラル

一日の摂取基準（目安量）

男性	2500mg
女性	2000mg

体内でのおもな働き

- 体内の水分量やミネラル濃度を調整し、余分なナトリウムの排泄を促す。
- 血圧上昇を抑えて高血圧を予防する。
- 筋肉の収縮や神経の働きをスムーズにする。

ナトリウムとの相互作用で体液の濃度バランスを調整

カリウムは、おもに野菜や果物に含まれるミネラル。体内ではナトリウムとの相互作用によって、体の水分量やミネラル濃度を調節します。細胞の内側にはカリウムが、細胞の外側にはナトリウムが多く含まれていますが、細胞内にナトリウムが増えると、カリウムと入れ替わる形でその濃度のバランスを保ちます。

ほかにも、体のpHを一定に保つ働きもあります。腎臓でのナトリウムの再吸収を抑えて余分なナトリウムの排泄を促すため、むくみや高血圧の予防にも効果的です。

過剰

- 余剰分は尿として排泄されるので、通常の食事では心配ありません。
- 腎臓に障害がある場合、高カリウム血症（低血圧、不整脈など）になることがあります。

欠乏

- 脱力感、筋肉のけいれん。
- むくみ、血圧の上昇、不整脈。

とり方のコツ

- 熱に弱く、煮たりゆでたりすると約30％が失われるため、生のまま食べるか、煮物などの場合は汁ごと食べましょう。
- 尿と一緒に排泄されるので、お茶やコーヒーなど利尿作用のある飲み物のとりすぎに注意を。

カリウムを多く含む食材・食品

（可食部100gあたりの含有量）

- 干しずいき（乾）…………10000mg
- 利《り》尻《しり》こんぶ（刻みこんぶ）……8200mg
- 板ワカメ……………………7400mg
- ひじき（乾）………………6400mg
- いわのり……………………4500mg

含有量は海藻類が突出していますが、穀物、いも、豆、野菜、きのこなど、含まれる食材は多岐にわたります。

栄養素④ ―― 無機質［ミネラル］

カルシウム

多量ミネラル

一日の摂取基準（推奨量）	
男性	650mg
女性	650mg

体内でのおもな働き

- 丈夫な骨や歯をつくる。
- 神経の興奮を落ち着かせて筋肉の収縮を正常に保つ。
- ホルモンや神経伝達物質の分泌、細胞分裂、血液凝固を促す。

骨や歯をつくり、足りないと骨粗しょう症に

カルシウムは体内に約1kgあり、その99%は骨や歯を形づくっています。いわば骨はカルシウムの貯蔵庫。食べ物からのカルシウム摂取が足りないと、血中カルシウム濃度を一定に保とうと骨からカルシウムが取り崩されます。それが慢性的に続くと、骨量が減少することになります。とくに女性は高齢になると骨粗しょう症になりやすいので、積極的に摂取しましょう。

また、カルシウムには、神経伝達や筋肉の収縮をスムーズにする働きなどもあります。

過剰

- 通常の食事では過剰症はありません。
- サプリメントで多量にとると、亜鉛や鉄の吸収が妨げられ、腎臓に障害が出ることも。

欠乏

- 骨が弱くなる、骨粗しょう症。
- 神経過敏、イライラ、血圧の上昇。
- 筋肉のけいれん、こむら返り。

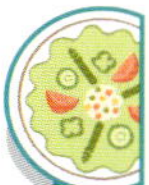

とり方のコツ

- 牛乳や乳製品は吸収率が高いので、料理にも利用を。
- ビタミンD、ビタミンC、マグネシウムも一緒にとると骨が丈夫に。
- クエン酸や糖質を組み合わせると、吸収率がアップします。

■ カルシウムを多く含む食材・食品

（可食部100gあたりの含有量）

- 干しエビ……7100mg
- バジル（粉）……2800mg
- ベーキングパウダー……2400mg
- カタクチイワシ（煮干し）……2200mg
- 桜エビ（素干し）……2000mg

骨ごと食べられるエビや魚は、効率のよいカルシウム供給源。ハーブのほか、チーズ、海藻などにも多く含まれます。

栄養素④ —— 無機質［ミネラル］

マグネシウム

多量ミネラル

一日の摂取基準（推奨量）

男性	370mg
女性	290mg

体内でのおもな働き

- カルシウムが骨に沈着するのを助け、骨を守る。
- エネルギー代謝などに必要な酵素をサポート。
- 血圧をコントロールする。

過剰

- 通常の食事では過剰症は起こりません。
- サプリメントで過剰にとると、下痢を起こす場合があります。

欠乏

- 食欲不振　吐き気、イライラ。
- 不整脈、心疾患。
- 筋肉のけいれん、筋肉痛。
- ＬＤＬコレステロールの上昇。

３００以上もの酵素のサポート役

マグネシウムは、エネルギー代謝やタンパク質の合成、活性型ビタミンＤの生成など、さまざまな化学反応に必要な酵素のサポート役として重要な役割を担っています。マグネシウムの力が必要な酵素は、実に３００種以上。骨の材料としても利用され、体内にあるマグネシウムの60％は骨に貯蔵されています。またカルシウムとバランスを調整して、筋肉が正常に動くように働きます。

近年、血圧のコントロールや体内時計の調節にもマグネシウムの関与が報告され、研究が進んでいます。

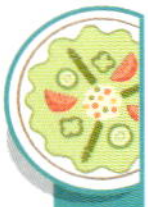

とり方のコツ

- カルシウムとマグネシウムの摂取量のバランスが、2対1になるのが理想。
- 三大栄養素の代謝を助けるので、含有食品は毎食必ず摂取を。
- お酒を飲む人は排泄量が増えるので注意。

■ マグネシウムを多く含む食材・食品

（可食部 100g あたりの含有量）

- あおさ……………………3200mg
- 青のり……………………1400mg
- 乾燥ワカメ（素干し）…………1100mg
- てんぐさ……………………1100mg
- 米ぬか……………………850mg

海藻類、大豆のほか、カボチャやひまわりの種やアマニ、ごまなど、種実類に豊富に含まれています。

栄養素④——無機質［ミネラル］

リン

多量ミネラル

一日の摂取基準（目安量）

男性	1000mg
女性	800mg

体内でのおもな働き

- カルシウムと結合し、骨や歯を強化。
- ビタミンB群の補助因子として、エネルギー代謝を助ける。
- 細胞膜、核酸の材料として欠かせない存在。

全身の細胞をつくる材料 骨や歯の形成にも必要

体内ではカルシウムに次いで多いリン。約80%はカルシウムと結びついて骨や歯を形づくっています。残りはタンパク質や脂質と結合し、核酸や細胞膜の材料としてすべての細胞に存在しています。リンは三大栄養素から得られるエネルギーを蓄えるＡＴＰ（アデノシン三リン酸）の材料としても不可欠な存在。リンが過剰になるとカルシウムの吸収が抑えられ、結果、リンとのバランスをとるために血中カルシウム濃度が下がって、骨からカルシウムが溶けでてしまいます。

過剰

- 食品添加物に多く含まれ、過剰に摂取すると骨密度の低下や、小児では成長障害が起きることがあります。
- 腎臓の機能が弱い人はとくに、さらなる機能低下を招くので注意を。

欠乏

- 通常の食事では欠乏症はみられません。

とり方のコツ

- スナックやインスタント食品など加工食品に食品添加物として含まれているので、これらの食品をとりすぎないように注意しましょう。
- リンとカルシウムの割合を1対1～2でとると、効率よく吸収できます。

リンを多く含む食材・食品

（可食部100gあたりの含有量）

- カタクチイワシ（煮干し）………1500mg
- たたみイワシ………………1400mg
- 桜エビ（素干し）…………………1200mg
- カボチャ（種、いり、味つけ）……1100mg
- するめ…………………………1100mg

魚介類の加工食品、種実類、海藻類や肉に多く含まれますが、あらゆる食材に存在しているといえます。

栄養素④ —— 無機質［ミネラル］

鉄

微量ミネラル

一日の摂取基準（推奨量）

男性 7.5mg

女性
10.5mg（月経あり）
6.5mg（月経なし）

体内でのおもな働き

- 全身に酸素を運搬。
- 筋肉に酸素を取り込む。
- 酵素の成分として、エネルギー代謝や肝臓の解毒作用などを活性化する。

全身に酸素を運ぶ運搬役 酵素の成分としても重要

成人の体内に約3～4g存在する鉄の最大の役割が、赤血球のヘモグロビンの主成分となり、酸素を運ぶことです。筋肉の赤い色素で、筋肉に酸素を取り込む働きもあります。

さまざまな酵素の材料として利用され、エネルギー産生や肝臓での解毒、活性酸素の除去、免疫機能の活性化などに寄与しています。これらの鉄は機能鉄とも呼ばれ、全体の約70%を占めています。

残り約30%の鉄は、肝臓や脾臓《ひぞう》、骨髄《こつずい》などに貯蔵鉄として蓄えられ、機能鉄の不足時に利用されます。

月経のある女性は不足ぎみ 妊婦も意識して摂取して

体内に取り込まれた鉄は、骨髄で赤血球に合成されます。その後、赤血球は約120日を過ぎると脾臓で破壊されますが、鉄は骨髄に再度運ばれ、新しい赤血球の合成に再利用されます。このため、体外への排出は、一般的に一日1㎎と考えられていますが、女性の場合は月経により定期的に鉄分を失うため、積極的に摂取する必要があります。30代女性の場合、摂取推奨量と比較すると、現状はかなり不足傾向。月経過多、妊娠中期、後期の人は多めに摂取することが求められます。

貯蔵鉄の在庫が底をつくと いよいよ酸素不足で貧血に

体内で働いている機能鉄が不足すると、蓄えられている貯蔵鉄を取り崩して補います。貯蔵鉄はいわば予備。若干減っても貧血の症状は出ないことが多いのですが、それでも不定愁訴が起きたり、精神的に不安定になったりする場合もあります。

この貯蔵鉄の在庫が底をついて機能鉄へ補給ができなくなり、血液を通して全身へ酸素を運ぶ赤血球中のヘモグロビンの数が減ると、いよいよ体のなかは酸欠状態。頭痛、動《どう》悸《き》、倦怠《けんたい》感など、鉄欠乏性貧血の症状が現れます。

過剰

●通常の食事では過剰症の心配はありません。

●サプリメントなどでとりすぎると、便秘、肝臓の障害や肝硬変になる場合や、体内で活性酸素を発生させて細胞を老化させることがあります。

欠乏

○鉄欠乏性貧血によるめまい、息切れ、頭痛、食欲不振などが現れます。

とり方のコツ

◆吸収率を高めるタンパク質、葉酸、ビタミンCと一緒にとりましょう。

◆鉄は銅がないと有効活用されないので、銅を含む食品も一緒にとるようにしましょう。

◆鉄素材の調理器具を使うと、料理の具材に鉄が浸み込み、鉄が摂取できるといわれています。

◆カフェインやタンニンなどは鉄の吸収を阻害するので、コーヒーやお茶は、食事の前後30分を避けて飲むようにしましょう。

鉄 6.5mg が手軽にとれる食材・食品 Best《ベスト》 5

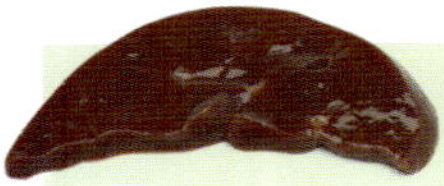

1位 豚レバー 50g
（13mg ／可食部 100g 中）

レバーは鉄の宝庫。豚レバー1食分（80g）で10.4mg。ほかにカツオ、アサリ、小松菜、ほうれん草、アーモンド、納豆などに多く含まれます。

2位	鶏レバー	72.2g	(9.0mg ／可食部 100g 中)
3位	シジミ	78.3g	(8.3mg ／可食部 100g 中)
4位	ひじき※	104.8g	(6.2mg ／可食部 100g 中)
5位	牛レバー	162.5g	(4.0mg ／可食部 100g 中)

※（ステンレス釜、乾）の場合

食材の組み合わせを工夫して吸収率をアップ

食品に含まれている鉄は、ヘム鉄と非ヘム鉄の2つに分けられます。ヘム鉄は、肉や魚など動物性食品に含まれています。タンパク質と結合し、ミオグロビンとして存在しているので、吸収率は 20 ～ 30%と、体内へ効率よく吸収されます。

一方、非ヘム鉄は、植物性食品に含まれており、吸収率は 5%と低いのですが、体内での必要度に応じて吸収量が変化します。

ビタミンCは、非ヘム鉄をヘム鉄に変える作用があるため、ぜひ一緒にとるようにしましょう。また、動物性タンパク質も、鉄の吸収率を高める働きがあります。

穀類に含まれるフィチン酸、お茶や赤ワインに含まれるタンニンは、鉄と強く結合して吸収を阻害します。鉄の吸収を優先したいときにお茶や赤ワインを飲む場合は、食事の前後 30 分を避けるとよいでしょう。

栄養素④ —— 無機質［ミネラル］

亜鉛

微量ミネラル

一日の摂取基準（推奨量）	
男性	10mg
女性	8mg

体内でのおもな働き

- 核酸やタンパク質の合成を促す。
- 肌や髪、頭皮などを健康に保つ。
- 免疫力、抗酸化力を高める。
- 味覚を正常に保つ。
- 脳の機能低下を防ぐ。

２００以上の酵素反応に必要 しかし男女ともに不足ぎみ

体内にある亜鉛は約2g。微量ながらも生理機能維持に重要な役割を担っています。一日の平均摂取量を見ると、成人男性女性ともに不足していて、とくに30代男女の不足が顕著です。そのため、積極的にとりたいミネラルのひとつといえます。

亜鉛は、体内の２００種以上もの酵素のサポート役として働きます。なかでも重要なのが、ＤＮＡやＲＮＡなどの遺伝子情報の伝達、複製に関与している点。細胞分裂の際、亜鉛がないと遺伝子情報がコピーできなくなります。タンパク質の合成を促進し、成長ホルモンの分泌を助ける働きもあるため、妊婦や発育期の子どもにはとくに必要な栄養素です。

糖代謝や免疫力強化、美肌にも必要不可欠

亜鉛はインスリンの合成にも必要不可欠です。亜鉛が不足するとインスリンの分泌が遅れ、血糖値が下がらず糖代謝に支障をきたします。

免疫機能とも関連が深く、免疫細胞の実行部隊であるＴ細胞やＮＫ細胞を活性化させる働きがあります。また活性酸素を除去する酵素、スーパーオキシドジスムターゼ（ＳＯＤ）の成分としても重要です。

亜鉛には新陳代謝を活発にする作用もあり、ビタミンＣとともにコラーゲンの生成や角質細胞にあるケラチンの合成に働くため、美肌や健康的な爪を守る点でも必要です。

亜鉛が不足すると味がわからなくなる

味は、舌の表面にある味蕾《みらい》の味細胞で感じとっています。亜鉛が不足するとこの味細胞の新陳代謝が正常に行われず、味覚異常が起こります。ほかにも、亜鉛の不足で記憶力や学習能力の低下が起きたり、男性の性機能の低下や女性ホルモンのバランスが崩れたりすることもあります。

過剰

●通常の食事では過剰はみられません。
●過剰摂取が続くと、銅の吸収が阻害されます。結果、銅の不足によって、鉄が利用されないため、鉄欠乏による貧血が起きることに。

欠乏

○うつ、精神的不安定。
○味覚異常。
○肌荒れ、抜け毛、爪が白くなる。
○胎児や子どもの発育不全。
○男性では性能力の低下、前立腺肥大。
○免疫力の低下。

とり方のコツ

◆タンパク質を含む食品に多いため、それらを食べるときはビタミンC、クエン酸を一緒に。
◆牛乳に含まれる乳糖も、吸収力をアップさせます。
◆食物繊維や穀物に含まれるフィチン酸は、吸収を妨げます。

亜鉛 8mg が手軽にとれる食材・食品　ベスト《ベスト》 Best 5

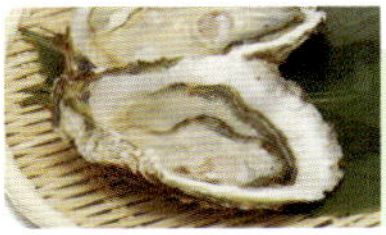

順位	食材	量	
1位	カキ	60.6g	(13.2mg／可食部 100g 中)
2位	豚レバー	115.9g	(6.9mg／可食部 100g 中)
3位	凍り豆腐（乾）	153.8g	(5.2mg／可食部 100g 中)
4位	牛肉（ヒレ）	190.5g	(4.2mg／可食部 100g 中)
5位	牛レバー	210.5g	(3.8mg／可食部 100g 中)

カキ3個（約60g）で7.9mg摂取できます。ほかにウナギの蒲焼き、鶏卵、大豆、納豆、そら豆、カシューナッツなどに多く含まれます。

加工食品は亜鉛の吸収を妨げるので控えめに

私たちの食生活に今や欠かせないのが、レトルト食品やカップ麺。多くの加工食品には、食べ物の弾力性の保持や変性の予防のほか、色ツヤをよくするために、ポリリン酸ナトリウムやフィチン酸などの添加物が含まれています。これらの成分は体内での亜鉛の吸収を妨げるだけでなく、摂取した亜鉛を体外に排泄する作用を持っています。

加工食品ばかり食べていると、やがて亜鉛不足になり、さまざまな体調不良が起きることになってしまうのです。

また、お酒をたくさん飲む人も、亜鉛不足に注意が必要です。アルコールを分解する酵素が働くためには、亜鉛のサポートは欠かせません。アルコールが亜鉛の排泄を促すため、ますます亜鉛不足が加速してしまいます。お酒には、ぜひ亜鉛を含む肴をお供にしましょう。

栄養素④——無機質［ミネラル］

銅

微量ミネラル

一日の摂取基準（推奨量）	
男性	1.0mg
女性	0.8mg

体内でのおもな働き

- 鉄を運搬してヘモグロビンの生成をサポートする。
- 血管や骨を強化するコラーゲン、エラスチンの生成やメラニン色素の合成を助ける。

鉄の運搬役として活躍 活性酸素を除去する働きも

銅の重要な任務のひとつが、赤血球内のヘモグロビンに欠かせない鉄を運んで、その合成をサポートすることです。銅が不足するとヘモグロビンがうまく生成されなくなってしまうため、鉄欠乏性貧血を引き起こす要因になります。

また、活性酸素を除去するスーパーオキシドジスムターゼ（SOD）という酵素や、メラニン色素の生成に必要なチロシナーゼなどの生成にも不可欠です。さらに、骨や血管壁をつくるコラーゲンやエラスチンなどの成分をつくる際にも働きます。

過剰

- 通常の食事では過剰症はみられません。
- 遺伝性疾患のウイルソン病があります。

欠乏

- 通常は不足することはありません。
- まれに鉄欠乏性貧血、髪や皮膚の脱色など。
- 先天的な銅代謝異常による欠乏症（メンケンス病）があります。

とり方のコツ

- 鉄をとるときには、銅を含む食品も一緒にとると鉄が効率よく働きます。
- 銅製の器具による酸性食品の調理や保存に注意。銅が溶けて過剰摂取になる場合も。
- 亜鉛やビタミンCを大量に摂取すると、銅の吸収が妨げられます。

銅 0.8mg が手軽にとれる食材・食品 Best《ベスト》 5

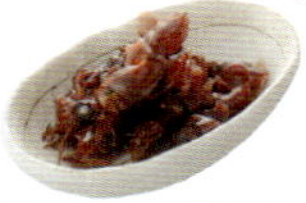

1位	ホタルイカ※1	6.7g（12mg/ 可食部 100g 中）
2位	牛レバー	15.1g（5.3mg/ 可食部 100g 中）
3位	ココア（ピュアココア）	21.1g（3.8mg/ 可食部 100g 中）
4位	カシューナッツ※2	42.3g（1.89mg/ 可食部 100g 中）
5位	きなこ（全粒、黄大豆）	71.4g（1.12mg/ 可食部 100g 中）

※1（くん製）の場合　※2（フライ、味つけ）の場合

ホタルイカのくん製1回量（30g）で3.6mg 摂取できます。ほかに豚レバー、カキ、ワタリガニ、納豆などにも含まれています。

栄養素④——無機質［ミネラル］

マンガン

微量ミネラル

一日の摂取基準（目安量）	
男性	4.0mg
女性	3.5mg

体内でのおもな働き

- 活性酸素を除去する酵素の成分となり、細胞の酸化を防ぐ。
- 骨や軟骨の形成を助ける。
- 脳下垂体の機能を高めて、各ホルモンの合成を促進する。

骨の成長に不可欠 生殖機能にも重要な役割

三大栄養素の代謝にかかわる酵素の構成成分として、効率よくエネルギーをつくりだすのに重要な役割を果たしているマンガン。糖代謝に必要なインスリンの合成にも欠かせないミネラルです。骨の形成やタンパク質の合成にも関与するため、子どもの成長期には必要不可欠。性ホルモンの分泌とも深い関連があり、不足すると生殖機能が低下すると考えられています。また、抗酸化性酵素スーパーオキシドジスムターゼ（SOD）の構成成分として抗酸化作用にもかかわっています。

過剰

- 通常の食事では過剰摂取はありません。
- サプリメントなどの過剰摂取では、中枢神経の異常や免疫力の低下が起こることも。
- マンガンを取り扱う作業に従事する人に、中毒症が起きる場合があります。

欠乏

- 通常の食事では不足することはありません。
- 不足が続くと骨の発育低下、生殖能力の低下、血糖値の上昇などの症状が現れます。

とり方のコツ

◆マンガンは土壌のなかにあるため、植物性食品に多く含まれ、動物性食品にはほとんど含まれていません。穀類や野菜、種実類などからバランスよくとりましょう。

■ マンガンを多く含む食材・食品

（可食部100gあたりの含有量）

- 栗（日本、生）……3.27mg
- 大豆（全粒、国産、黄大豆、乾）……2.51mg
- アーモンド（乾）……2.45mg
- 納豆（ひきわり）……1.00mg
- ひじき（ステンレス釜、乾）……0.82mg

ほかに、アマランサス、玄米、ライ麦パン、そば、落花生、くるみ、茶葉などに多く含まれています。

栄養素④ —— 無機質［ミネラル］

ヨウ素

微量ミネラル

一日の摂取基準（推奨量）	
男性	130μg
女性	130μg

体内でのおもな働き

- 甲状腺ホルモンをつくる。
- 交感神経を刺激してエネルギー代謝を活発にする
- タンパク質の合成を促して、皮膚や髪を健康に保つ。

成長期には欠かせない甲状腺ホルモンの材料

ヨウ素は、海藻類などに含まれる微量ミネラルです。体内では甲状腺ホルモンの材料になります。甲状腺ホルモンは、成長ホルモンの分泌やタンパク質の合成を促進します。そのため、成長期の子どもには必要不可欠。女性が気になる肌や髪の健康をキープするためにも欠かせません。

ヨウ素が欠乏すると、疲労感、倦《けん》怠《たい》感、体温や体力の低下などの症状が現れます。とくに妊娠中の場合は、不足すると流産や死産を招くほか、生まれた子どもに障害が起きる場合もあるので、注意が必要です。

過剰

- 甲状腺の機能が低下する甲状腺腫や、甲状腺機能障害が現れます。

欠乏

- ヨウ素は、過剰しても不足しても、甲状腺の機能が低下する甲状腺腫や、甲状腺機能障害が起きます。
- 成長障害。
- 妊娠中に不足すると胎児のクレチン病（先天性甲状腺機能障害）の原因となることも。

とり方のコツ

- 海藻類を多量に食べ続けると甲状腺ホルモン障害が起こることも。
- 耐容上限量は、一日あたり3000μgです。

ヨウ素 130μg が手軽にとれる食材・食品 Best《ベスト》 5

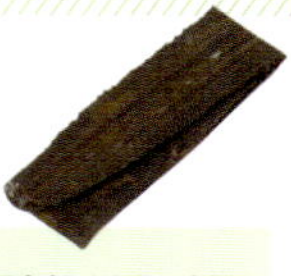

順位	食品	量	
1位	まこんぶ	0.07g	(200000μg/ 可食部 100g 中)
2位	ひじき※	0.29g	(45000μg/ 可食部 100g 中)
3位	ワカメ（カット）	1.53g	(8500μg/ 可食部 100g 中)
4位	焼きのり	6.19g	(2100μg/ 可食部 100g 中)
5位	マダラ	37.1g	(350μg/ 可食部 100g 中)

※（ステンレス釜、乾）の場合

まこんぶ 10g で 20000μg 摂取。ほかにスケトウダラ、カツオ、ブリ、カキ、カニなど魚介類に豊富。肉や牛乳、豆、卵などの食品にも微量ながら含まれています。

栄養素④ —— 無機質［ミネラル］

セレン

微量ミネラル

一日の摂取基準（推奨量）	
男性	30μg
女性	25μg

体内でのおもな働き

- 強い抗酸化力のある酵素の成分として細胞の酸化を防ぐ。
- コエンザイムQ10の生成を助け、免疫力を高める。
- 体内の硫黄やヒ素の毒性を弱める。

強い抗酸化力で注目 甲状腺ホルモンの活性作用

体内ではタンパク質と結びついた形であらゆるところに存在しています。その特徴のひとつが、強い抗酸化力。セレンは、グルタチオンペルオキシダーゼという抗酸化力を発揮する酵素の材料として働き、細胞膜の酸化を阻止して細胞の老化を防ぎます。また、ビタミンEの吸収促進やビタミンCの再生など、体内の抗酸化力アップにも寄与。成長や発育に不可欠な甲状腺ホルモンを活性化させる酵素の材料としても必要。体内のヒ素やカドミウムなどの毒性を低減させる働きも持っています。

過剰

- 慢性的に過剰摂取が続くと爪の変形や脱毛が起きることがあります。
- ほかに食欲不振、脱力感、貧血、胃腸障害など。

欠乏

- 免疫力や抵抗力の低下。
- 筋肉の萎縮や関節炎。
- 克山《こくざん》病（心筋が壊死する心筋症の一種）。

とり方のコツ

- 抗酸化力を持つビタミンE、ビタミンCを含む食品と一緒にとると、パワーアップ。
- 毒性が強いので、サプリメントによる大量摂取に注意。食事からの摂取を基本にしましょう。

セレン25μgが手軽にとれる食材・食品 Best《ベスト》 5

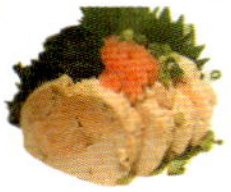

順位	食材・食品	量
1位	アンコウの肝	12.5g（200μg/可食部100g中）
2位	タラコ	19.2g（130μg/可食部100g中）
3位	クロマグロ（赤身）	22.7g（110μg/可食部100g中）
4位	カツオ（秋獲り）	25.0g（100μg/可食部100g中）
5位	ズワイガニ	25.8g（97μg/可食部100g中）

アンコウの肝ぶつ切り1切れ（30g）で60μg。ほかに、イワシやカレイなど。肉類では豚レバー、鶏レバー、植物性食品では大豆、そばなどに含まれます。

栄養素④ ── 無機質［ミネラル］

クロム

微量ミネラル

一日の摂取基準（目安量）	
男性	10μg
女性	10μg

体内でのおもな働き

- インスリンの作用を強くして糖代謝を助ける。
- 血中脂質の上昇を抑える。
- 糖尿病や脂質異常症などの生活習慣病を予防する。

過剰

- 吸収率が低いので、通常の食事では過剰症の心配はありません。

欠乏

- 通常の食事では不足はありません。
- 不足した場合は、高血糖や体重の低下などが起きる場合もあります。

糖質や脂質の代謝を微量ながらも確実にサポート

体内の微量ミネラルのなかで最も少なく、その量わずか2～6㎎。ですが、生活習慣病の予防と深く関連しています。食べ物からとった糖質がブドウ糖に分解されると、クロムはインスリンの作用を高める物質と結合して、ブドウ糖を細胞に取り込みやすくし、エネルギーの変換を助けます。クロムが不足すると、細胞がブドウ糖を利用できず、結果、血糖値が高くなってしまうことに。また、クロムは脂質代謝を活発にする働きもあり、コレステロールや中性脂肪の上昇を抑えます。

とり方のコツ

- さまざまな食品に含まれているため、バランスよく食べることで必要量を摂取できます。
- ビタミンCは吸収率を高めるので、一緒にとるとよいでしょう。
- ほうれん草に含まれるシュウ酸は、吸収を阻害します。

■ クロムを多く含む食材・食品

（可食部100gあたりの含有量）

- あおさ……160μg
- バジル（粉）……47μg
- 青のり……39μg
- パセリ（粉）……38μg
- パプリカ（粉）……33μg

ほかに、黒こしょう、きくらげ、ひじき、アマニ、ミルクチョコレートなどにも多く含まれています。

栄養素④ —— 無機質［ミネラル］

モリブデン

微量ミネラル

一日の摂取基準（推奨量）	
男性	30μg
女性	25μg

体内でのおもな働き

- ●プリン体を分解する酵素を助ける。
- ●各種酵素や補酵素となって、糖質や脂質の代謝をサポートする。
- ●鉄が不足したときには貯蔵鉄を取り崩して補給し、造血作用を促す。

体内の老廃物が尿酸に変わるのをサポート

モリブデンは、モリブデナイトという鉱石から発見された元素です。体内では肝臓や腎臓、副腎などに存在しています。

モリブデンは、キサンチンオキシダーゼという酸化酵素の必須成分として利用され、体内で不要なプリン体を分解し、最終的に尿酸として体外に排泄します。また、体内で鉄が不足すると、肝臓に蓄えられている貯蔵鉄を取り崩して、鉄の働きをサポートする作用もあります。銅を排出する作用があるため、とりすぎると貧血が起こる場合も。

過剰

- ●余剰分は尿として排泄されるため、通常の食事では過剰になることはありません。
- ●サプリメントなどで過剰摂取すると、逆に、血中尿酸値が上がり、痛風の症状が出ることがあります。
- ●銅の排出を促すため、銅欠乏による貧血が起こることもあります。

欠乏

- ○通常の食事では不足することはありません。

とり方のコツ

◆モリブデンは体内に吸収されやすく、動物性食品、植物性食品どちらにも含まれています。いろいろな食品をバランスよく食べましょう。

モリブデン 25μg が手軽にとれる食材・食品 Best《ベスト》 5

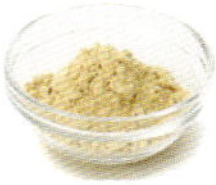

1位	きなこ（全粒、黄大豆）	6.58g（380μg/可食部 100g 中）
2位	大豆（国産、乾）	7.14g（350μg/可食部 100g 中）
3位	納豆（糸引き）※	8.62g（290μg/可食部 100g 中）
4位	そら豆（全粒、乾）	9.62g（260μg/可食部 100g 中）
5位	豚レバー	20.8g（120μg/可食部 100g 中）

※ほかに、落花生

きなこ 10g で 38μg摂取できます。ほかにはピーナッツや牛乳、玄米、全粒粉、牛レバー、鶏レバー、のりなどに多く含まれます。

栄養素⑤――ビタミン

ビタミンの特徴と働き

体内の生理機能の維持や調節に必要な栄養素。微量ながらもその働きは多彩です。

必ず食事からとる栄養素 不足すると欠乏症に

ビタミンは、三大栄養素のようにエネルギーや体の組織にはなりませんが、とった栄養素が体内で効率よく働く助けや、体の生理機能の調節、維持に必要な栄養素です。体内では生成できず、生成できたとしても必要量には満たないため、食べ物からの摂取が必要です。また、不足するとさまざまな欠乏症が出る恐れも。

現在の必須ビタミンは13種類で、多様な食品に含まれていますが、含有量は食材によって偏りが。また、ビタミン同士は相互に協力して働くことも多く、多くの食品からバランスよく摂取することが大切です。

体の機能を調節して体調を整える

ビタミンの必要量は多量ミネラルとくらべると微量ですが、生命機能の維持に重要な働きをしています。

たとえば、遺伝情報を伝える核酸の合成を促進したり、細胞の分化・増殖を助けたりと、成長や発育に重要な役目を担うビタミンもあります。また、三大栄養素のエネルギー代謝に必要な酵素の補酵素として働くビタミンもあります。強い抗酸化力で体の老化を防いでくれたり、肌や髪をきれいに維持してくれたりするものも。ホルモンのように体に直接働きかけるものもあるなど、それぞれが特徴的な働きを持っています。

水溶性と脂溶性に分類される

必須ビタミンは、油脂やアルコールに溶けやすく水に溶けにくい性質の脂溶性ビタミン（ビタミンA、D、E、Kの4種類）と、水に溶けやすく油脂には溶けにくい水溶性ビタミン（ビタミンB群〈ビタミンB_1、B_2、ナイアシン、B_6、B_{12}、葉酸、パントテン酸、ビオチン〉とビタミンCの9種類）に分けられます。

とり方のコツ

◆熱に強い、水に溶けでやすいなどの性質に合った調理法・食べ方で、効率よく摂取。

◆一緒にとると効果がアップする栄養素があるので、それらを含む食材の組み合わせに工夫を。

脂溶性ビタミン

油に溶ける性質のビタミン。脂質を含むものや緑黄色野菜などに多く含まれ、油で炒めるなどするとより吸収率が上がります。余剰分は肝臓に溜まるため、とりすぎには注意を。

ビタミンA	皮膚や粘膜の健康を守るとともに、網膜色素の成分になります。抗がん作用にも期待。
ビタミンD	カルシウムやリンの吸収を促進し、骨の形成に寄与。血中カルシウム濃度を調整しています。
ビタミンE	強い抗酸化力で細胞膜の酸化を防ぎ、老化を予防。赤血球を保護する働きもあります。
ビタミンK	出血した際、血液凝固に重要。カルシウムの骨への沈着を助ける働きも持っています。

水溶性ビタミン

ビタミンB群とビタミンCがあり、さまざまな食品に含まれています。余剰分は排泄されてしまうため、体内に蓄積することができません。毎日、とることが必要です。

ビタミンB_1	炭水化物のエネルギー代謝過程で補酵素として作用。脳機能や神経機能を正常に保つ働きも。
ビタミンB_2	タンパク質、脂質、炭水化物のエネルギー代謝の補酵素。活性酸素を除去する酵素もサポート。
ナイアシン	三大栄養素のエネルギー代謝過程で多くの酵素をサポート。アルコールの分解も助けます。
ビタミンB_6	タンパク質の分解と合成、エネルギー代謝に補酵素として関与。神経伝達物質の合成にも必要です。
ビタミンB_{12}	細胞分裂に必要な核酸を合成。赤血球の形成にも必要。中枢神経の機能を維持する働きも。
葉酸	核酸や赤血球の形成に不可欠。とくに妊娠中の女性に重要な成分。アミノ酸の代謝にも必要です。
パントテン酸	補酵素の成分として脂質代謝をサポート。副腎皮質ホルモンの合成にもかかわっています。
ビオチン	糖質のリサイクルやアミノ酸の代謝過程で、補酵素として働きます。皮膚の健康を保つ作用も。
ビタミンC	血管や皮膚、骨、歯、軟骨などの健康を保ちます。強い抗酸化作用で、細胞の酸化を予防します。

栄養素⑤——ビタミン

ビタミンA

脂溶性ビタミン

一日の摂取基準（推奨量）

男性 900μg RAE※

女性 700μg RAE

※ RAE レチノール活性当量

体内でのおもな働き

- 皮膚や粘膜の上皮細胞を健康に保つ。
- 細胞の分化増殖をコントロールする。
- がんを抑制する。
- 免疫力を高める。
- 暗い場所での視力を保つ。

レチノールやカロテノイドがビタミンAとして働く

ビタミンAには、動物性食品に含まれるレチノールと、緑黄色野菜に含まれ体内でビタミンAに変わるα－カロテン、β－カロテン、γ－カロテン、クリプトキサンチンの4種のカロテノイドがあります。これらのカロテノイドは、プロビタミンAとも呼ばれ、体内で必要な分だけビタミンAに変わります。

「食事摂取基準」の推奨量と実際の摂取量を比較すると、全世代で男女ともに不足ぎみですが、レチノールを過剰にとると肝臓に溜まり弊害が出るので、注意が必要です。

ホルモンのような働きで細胞の入れ替わりを促す

ビタミンAの働きは皮膚や粘膜を健康に保つこと。その作用は、口腔、のど、気管支、胃腸などすべての粘膜におよびます。ビタミンAは粘膜の上皮細胞の核内に入り遺伝子に直接作用することで、細胞の増殖と入れ替わりを促しています。これはホルモンの働きかけと同様であるという点で注目されています。

ビタミンAが不足すると上皮細胞の再生が行えず傷つきやすくなり、ウイルスや細菌が侵入しやすくなります。皮膚の新陳代謝も滞り、肌のトラブルも起きやすくなります。

発がん抑制や免疫力を強くする働きも

ビタミンAは、遺伝子の発現を調節して細胞の分化や増殖をコントロールすることで、発がんやがんの進行を抑制する働きがあります。また、免疫機能を高めたり、味覚の機能を正常に保たせたりします。もうひとつ重要な働きが、目の網膜で光を感じる物質、ロドプシンをつくること。ビタミンAが不足すると、暗いところで視力がきかなくなる夜盲症になることもあります。

体内でビタミンAに変換されなかったプロビタミンAは、カロテノイドのまま、抗酸化力を発揮します。

過剰

- ●通常の食事で過剰はありません。
- ●サプリメントによる過剰摂取には注意。
- ●急性の過剰症では、頭痛や吐き気などが起きることも。
- ●とくに妊娠初期は注意を。胎児に影響が現れることがあります。

欠乏

- ○目が疲れやすい、ドライアイ。
- ○夜盲症。
- ○粘膜や皮膚の異常。
- ○感染症への抵抗力の低下。
- ○成長停止、体重低下。

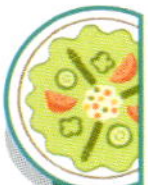

とり方のコツ

- ◆脂溶性なので、油と一緒に調理すると吸収されやすくなります。
- ◆コラーゲンの生成を助けるビタミンC、血行をよくするビタミンEと一緒にとると、美肌により効果的です。

ビタミンA 700μgRAEが手軽にとれる食材・食品 Best《ベスト》5

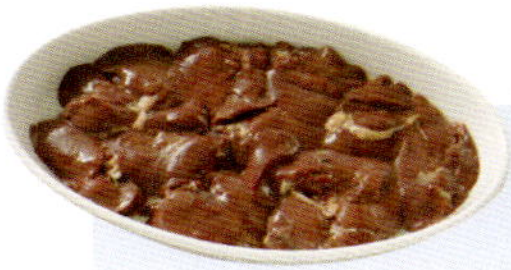

1位　鶏レバー　5g
（14000μgRAE／可食部100g中）

鶏レバー1回量（80g）で11200μg摂取できます。ほかに、モロヘイヤ、カボチャ、ほうれん草、マンゴーなどに多く含まれます。

2位	豚レバー	5.4g	（13000μgRAE/可食部100g中）
3位	アンコウの肝	8.4g	（8300μgRAE/可食部100g中）
4位	ウナギの蒲焼き	46.7g	（1500μgRAE/可食部100g中）
5位	ニンジン	97.2g	（720μgRAE/可食部100g中）

夜でも見えるのはビタミンAのおかげ

急にまわりが暗くなっても目が慣れてくるにつれてうっすらと見えてくる、そんな経験をした人も多いことでしょう。これはビタミンAが網膜で光を感じる物質、ロドプシンをつくっているからです。

ロドプシンは、オプシンと呼ばれるタンパク質と、ビタミンAからつくられたレチナールが結合してできた物質で、光や色を感じるとレチナールが分離し、その刺激が信号として視神経から脳に伝わって、ものが見えるのです。ビタミンAが不足するとロドプシンも減ってしまい、光を感じにくくなります。

ロドプシンは、合成と分解をくり返していますが、再合成を助けているのがアントシアニンです。アントシアニンは、ポリフェノールの一種で、植物の青や紫などの色素成分。ナスや赤しそ、黒豆、あずきなどのほか、ベリー類に含まれています。

栄養素⑤ ―― ビタミン

ビタミンE

脂溶性ビタミン

一日の摂取基準（目安量）	
男性	6.5mg
女性	6.0mg

体内でのおもな働き

- 細胞の老化を防ぐ。
- コレステロールの酸化を防いで動脈硬化を予防。
- 血行・血流をよくして冷えを改善。
- ホルモンバランスを整える。

強力な抗酸化力で細胞の老化を予防

ビタミンEは人間の体のさまざまな部位の生体膜や細胞膜に存在し、それらが活性酸素によって酸化されるのを防ぎます。生体膜や細胞膜は脂質でつくられていますが、とくに不飽和脂肪酸は酸化されやすく、酸化されると過酸化脂質となり、それが蓄積すると細胞が破壊されてしまいます。ビタミンEは、脂質が酸化される前に自らが酸化されることで、連鎖的な酸化反応をくい止め、過酸化脂質の生成を抑えます。ビタミンEが不足すると、細胞レベルから老化が進行してしまいます。

コレステロールの酸化を防ぎ動脈硬化を予防

血中のコレステロールが酸化すると、それらが血管壁に溜まり、動脈硬化を引き起こします。この血液中のコレステロールの酸化を、ビタミンEは防いでくれます。また血管壁の細胞膜が損傷しても動脈硬化が起こりやすくなり、動脈硬化によって血管が詰まると、心筋梗塞《こうそく》や脳卒中を引き起こすリスクも高まります。ビタミンEにはこうした生活習慣病の予防効果が期待されています。

またビタミンEには、血液の粘度を下げる働きもあり、血液の流れをスムーズにします。

血行を改善してホルモンバランスを整える働きも

ビタミンEには、毛細血管を広げ、末梢の血行を促す働きがあります。

全身の血行が改善されることで、肩こりや頭痛、手足の冷え、しもやけなどの症状がやわらぎます。肌の血行もよくなり、抗酸化力も加わって美肌効果も期待できます。

またビタミンEは、脳下垂体に働きかけ、ホルモンの分泌を調整します。性ホルモンの生成にもかかわり、男性の生殖機能の維持や、ホルモンバランスの乱れからくる月経前症候群や更年期障害など、女性特有の不調を緩和する作用もあります。

過剰

- 通常の食事では、とりすぎの心配はありません。
- サプリメントなどでのとりすぎに注意しましょう。

欠乏

- 細胞の老化が進行。
- シミやそばかすなど肌のトラブル。
- 血行不良による冷え、肩こり、頭痛。
- 動脈硬化、脳梗塞、心筋梗塞などのリスクが高まります。
- 赤血球の溶血、溶血性貧血が起きやすくなります。

とり方のコツ

- ビタミンEを含む油を使って料理すると、かんたんに摂取できます。
- ビタミンEは酸化しやすいので、食用油は小瓶にするなど、なるべく早く使いきるようにしましょう。

ビタミンE 6.0mg が手軽にとれる食材・食品 ベスト Best 5

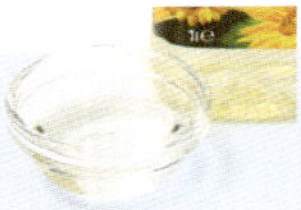

ひまわり油小さじ1(4g)で1.5mg。ほかにマヨネーズ、タラコ、ほうれん草、西洋カボチャ、アボカドなどに多く含まれます。

1位	ひまわり油※	15.5g	(38.7mg/可食部100g中)
2位	アーモンド（乾）	19.8g	(30.3mg/可食部100g中)
3位	紅花油	22.1g	(27.1mg/可食部100g中)
4位	ヘーゼルナッツ	33.7g	(17.8mg/可食部100g中)
5位	マーガリン（家庭用）	39.2g	(15.3mg/可食部100g中)

※（ハイリノール）の場合

ほかのビタミンやセレンと一緒にとって抗酸化パワーをさらにアップ

ビタミンEをとるときは、ビタミンC、β-カロテン、ビタミンB₂、セレンなど、抗酸化力のある成分と一緒にとるのがおすすめ。とくに、ビタミンEとビタミンCは特別な関係です。

ビタミンCはそれ自体に抗酸化力がありますが、ビタミンEが活性酸素と結びついて酸化されると、ビタミンCが助けにきて、ビタミンEを還元します。それによってビタミンEは復活、ビタミンCは抗酸化力を失って尿とともに排泄されます。

また、β-カロテンは、強い抗酸化力を持っています。LDLコレステロールを減らす働きもあるので、動脈硬化予防にも効果的です。ビタミンB₂には、過酸化脂質を分解する酵素を助ける働きがあります。

さらにセレンは、抗酸化力を発揮する酵素の材料となるミネラルです。

栄養素⑤——ビタミン

ビタミンD

脂溶性ビタミン

一日の摂取基準（目安量）

男性	5.5μg
女性	5.5μg

体内でのおもな働き

- カルシウムやリンの吸収を高めて、骨や歯を丈夫にする。
- 血中カルシウム濃度を一定に保つ。
- 骨のつくりかえを促進する。
- 腎臓でカルシウムの再吸収を促進。

骨の形成に不可欠 生活習慣病との関連にも注目

ビタミンDは、骨の形成に欠かせない成分。小腸でカルシウムやリンの吸収を促進させ、それらが骨に沈着できるようサポートします。血液中のカルシウムが不足すると、小腸でのカルシウム吸収を高めたり、骨からカルシウムを溶けださせたりすることでその濃度を一定に保ちます。

また、骨の健康維持効果のほかに、ビタミンD不足によって、2型糖尿病や心血管疾患、高血圧、感染症などの発症リスクが高まることが発見されました。現在、注目が高まり、研究が続けられています。

過剰

- 通常の食事では過剰症にはなりません。
- サプリメントなどで大量摂取した場合、吐き気、下痢、腎臓、肝臓の機能障害などが起こる場合も。

欠乏

- 骨の発育不全、骨軟化症、骨粗しょう症。
- 腎不全の場合はカルシウムやリン不足による骨の病変が起こることも。

とり方のコツ

- カルシウムやリン、ビタミンK、ビタミンCを含むものを一緒にとりましょう。
- 干物や干ししいたけなどは天日干しのものを選んで。きのこ類は調理前に日光にあてるとビタミンDの量が増えます。

ビタミンD 5.5μg が手軽にとれる食材・食品 Best《ベスト》 5

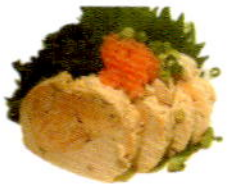

1位	アンコウの肝	5g	(110μg/ 可食部 100g 中)
2位	きくらげ（乾）	6.4g	(85.4μg/ 可食部 100g 中)
3位	マイワシの丸干し	11.0g	(50.0μg/ 可食部 100g 中)
4位	シロサケ	17.2g	(32.0μg/ 可食部 100g 中)
5位	ニシン※	25.0g	(22.0μg/ 可食部 100g 中)

※ほかに、カラフトマス、ソウダカツオ

アンコウの肝ぶつ切り1切れ（30g）で 33.0μg 摂取できます。ほかにもサンマ、イサキ、シラス、干ししいたけ、まいたけ、卵黄、乳製品などに多く含まれます。

栄養素⑤——ビタミン

ビタミンK

脂溶性ビタミン

一日の摂取基準（目安量）	
男性	150μg
女性	150μg

体内でのおもな働き

- 出血した際、血液凝固に必要な酵素の働きを助けて、止血させる。
- カルシウムを骨に沈着させて、丈夫な骨をつくる。
- 動脈硬化を予防する。

別名「止血ビタミン」丈夫な骨づくりにも必要

ビタミンKは、葉もの野菜や緑茶、海藻類に含まれるビタミンK_1と、納豆、バターなどの食品に含まれ、体内の腸内細菌でも合成されるビタミンK_2の2種類があります。

肝臓では血液を固めるための複数のタンパク質がつくられていますが、その際ビタミンKは補酵素として働きます。ケガなどで出血した際、血液を止めるためにも一役買っているので、止血ビタミンとも。また、丈夫な骨をつくるうえでも不可欠。カルシウムが骨に沈着するときに必要なタンパク質の材料になります。

過剰

- 通常の食事では、とりすぎの心配はありません。

欠乏

- 通常の食事では不足するという心配はありません。
- 抗生物質を服用している人や新生児では、腸内での合成が少ないため、血液が固まりにくくなる場合もあります。

とり方のコツ

- 緑黄色野菜、とくに外側の葉に多く含まれているので、捨てずに利用を。
- 血栓症の治療薬・ワーファリンを服用している場合、大量に摂取すると薬剤の効果を抑制するので注意が必要です。

ビタミンK 150μgが手軽にとれる食材・食品 Best《ベスト》5

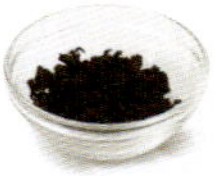

順位	食材・食品	量
1位	ワカメ（カット）	9.4g（1600μg/可食部100g中）
2位	青汁（ケール、粉末）	10.0g（1500μg/可食部100g中）
3位	納豆（ひきわり）	16.1g（930μg/可食部100g中）
4位	パセリ	17.6g（850μg/可食部100g中）
5位	大葉	21.7g（690μg/可食部100g中）

カットワカメ小さじ1（1g）で16μg。ほかにのり、モロヘイヤ、ほうれん草、キュウリ、キャベツ、ブロッコリー、チーズ、かぶの葉などに多く含まれます。

栄養素⑤ ── ビタミン

ビタミンB_1

水溶性ビタミン

一日の摂取基準（推奨量）	
男性	1.4mg
女性	1.1mg

体内でのおもな働き

- 糖質を、効率よくエネルギーにする。
- 神経機能を正常に維持する。
- アルコール分解に働く。
- 疲労物質を代謝する。

糖質のエネルギー代謝に必要不可欠

ビタミンB_1は、脚気《かっけ》予防の研究過程から発見されたビタミン。糖質をむだなくエネルギーに変えるために、とても重要な役割を果たしています。食べ物から摂取された糖質は、まずブドウ糖（グルコース）に分解されてから、ピルビン酸に変換され、さらにアセチルCoAという物質に変換され、TCA回路（クエン酸回路）と呼ばれる代謝経路でエネルギーを生みだします。ビタミンB_1は、これらの過程で必要となる複数の酵素を助ける補酵素となって、糖質の代謝をスムーズにしています。

不足すると疲労感や倦怠《けんたい》感 神経機能を正常にする働きも

ビタミンB_1が不足するとピルビン酸がアセチルCoAに変換されず、そのかわりに疲労物質に変化して体内に溜まり、疲労感や倦怠感を引き起こします。さらにアセチルCoAに変換できなければ、TCA回路でエネルギーをつくれないので、エネルギー不足に。

また、ビタミンB_1は、中枢神経や末梢神経など神経機能を正常に維持するためにも働きます。不足すると、脳や神経系が不調をきたして、集中力の低下やイライラなどが起きやすくなります。

精製されていない主食で糖質とビタミンB_1を一緒に

ビタミンB_1は、穀類では、ぬかや胚芽の部分に多く含まれ、玄米や胚芽米、全粒粉のパンなど精製度の低いものに豊富です。一方、精製された穀類にはわずかしか含まれていません。一日のエネルギーの約60％を糖質からとっている私たちは、主食を精製度の低いものにすれば、ビタミンB_1も摂取できて効率的です。

アルコールの分解にもビタミンB_1が必要です。お酒を多く飲む人や、スイーツ、清涼飲料水などが好きな人は、より多く摂取するようにしましょう。

過剰

●通常の食事では過剰症はありません。

欠乏

○疲労感、倦怠感。
○集中力の低下、イライラなど精神不安定。
○脚気（食欲不振、腱《けん》反射の低下、末梢の神経炎など）
○ウェルニッケ・コルサコフ症候群（眼球運動の麻《ま》痺《ひ》、意識障害）。

とり方のコツ

◆主食を未精製の穀類にすると、効率よくとれます。
◆熱に弱く水に溶けるので、調理は手早く。汁ごと食べられるよう、調理法も工夫しましょう。
◆脂質はビタミンB_1の消費を節約してくれるため、油を使う料理もおすすめ。
◆野菜をぬか漬けにすると、ビタミンB_1の量がアップ。

ビタミンB_1 1.1mg が手軽にとれる食材・食品 Best《ベスト》 5

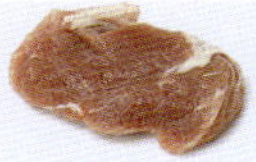

1位 豚肉（ヒレ） 90.2g（1.22mg/ 可食部 100g 中）

豚ヒレ肉1切れ（80g）で 0.98mg 摂取できます。ほかに玄米、全粒粉パン、そば、大豆、大豆製品、ごま、ひらたけなどに多く含まれます。

2位	豚肉（モモ、脂身つき）※	122.2g	(0.90mg/ 可食部 100g 中)
3位	豚肉（焼き豚）	129.4g	(0.85mg/ 可食部 100g 中)
4位	豚肉（ロース、脂身つき）	142.9g	(0.77mg/ 可食部 100g 中)
5位	ウナギの蒲焼き	146.7g	(0.75mg/ 可食部 100g 中)

※ほかに、ボンレスハム、生ハム（長期熟成）など

ニンニクやニラと一緒にとってエネルギーをチャージ

疲れたときに豚肉を食べると元気になることは、多くの人が経験しているのではないでしょうか。それは豚肉に含まれるビタミンB_1の効果ですが、さらにその効果を高めるためには、ニンニクやニラ、ねぎなどと一緒にとるのがおすすめです。ニンニクやニラなどには、イオウ化合物のアリシンが含まれています。このアリシンは、ビタミンB_1と結合してアリチアミンに変わります。アリチアミンは、腸や細胞などでの吸収率がとてもよく、疲労回復効果も長続きします。

というのも、アリチアミンは血液中に長くとどまり、ゆっくりとビタミンB_1を切り離していくから。つまりビタミンB_1のパワーを長時間にわたり利用できるというわけです。

また、ビタミンB_1はアルカリ性に弱いため、アルカリ性の成分が多い胃腸薬はビタミンB_1の吸収を阻害するので、注意しましょう。

栄養素⑤——ビタミン

ビタミンB_2

水溶性ビタミン

一日の摂取基準（推奨量）	
男性	1.6mg
女性	1.2mg

体内でのおもな働き

- 脂質やタンパク質のエネルギー代謝をサポートする。
- 細胞の再生を促す。
- タンパク質の分解・合成を促進する。
- 皮膚や粘膜を健康に保つ。

脂質の代謝をサポートきれいな髪や肌もキープする

ビタミンB_2は、脂質やタンパク質、糖質の代謝過程でエネルギーを効率よく生成させる補酵素として働きます。とくに脂質代謝に重要で、脂肪酸がアセチルＣｏＡという物質に変換されるのを助け、ＴＣＡ回路でのエネルギー生成を助けます。

細胞の再生やタンパク質の合成を促進する働きもあり、体の成長には欠かせないビタミンです。子どもの発育に重要なため、妊娠中や授乳時にはより多くとる必要があります。女性にとっても健康的な髪や肌、爪をキープするために大切です。

活性酸素を除去して生活習慣病を予防

ビタミンB_2は、活性酸素を除去するグルタチオンペルオキシダーゼという酵素の補酵素としても働き、体内で過酸化脂質の生成を抑えます。過酸化脂質は細胞の老化を早めて、がんや高血圧、心疾患、脳卒中などの誘因になります。抗酸化力の高いビタミンEと一緒にとると、より生活習慣病予防が期待できます。

また、ビタミンB_2には粘膜を正常に保つ働きもあります。不足するとそれらの細胞の新陳代謝が滞り、口内炎、口角炎、脱毛、目の充血などが現れやすくなります。

エネルギー摂取が多い人ほどより多めに摂取を

三大栄養素の代謝に関与するため、摂取エネルギーが多い人ほどビタミンB_2を多く必要とします。激しい運動をする人や一日の活動量の多い人、お酒を飲む人、油っぽいものが好きな人は多めにとるように。

抗生物質やステロイド剤、精神安定剤など長期に服用している場合は、その働きが阻害されるため、より多くの摂取が必要です。

水溶性なので、利用されなかった分は尿として排泄されます。その際に尿が黄色くなりますが、これはビタミンB_2の色です。

過剰

- ●通常の食事では過剰はありません。
- ●サプリメントなどでとり続けると、かゆみ、しびれなどが起きることも。

欠乏

- ○エネルギーが不足して元気が出なくなります。
- ○太りやすくなることも。
- ○疲労感、倦怠《けんたい》感。
- ○口内炎、口角炎、眼精疲労。
- ○ニキビ、吹き出物など肌のトラブル、頭皮のトラブル。
- ○脂漏《しろう》性皮膚炎。

とり方のコツ

- ◆熱に強いので、さまざまな加熱調理が可能です。
- ◆光に弱く変質しやすいので、食品は光を遮断して保存をしましょう。

ビタミンB_2 1.2mgを手軽にとれる食材・食品 ベスト Best 5

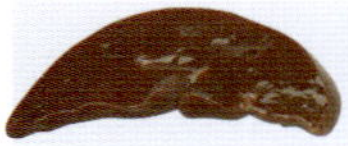

1位 豚レバー 33.3g (3.6mg/可食部100g中)

豚レバー1回量（80g）で2.88mg摂取。ほかに、ブリ、サンマ、牛乳、カマンベールチーズ、鶏卵、納豆などに多く含まれています。

2位	牛レバー	40g	(3.00mg/可食部100g中)
3位	鶏レバー	66.7g	(1.80mg/可食部100g中)
4位	ウナギの蒲焼き	162.2g	(0.74mg/可食部100g中)
5位	ズワイガニ	200g	(0.60mg/可食部100g中)

ビタミンB群はとても仲良し 一緒にとらないと効果半減も

ビタミンBの仲間には、おもにビタミンB_1、B_2、B_6、B_{12}、ナイアシン、葉酸、パントテン酸、ビオチンの８種類があります。エネルギー代謝では、これらのビタミンB群がかかわり合って作用しています。

たとえばグルコースがピルビン酸に変換される際には、ビタミンB_1とナイアシン、パントテン酸、ビオチンが作用します。脂肪酸がアセチルCoAに変換される際には、ビタミンB_2とナイアシン、パントテン酸が、タンパク質の代謝ではビタミンB_6、ビタミンB_{12}、ナイアシン、葉酸が必要です。

このようにビタミンB群はとても仲良し。単品の食材ではなく、これらのB群を含む食材をいろいろ組み合わせてとるようにしましょう。いずれのビタミンも水溶性なので、スープや煮汁を余すことなくいただきましょう。

栄養素⑤ ―― ビタミン

ナイアシン

水溶性ビタミン

一日の摂取基準（推奨量）

男性	15mg
女性	12mg

体内でのおもな働き

- アルコールを分解する。
- アミノ酸の合成を助ける。
- エネルギー代謝のサポート。
- 血行不良を予防・改善。
- 皮膚を健康に保つ。

500種以上の酵素反応に関与 アルコールの分解にも不可欠

ナイアシンは、体内で起こる化学反応に必要な500種類以上の酵素を活性化させる重要な補酵素。必須アミノ酸のトリプトファンからもつくられます。糖質や脂質のエネルギー代謝や、肝臓でのアルコールの分解過程においても必要不可欠で、ナイアシンが不足すると、アセトアルデヒドが分解できず二日酔いに。

血管を広げて血流をよくするため、冷えや肌のトラブルなどの予防、改善にも効果的。最近では、寿命延命との関連に注目が集まり、研究が続けられています。

過剰

- 通常の食事では過剰になることはありません。
- とりすぎると、消化不良を起こす場合も。

欠乏

- 通常の食生活では心配することはありません。
- 欠乏症の病気として、ペラグラ（皮膚炎、胃腸障害、うつ）があります。

とり方のコツ

- 水溶性なので、煮汁やスープもまるごと食べられる調理法を工夫しましょう。
- トリプトファンの合成にはビタミンB_1・B_2・B_6が必要なので、これらを含む食材を一緒にとるよう心がけましょう。

ナイアシン 12mg が手軽にとれる食材・食品 Best《ベスト》 5

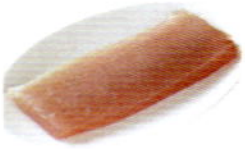

1位	ビンナガマグロ	58.0g (20.7mg/ 可食部 100g 中)
2位	キハダマグロ	68.6g (17.5mg/ 可食部 100g 中)
3位	豚レバー	85.7g (14.0mg/ 可食部 100g 中)
4位	牛レバー	88.9g (13.5mg/ 可食部 100g 中)
5位	鶏ササミ	101.7g (11.8mg/ 可食部 100g 中)

ビンナガマグロ刺し身5切れ（80g）で16.5mg 摂取できます。ほかにタラコ、カツオ、アジ、サバ、ピーナッツ、玄米、まいたけなどに多く含まれます。

栄養素⑤ ―― ビタミン

ビタミンB_6

水溶性ビタミン

一日の摂取基準（推奨量）	
男性	1.4mg
女性	1.2mg

体内でのおもな働き

- タンパク質を効率よくエネルギーに変え、タンパク質の分解や分解されたアミノ酸の再合成をサポート。
- 神経伝達物質の材料になる。
- 脂質が肝臓に溜まるのを防ぐ。

タンパク質の代謝や神経伝達物質の生成に関与

タンパク質はアミノ酸に分解された後、各組織で合成されますが、ビタミンB_6はタンパク質の分解、合成がスムーズになるようサポートします。タンパク質からエネルギーを生成する際にも働くので、タンパク質を多くとる人は、その分ビタミンB_6が必要。ドーパミン、セロトニン、GABA《ギャバ》などの神経伝達物質の合成にもかかわるため、不足すると自律神経のバランスが崩れて不眠やうつなどに。女性は、エストロゲンの代謝でビタミンB_6が消費されるため、生理前や妊娠中は少し多めに摂取を。

過剰

- 通常の食事では過剰症はありません。

欠乏

- 一般的に欠乏することはないと考えられています。
- ただし、抗生物質の服用中は不足することがあるので、その場合は皮膚炎、口内炎、貧血のほか、イライラ、うつなどの神経系の不調が出やすくなります。

とり方のコツ

- 吸収率は動物性食品のほうが勝っています。
- ビタミンB_2、B_6、ナイアシンはお互い不可欠。3つのビタミンは、バランスよく。
- 熱や酸には強いのですが光に弱いので、食材は暗いところに保存しましょう。

ビタミンB_6 1.2mgが手軽にとれる食材・食品 Best《ベスト》 5

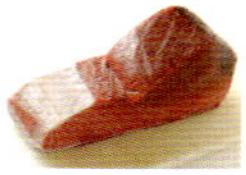

1位	ミナミマグロ	111.1g	（1.08mg/可食部100g中）
2位	牛レバー	134.8g	（0.89mg/可食部100g中）
3位	カツオ	157.9g	（0.76mg/可食部100g中）
4位	シロサケ	187.5g	（0.64mg/可食部100g中）
5位	ムロアジ	210.5g	（0.57mg/可食部100g中）

マグロ刺し身6切れ（80g）で0.86ｍg摂取できます。ほかに鶏のササミ、サケ、サンマ、サバ、バナナ、サツマイモ、赤ピーマン、鶏卵、牛乳などに多く含まれます。

栄養素⑤ ― ビタミン

ビタミンB_{12}

水溶性ビタミン

一日の摂取基準（推奨量）	
男性	2.4μg
女性	2.4μg

体内でのおもな働き

- 赤血球の正常な生成をサポート。
- 神経細胞内の核酸やタンパク質を合成する。
- 中枢神経や末梢神経の働きを整える。
- 葉酸を再生産する。

赤血球の生成に不可欠 神経系の働きも正常に

ビタミンB_{12}は、葉酸と協力して赤血球を生成します。ビタミンB_{12}、葉酸のどちらかが不足すると赤血球がうまく生成できず、巨赤芽球性貧血のリスクが高まります。また、神経細胞内の核酸やタンパク質を合成し、中枢神経や末端神経など神経系の機能を正常に働かせ、生体リズムを整えるホルモン、メラトニンの分泌を調整するため、睡眠障害の改善にも有効。動脈硬化を引き起こすホモシステインの生成を抑制する働きや、アルツハイマー病の予防改善効果などでも注目されています。

過剰

- 通常の食事では過剰症になることはありません。

欠乏

- 高齢者や胃を切除した人は、吸収力が低下します。
- 巨赤芽球性貧血（だるさ、動悸、息切れ）。
- 睡眠障害、集中力の低下、物忘れ。

とり方のコツ

- 葉酸を含む食材を一緒にとりましょう。
- 水溶性なので、汁ごと食べられる調理法を工夫しましょう。
- 含有食材は、動物性食品がメイン。青のり、岩のり、大豆発酵食品には少量含まれるので、菜食主義の人はそれらの摂取を。

ビタミンB_{12} 2.4μgが手軽にとれる食材・食品 Best《ベスト》 5

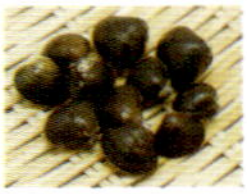

1位	シジミ	3.5g（68.4μg/可食部100g中）
2位	牛レバー	4.5g（52.8μg/可食部100g中）
3位	アサリ	4.6g（52.4μg/可食部100g中）
4位	カキ	8.5g（28.1μg/可食部100g中）
5位	サンマ	15.6g（15.4μg/可食部100g中）

シジミ20個（正味20g）で13.7μg摂取できます。ほかに豚・鶏レバー、焼きのり、ハマグリ、ホタテ、チーズ、鶏卵などに多く含まれています。

栄養素⑤――ビタミン

葉酸

水溶性ビタミン

一日の摂取基準（推奨量）

男性	240μg
女性	240μg

体内でのおもな働き

- 赤血球の正常な生成をサポート。
- 細胞の分裂、増殖、成長を促す。
- メチオニンの再合成に関与し、動脈硬化を防ぐ。
- 粘膜を保護して抵抗力を高める。

妊婦にはとくに重要なビタミン 動脈硬化の予防効果も期待

葉酸は遺伝情報を司るDNA、RNAをつくるために不可欠。不足すると、細胞の分裂、増殖がうまく行われず、胎児の先天性疾患のリスクが高まるため、妊婦は通常時の2倍以上の量の摂取が推奨されています。また、ビタミンB12とともに赤血球が骨髄で合成される際に必要で、どちらか一方でも不足すると、赤血球がつくられず巨赤芽球性貧血のリスクが高まります。メチオニンの再合成に関与し、血液中で活性酸素を生みだすホモシステインの濃度を下げて、動脈硬化を予防する効果も。

過剰

- 通常の食事では過剰症はありません。
- サプリメントなどで過剰摂取すると、発熱、じんましんなど葉酸過敏症になる可能性があります。

欠乏

- 大量飲酒する人や、ピルを飲んでいる人は要注意。
- 巨赤芽球性貧血。
- 口内炎、肌の炎症、胃潰瘍《かいよう》。
- 胎児の先天性疾患。

とり方のコツ

- ビタミンB12を含む食材と一緒に摂取。
- 熱に弱く調理で壊れやすいため、調理は素早く、短時間で仕上げましょう。

葉酸 240μg が手軽にとれる食材・食品 Best《ベスト》 5

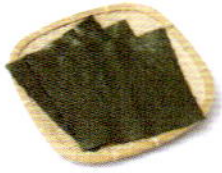

1位	焼きのり	12.6g	（1900μg/ 可食部 100g 中）
2位	鶏レバー	18.5g	（1300μg/ 可食部 100g 中）
3位	牛レバー	24.0g	（1000μg/ 可食部 100g 中）
4位	菜花（和種）	70.6g	（ 340μg/ 可食部 100g 中）
5位	枝豆	75.0g	（ 320μg/ 可食部 100g 中）

焼きのり１枚 3g で 57μg 摂取。鶏レバー焼き鳥２本で 780μg。ほかにキャベツ、ほうれん草、モロヘイヤ、春菊、アスパラガスなどに多く含まれます。

栄養素⑤ —— ビタミン

パントテン酸

水溶性ビタミン

一日の摂取基準（目安量）

男性	5mg
女性	4mg

体内でのおもな働き

- ●糖質や脂質、タンパク質のエネルギー代謝に必要な補酵素の材料になる。
- ●ビタミンCの働きを助けて、肌や髪を美しくする。
- ●ストレスに対する抵抗力をつける。

ストレスと闘うホルモンの合成をサポート

パントテンとは、ギリシャ語で「至るところに」という意味。体内ではコエンザイムＡという補酵素の材料となって働きます。三大栄養素のエネルギー代謝では、１４０種以上の酵素がコエンザイムＡを必要とし、不足するとエネルギーが効率よくつくられません。また、コラーゲンの生成に必要なビタミンＣを助ける働きがあり、肌や髪をきれいに保ちます。ＨＤＬコレステロールの生成を促す作用や、ストレスを感じたときに分泌される副腎皮質ホルモンの合成を助ける働きもあります。

過剰

- ●通常の食事では、過剰症はありません。

欠乏

- ○通常の食事では、欠乏することはありません。
- ○極端なダイエットや抗生物質の多用によって不足すると、免疫力の低下、動脈硬化、皮膚炎、抜け毛、脱毛などの症状が現れることもあります。
- ○疲労感、イライラ、肌荒れ。

とり方のコツ

- ◆水洗いや加熱による損失が大きいため、あまり手を加えない食べ方を工夫しましょう。
- ◆葉酸やビタミンB_6と一緒にとると、免疫力の強化に効果的です。

パントテン酸 4mg が手軽にとれる食材・食品 Best《ベスト》 5

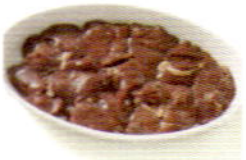

順位	食材・食品	量	
1位	鶏レバー	39.6g	(10.10mg/ 可食部 100g 中)
2位	豚レバー	55.6g	(7.19mg/ 可食部 100g 中)
3位	牛レバー	62.5g	(6.40mg/ 可食部 100g 中)
4位	納豆（ひきわり）	93.5g	(4.28mg/ 可食部 100g 中)
5位	子持ちガレイ	166.0g	(2.41mg/ 可食部 100g 中)

鶏レバーは焼き鳥２本で 6.06mg 摂取できます。ほかに鶏モモ肉、サケ、ウナギの蒲焼き、タラコ、アボカド、モロヘイヤなどに多く含まれます。

栄養素⑤ ―― ビタミン

ビオチン

水溶性ビタミン

一日の摂取基準（目安量）

男性	50μg
女性	50μg

体内でのおもな働き

- エネルギー代謝や、乳酸のリサイクルの際に、補酵素として働く。
- 白髪や抜け毛を予防する。
- 皮膚や粘膜を健康に保つ。
- 核酸の合成に補酵素として働く。

皮膚炎の予防研究から発見された肌のためのビタミン

ビオチンは皮膚や粘膜の健康を守るビタミンとして注目されてきました。アトピー性皮膚炎の原因のひとつであるヒスタミンの生成を抑える働きもあります。また、糖質やアミノ酸の代謝にかかわるカルボキシラーゼという酵素の補酵素となり、乳酸のリサイクル利用やアミノ酸によるブドウ糖の合成などにも関与。不足すると、疲労感や筋肉痛が出やすくなります。アミノ酸の合成にも関係し、不足すると肌荒れ、抜け毛などの症状が。ビオチンは体内でも腸内細菌によって合成されます。

過剰

- 通常の食事では過剰症はありません。

欠乏

- 通常の食事では不足することはありません。
- 抗生物質を長く服用している人は欠乏することも。その場合、皮膚炎、脱毛、粘膜の炎症、筋肉痛、倦怠感《けんたい》、神経障害、食欲不振などの症状が現れます。

とり方のコツ

◆いろいろな食材に含まれ、加熱や光などにも強い成分なので、調理方法はお好みで取り入れましょう。

◆卵の白身には吸収を妨げる成分が含まれますが、加熱すればOKです。

ビオチン 50μg が手軽にとれる食材・食品 Best《ベスト》 5

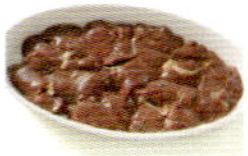

順位	食品	量	
1位	鶏レバー	21.5g	(232.4μg/ 可食部 100g 中)
2位	落花生（乾）	54.2g	(92.3μg/ 可食部 100g 中)
3位	豚レバー	62.8g	(79.6μg/ 可食部 100g 中)
4位	牛レバー	65.7g	(76.1μg/ 可食部 100g 中)
5位	カタクチイワシ	273.2g	(18.3μg/ 可食部 100g 中)

鶏レバーは焼き鳥２本で 139.4μg 摂取できます。ほかに、ニシン、ヨーグルト、大豆、きなこ、くるみ、まいたけ、えのきたけなどに多く含まれます。

栄養素⑤ ——ビタミン

ビタミンC

水溶性ビタミン

コラーゲンの生成に不可欠 ストレスに強い体づくりにも必要

ビタミンCは壊血病の予防研究の際に発見されました。コラーゲンをつくったり、メラニン色素の合成を抑えたりするため、美肌のためのビタミンとして知られています。

活性酸素を消去して過酸化脂質の生成を抑え、動脈硬化や脳卒中などを予防したり、免疫力を高めて、かぜなどの感染症やがんの予防にも力を発揮します。鎮静作用のある神経伝達物質やストレスに対抗するホルモンの合成にもかかわります。

また、喫煙で多くのビタミンCを消費することがわかっています。

一日の摂取基準（推奨量）

男性	100mg
女性	100mg

体内でのおもな働き

- 活性酸素を除去する。
- コラーゲンの生成を促進する。
- 免疫力を高める。
- 抗ストレスホルモンを合成する。
- 神経伝達物質を合成する。

過剰

- 水溶性ビタミンなので過剰分は排泄されるため、過剰症はありません。
- サプリメントで大量摂取すると、吐き気、下痢などの症状が起きる場合があります。

欠乏

- 壊血病。
- 肌のトラブル、傷が治りにくくなります。
- 感染症にかかりやすくなります。

とり方のコツ

- 2～3時間で排泄されるので、毎食摂取を。
- 熱や光に弱いので、野菜や果物は新鮮なものを購入して、早めに食べきりましょう。
- 調理での損失は25～40％。調理は手早く行い、煮汁や炒め汁などもいただきましょう。

ビタミンC 100mgが手軽にとれる食材・食品 Best《ベスト》5

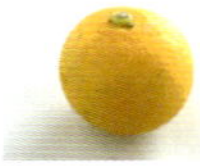

1位	ゆず	62.5g（160mg/可食部100g中）
2位	菜花（和種）	76.9g（130mg/可食部100g中）
3位	ブロッコリー	83.3g（120mg/可食部100g中）
4位	ピーマン（青ピーマン）	131.6g（76mg/可食部100g中）
5位	キウイフルーツ（緑肉種）	144.9g（69mg/可食部100g中）

ゆず1個（約100g）で160mg摂取できます。ほかに、芽キャベツ、カリフラワー、かんきつ類、ジャガイモ、イチゴなどに多く含まれています。

その他の栄養成分

水

一日の摂取基準

とくになし

体内でのおもな働き

- 栄養素や酸素を溶かして、体のすみずみまで運搬する。
- 老廃物を回収して尿として排泄する。
- 体内で起こるすべての代謝にかかわる。
- 体温を調節する。

人間の体の50～60％を占める大切な水

体内で最も多い成分が水。約50～60％を占め、体のすみずみまで酸素や栄養素などを運ぶ役割を担っています。栄養素や酸素は水分を含む血液やリンパ液に溶けて運ばれるため、水分がないとそれらを運搬することができません。老廃物を尿として排泄するのも、体内で水が循環しているからこそ。体温調整にも不可欠で、暑いときには発汗し、寒いときは筋肉がつくる熱を素早く皮膚に伝えます。水には多くの電解質が含まれ、細胞内外の浸透圧の維持や、pH値を一定に保つ働きもあります。

とり方のコツ

- ◆一日に、1・2Lの飲料水、飲み物を摂取する必要があるといわれています。
- ◆睡眠中にも水分が失われるので、就寝前、起床後には必ずコップ一杯の水を飲む習慣をつけましょう。
- ◆入浴中の汗でも水分が排出されるので、入浴前後も忘れずに水分をとります。
- ◆暑い夏は、のどが渇く前にこまめに水分補給し、脱水症状を防ぎましょう。
- ◆激しい運動や大汗をかいたときは、電解質を含むスポーツドリンクなどで水分と電解質を補給し、電解質のバランスを整えることが必要です。
- ◆高齢者はのどの渇きを感じにくいので、早めの水分補給を心がけましょう。

水分の代謝

摂取と排泄

一日に必要な水分量は一般的に2～3L。健康な人であれば、摂取量と排泄量はほぼバランスが保たれています。

OUT 約2.5L

- 肺…………300mL
- 皮膚‥ 500～1000mL
- 糞便…………100mL
- 尿… 1000～1500mL

IN 約2.5L

- 食物中の水分…………1000mL
- 代謝水（※）……300mL

＋

飲料水・飲み物…………1200mL

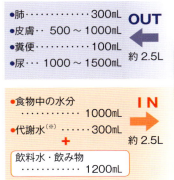

※代謝水
三大栄養素のエネルギー代謝の際に体内でつくられる水のこと

その他の栄養成分

機能性成分の特徴と働き

栄養素以外にも、食材のなかには、体に有用な作用をする機能性成分が含まれています。

ポリフェノール

植物の色素や苦み、渋みなどの成分。紫外線や外敵などから身を守るため植物自ら生成したもので、強い抗酸化力があります。

アントシアニン

ブルーベリーなどに含まれる青、紫などの水溶性色素成分。抗酸化作用を持っています。目の網膜にあるロドプシンという成分の再合成を促して目を守る働きも。

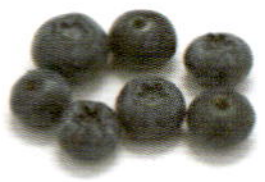

カテキン

茶葉に含まれる苦み、渋み成分。抗酸化作用、抗菌作用があります。血圧の上昇抑制、血中コレステロール値の低下作用も。

カカオマスポリフェノール

チョコレートやココアに含まれる成分で、抗酸化作用があります。虫歯予防、ピロリ菌や病原性大腸菌の増殖の抑制、ストレス緩和効果も。

クロロゲン酸

コーヒーやごぼうなどに含まれる成分。抗酸化作用、抗がん作用や脂肪の蓄積の抑制、血糖値の上昇抑制効果などで注目されています。

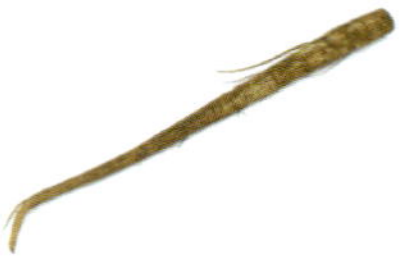

ケルセチン

玉ねぎの皮に多く含まれる成分。抗酸化作用や脂肪燃焼効果、抗アレルギー効果、がん抑制効果などがあります。

ショウガオール

辛みと香りの成分。加熱や乾燥によって生じ、強い抗菌作用を持っています。胃壁を刺激して胃液の分泌を促し、食欲を増進します。

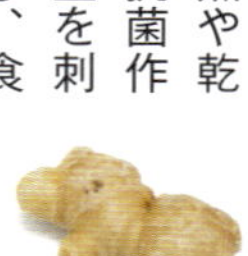

セサミン

ごまに含まれます。抗酸化作用、コレステロール値や血圧の低下作用、肝臓の機能を高める効果などが期待されています。

大豆イソフラボン

女性ホルモンのエストロゲンと同じように働き、骨粗しょう症の予防、更年期症状の緩和、乳がん、前立腺がんの予防にも。

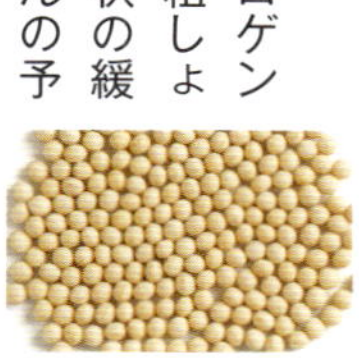

タンニン

赤ワインや緑茶の苦み成分。抗酸化作用、抗菌作用、便をかたくする作用がありますが、とりすぎると便秘になることも。

ナスニン

ナスの紫色の色素成分でアントシアニンの仲間です。抗酸化作用や発がんを抑制する高い効果が、注目を集めています。

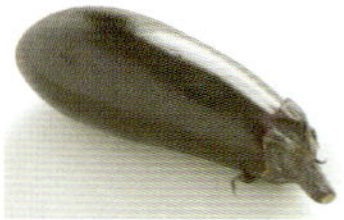

フェルラ酸

玄米に含まれる成分。抗酸化作用、美白効果、脳の認知機能の改善や、アルツハイマー病、高血圧の予防効果などが期待されています。

フラバノン類

かんきつ類の色素成分。毛細血管を強化して出血性の疾患を予防。血圧を下げる作用のほか、更年期のほてりを鎮静化する作用などもあります。

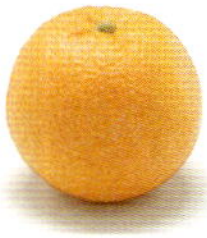

プロアントシアニジン

ブドウの皮や種子に含まれる苦み成分。強い抗酸化性があり、コラーゲン生成の促進やメラニン細胞の抑制によって美肌効果が期待。

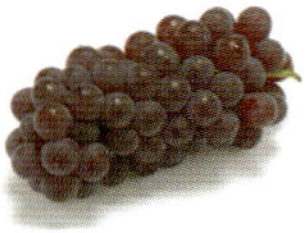

ルテオリン

えごまや、しその葉や実に含まれる抗酸化性の成分。アレルギー症状の緩和や肝臓の解毒作用の促進、免疫力の強化などで注目の成分。

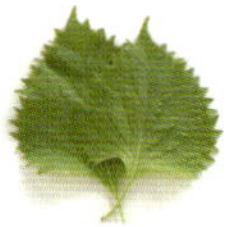

レスベラトロール

ブドウの皮や落花生の渋皮に含まれる成分で、血流を改善する働きや美肌効果にも注目です。シワ、たるみの予防や弾力性の回復などに効果的です。

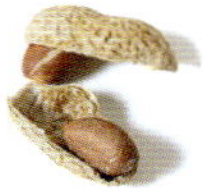

カロテノイド

抗酸化力の強い脂溶性の色素成分。赤、黄、オレンジ色などがあります。緑黄色野菜やかんきつ類、甲殻類などに含まれます。

α－カロテン

β－カロテンの10倍といわれる強い抗酸化性を持ち、老化予防やがん予防に効果が期待されています。体内でビタミンAとしても利用されます。ニンジンやカボチャなどに含まれています。

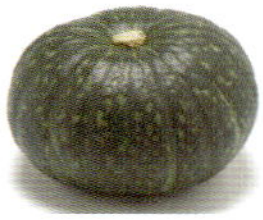

β－カロテン

黄色の色素成分。ニンジン、小松菜、ほうれん草、カボチャなどに含まれます。体内ではビタミンAに変わるほか、強い抗酸化力があります。老化防止やがん予防に効果が期待されています。

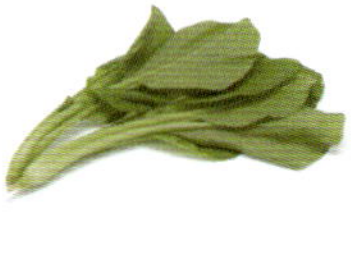

γ-カロテン

ニンジンやトマト、あんずなど赤系の野菜や果物に含有。ビタミンＡに変わる力は低いのですが、抗酸化性を持っています。

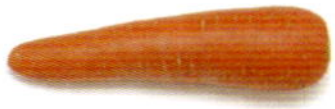

リコピン

トマトなどに含まれる赤い色素成分。強力な抗酸化力があり、ＬＤＬコレステロールの酸化を防いで動脈硬化を予防します。老化防止やがん予防にも。

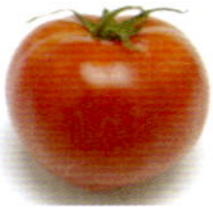

β-クリプトキサンチン

オレンジ色の色素成分で、トウモロコシなどに含まれており、β-カロテンの5倍のも抗酸化性があります。高血圧や糖尿病、動脈硬化の予防、美肌効果などに期待。

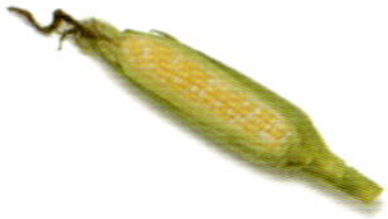

アスタキサンチン

魚介類や甲殻類に含まれる赤い色素成分。強い抗酸化作用があります。目の老化予防、免疫力強化、ＬＤＬコレステロールの酸化予防など。

ルテイン

黄色い色素成分。ほうれん草などに含まれます。抗酸化作用で網膜にある黄斑を紫外線から守ります。白内障の予防や、加齢性黄斑変性を予防する効果も。

カプサンチン

赤ピーマンや赤トウガラシの色素成分。抗酸化作用やＨＤＬコレステロールを増やす働きがあり、動脈硬化の予防につながります。

ビタミン様物質

ビタミンに似た働きや、ビタミンの働きを助ける作用を持つ成分です。現在、さまざまな研究が進められています。

イノシトール

かんきつ類や桃などに含有。肝臓に脂肪が溜まるのを防ぐほか、動脈硬化の予防、脳細胞や神経を正常に保つ作用があります。

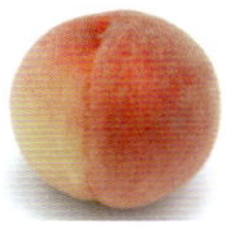

L-カルニチン

別名ビタミンBt。羊肉に含まれ、脂質を筋肉に運んで燃焼させるため、ダイエットに効果的です。コレステロールの増加も防ぎます。

コリン

レバー、鶏卵などに含有。血圧を下げたり、コレステロールの血管付着を防ぐ作用があります。脳の記憶力を高める働きも。

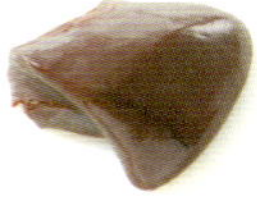

パラアミノ安息香酸

レバーや卵に含まれ、葉酸の合成に不可欠。腸内の有用菌の繁殖を促してビタミンＢ群の生成を促進し、皮膚と髪の健康を維持します。

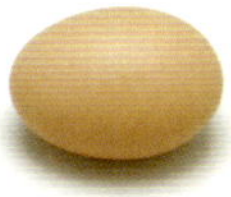

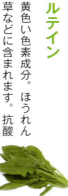

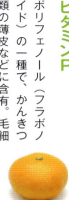

ビタミンP

ポリフェノール（フラボノイド）の一種で、かんきつ類の薄皮などに含有。毛細血管壁を強くしなやかに保つとともに、血圧降下作用があります。ビタミンCの吸収促進も。

ビタミンQ

別名ユビキノン、コエンザイムQ。レバーやもつに含まれ、抗酸化作用があります。免疫力の強化や精子を活発にする働きも。

ビタミンU

別名キャベジン。キャベツに含まれ、胃酸の分泌を抑えたり、胃腸の粘膜の新陳代謝を活発にします。胃潰瘍《かいよう》などの予防に効果的といわれています。

ルチン

ビタミンPの一種で、そばやイチジクに含有。毛細血管を強くするとともに弾力性を回復。ビタミンCの吸収促進や脳細胞を活性化させる働きもあります。

イオウ化合物

玉ねぎなどのツンとする香りが特徴。ユリ科やアブラナ科の植物に多く含まれます。抗酸化作用と殺菌効果があります。

アリシン

ニンニクなどを刻んだときにアリインが変化してできる成分で、殺菌作用があります。油で加熱するとアホエンがつくられ、がん細胞を抑制するといわれています。

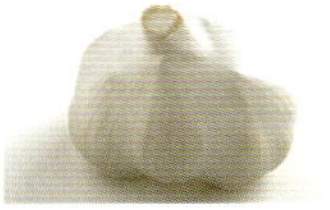

イソチオシアネート

アブラナ科の野菜に多く含まれ、細胞が壊された際、酵素の作用で酸化分解されてできる辛み成分です。免疫力の強化や発がん抑制効果が期待されています。

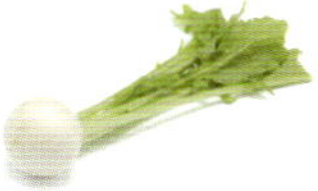

S-メチルシステインスルホキシド

キャベツに含有。胃の粘膜を補修して痛みや炎症をやわらげる作用があります。胃潰瘍や十二指腸潰瘍の予防に効果的です。

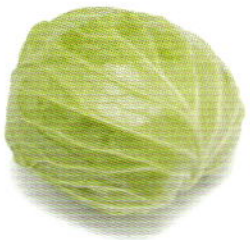

シクロアリイン

玉ねぎを加熱するとつくられる成分。血中の脂質をコントロールして、脂質異常症などを予防する効果が期待されています。

スルフォラファン

ブロッコリー、とくにスプラウトに多く含有。解毒酵素の活性化作用、ピロリ菌の除去、抗酸化作用、抗アレルギー作用などで注目。

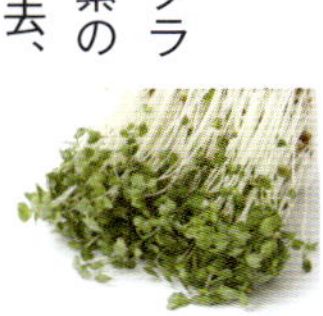

チオスルフィネート

玉ねぎを切ったときの催涙成分。インスリンの分泌を促したり、強い殺菌・抗菌作用、炎症やアレルギー症状を抑える作用があります。

5章　覚えておきたい栄養素事典

硫化アリル

ニンニクやねぎなどの香りの成分です。アリインと、酵素によってつくられたアリシンがあり、どちらも強い抗酸化力を持っています。

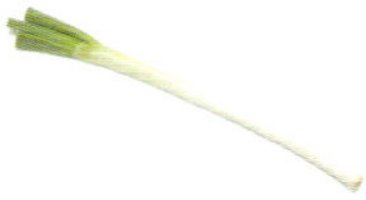

硫化プロピル

玉ねぎに含まれる辛み成分。ブドウ糖の代謝を促進し血糖値を下げるため、糖尿病予防に期待されています。加熱すると別の物質に変化します。

そのほかの機能性成分

ほかにも体に有用な独自の働きをするさまざまな機能性成分があります。サプリメントなどにも利用されています。

エストロン

女性ホルモンのエストロゲンの一種。更年期障害や骨粗しょう症の予防に効果があると考えられています。ザクロに含有。

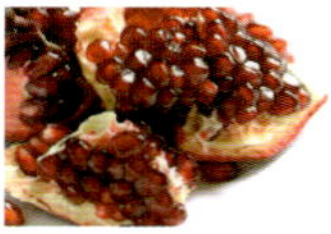

核酸

フグの白子、サケなどに含まれます。細胞の新陳代謝を活発にして老化を防ぐ効果、認知症の予防改善効果などが期待されています。

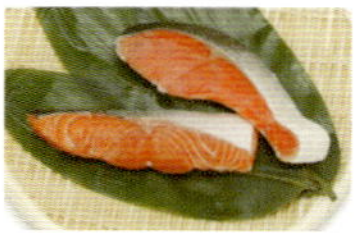

カフェイン

コーヒーや緑茶などの苦み成分。中枢神経に働きかけて興奮させるため、覚醒効果が得られます。脂肪燃焼の促進や利尿作用も。

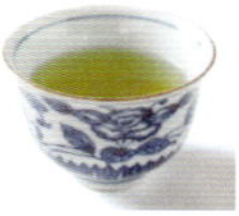

カプサイシン

唐辛子の辛み成分。交感神経を刺激して、エネルギー代謝を高める作用があります。発汗作用や体を温める効果もあります。

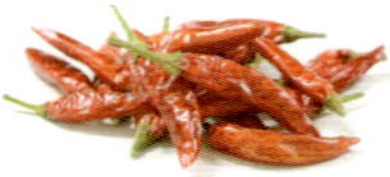

クエン酸

酢やかんきつ類などに含まれ、エネルギー代謝に重要な役割を果たします。酸性に傾いたpHを調整して、疲労回復に効果を発揮。

クロロフィル

植物に含まれる緑色の色素で、光合成を行う葉緑素のことです。抗酸化作用や発がん抑制、コレステロールの低下、血栓の予防などの作用があります。

ナットウキナーゼ

納豆菌がつくりだす酵素です。血栓を溶かす作用で動脈硬化や心筋梗《こう》塞《そく》を予防。納豆を食べたあと、約8～12時間まで作用が持続します。

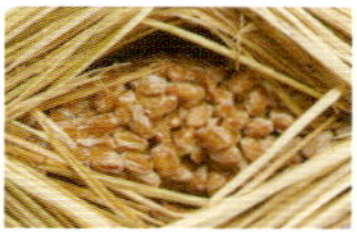

レシチン

卵黄、大豆などに含有。コレステロールや脂質が血管壁に付着するのを防ぎます。脳機能を維持する神経伝達物質の合成にも必要です。

第6章

体の不調を整えたいときの栄養ガイド

体の不調は食生活の乱れのサインかも。
食習慣を改善して、不調をやわらげましょう。

※栄養素の欠乏や過剰により起こりやすい不調を取りあげています。
※食事内容を改善しても不調が解消しない場合は、早めに医療機関を受診しましょう。

その不調、栄養の偏りのサインかも！

病院に行くほどではないけれど、体調の不安があるときの改善ポイントをご紹介します。

不調が続くときは食生活を見直そう

だるい、冷えがつらい、かぜをひきやすくなった——。ささいな不調があるだけで、毎日がちょっと憂うつになってしまうもの。仕事がハードだったり、年を重ねたりすると、トラブルは増える一方です。

そんなときは、食べているものを一度見直してみることをおすすめします。不調の原因にはいろいろありますが、必要な栄養素が足りていないことや、反対に、多すぎて起こっていることも考えられます。口に入るものを総点検し、栄養素の過不足を調整することで、体は少しずつ変

よくある不調をチェック！

日々の体調や健康診断の結果などで気になる症状は、食事を改善することで解消できるかもしれません。

【検査値の基準の範囲を超えた】

□ 中性脂肪値が 150mg/dL 以上 …………… P.197、198、202
□ HDL コレステロール値が 40mg/dL 未満 …………………………………………… P.197、198、202
□ 最高血圧が 130mmHg 以上………………… P.197
□ 最低血圧が 85 mmHg 以上 ……………… P.197
□ 空腹時の血糖値が 110mg/dL 以上 ……… P.198

【なんとなく不調】

□ 胃痛・胃もたれがする ………………………… P.193
□ イライラ・ストレスがある ………………………… P.194
□ かぜをひきやすい … P.195
□ 花粉症 ……………… P.196
□ 下痢・便秘 ………… P.199
□ 更年期の不調・月経障害がある ……………………………… P.200
□ だるい、疲れがとれない・夏バテ ……………………………… P.203
□ 肌荒れ・口内炎 ……… P.204
□ 貧血ぎみ …………… P.206
□ 二日酔い …………… P.207

わっていきます。

20年後の自分のために今からできること

病気には、未然に防ぐことができるものもあります。糖尿病や骨粗しょう症などは、今日明日に起こるものではなく、生活習慣の乱れにより、数年かかって起こるタイプのものです。

食べたいものを好きなだけ食べていては病気のリスクが高まり、いざ病気になると、生活の質は急降下します。しかし、ふだんからちょっと意識すれば、防ぐことは十分可能です。20年先も、年をとっても、おいしいものをがまんせずに食べたい、自分の足で歩いて好きなところに自由に行きたい——。そのために、今から食卓でできることはたくさんあります。20年後のために、今日から始めてみませんか。

【体型別 出やすい症状】

肥満ぎみ

<筋肉少なめ>

- □丼など主食だけの食事が多い……P.198
- □魚や野菜はあまり食べない………P.202
- □運動をする習慣がない……………P.205
- □外食が多い ………………………P.208

<筋肉多め>

- □寝ているときに足がつる…………P.192
- □甘いもの、ごはんや麺が大好き…P.198
- □便秘がち……………………………P.199
- □バターたっぷりのパンが好き……P.202

やせぎみ

<筋肉少なめ>

- □ストレスを溜めがち………………P.200
- □食事制限のダイエットをしている…P.201
- □入浴せずシャワーばかり…………P.205
- □食後のコーヒーは欠かせない……P.206

<筋肉多め>

- □お酒をよく飲む……………………P.192
- □食事の時間が不規則 ……………P.200
- □タンパク源は肉ばかり……………P.201
- □野菜はあまり食べない……………P.206

どんな症状？

足がつりやすい

▼あるとき、強い痛みとともにふくらはぎがけいれんする

疲れ、冷え、水分・ミネラル不足を解消することがカギ

足がつる原因は、足の筋肉の疲れや冷えのほか、カルシウムやマグネシウムの不足が引き起こしていることもあります。骨のために大切というイメージが強いカルシウムですが、筋肉を動かすためにも不可欠。そしてマグネシウムは、カルシウムとともに、筋肉が正しく動くよう働きます。2つが不足すると筋肉の調整がうまくいかず、けいれん状態を起こしてしまうのです。とくに夏場は汗を多くかき、ミネラルを消費しやすいので注意しましょう。

改善ポイント

①カルシウム、カリウム、マグネシウムをとる
カルシウムやマグネシウムのほか、カリウムを含む食品を摂取しましょう。

②お酒の飲みすぎに注意
アルコールの利尿作用で、マグネシウムが排出されやすくなります。

③サプリメントは要注意
カルシウムとマグネシウムは体内で2対1の割合で存在する「ブラザーミネラル」。いずれかだけ補給しても、もう一方が足りないと作用しないことがあります。

④体を動かす
冷えや運動不足が原因の場合があります。適度な運動を行って、体を温めるようにしましょう。

とりたい食材

タンパク質とミネラルを同時に補給！

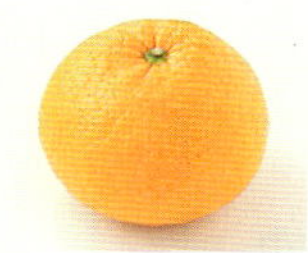

夏ミカン
カリウムやビタミンが豊富です。運動時に足がつったときなどに、夏ミカンのジュースを飲むことでスッキリ。

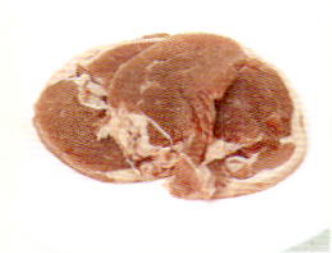

羊肉
アミノ酸の一種、L-カルニチンの不足で足がつることがあります。羊肉はL-カルニチンを豊富に含む代表的な食材です。

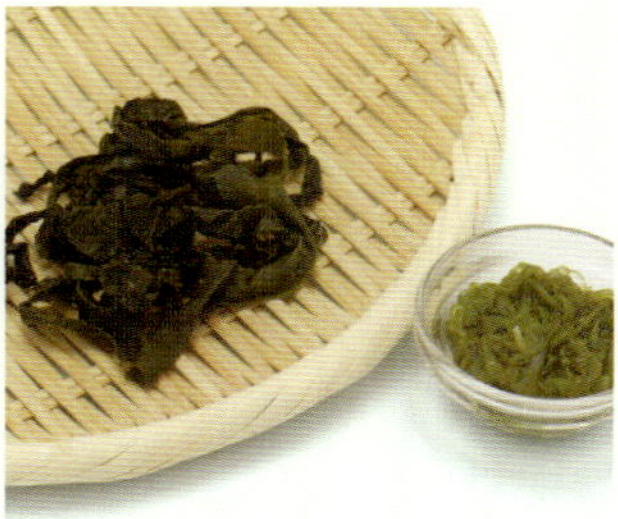

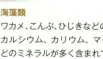

海藻類
ワカメ、こんぶ、ひじきなどの海藻類には、カルシウム、カリウム、マグネシウムなどのミネラルが多く含まれています。

どんな症状？

▼食べすぎやストレスなどで胃に不快感がある

胃痛・胃もたれ

胃の粘膜のバランスを整え、ストレス発散を心がける

胃のトラブルの原因は、食べすぎや飲みすぎのほか、カフェインなど刺激物のとりすぎ、ストレスなど。

胃粘膜の表面の腺から強力な酸を含んだ胃液が分泌されますが、胃粘液のおかげで、酸によって胃粘膜が傷つくことはありません。しかし、ストレスなどにより胃粘液の分泌量が減ると、胃粘液が胃粘膜を保護しきれず、痛みが生じます。また、胃のぜん動運動が弱まり、食べたものが腸に送られないと胃もたれが起こり、胃酸が出続けてしまいます。

改善ポイント

①ネバネバしたもの、ドロドロしたものをとる

食物繊維の一種、ムチンはネバネバしたものによく含まれ、胃粘膜をサポートします。

②キャベツが効果的

胃粘膜を守るビタミンU（キャベジン）を豊富に含みます。

③ひどいときは食事をお休みしても

食べ物が胃に入ると胃酸が分泌され、弱った胃がさらにダメージを受けてしまいます。食べられそうにないときは無理に食べずに、胃を休ませましょう。

とりたい食材

胃の負担を減らし、胃壁を保護する食材を

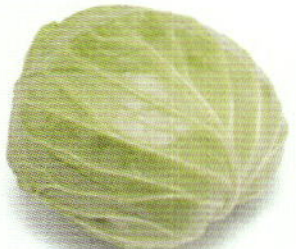

キャベツ

胃酸の分泌を抑え、粘膜を守るビタミンU（キャベジン）がたっぷり。できるだけ加熱せず、生でいただきましょう。

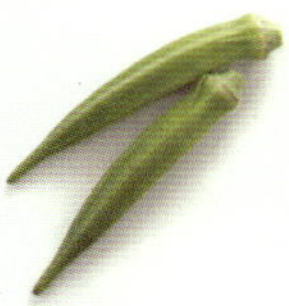

オクラ

ネバネバした食感は、食物繊維のムチンによるもの。独特の粘りで、胃腸をやさしく保護してくれます。

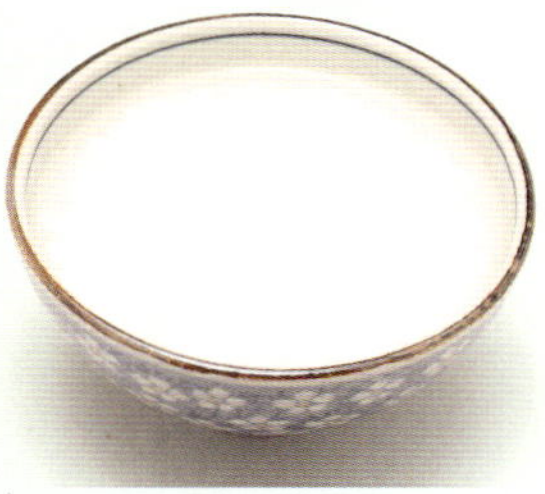

おかゆ

おかゆは消化がよいため、胃に負担をあまりかけずに栄養素を摂取することができます。体を温める作用もあります。

どんな症状？

イライラ・ストレス

▼落ち着きがなくなったりうつ傾向に。生活習慣病の心配も

体がつねに臨戦態勢になり、栄養素などの消耗が激しくなる

体はストレスを受けるとそれに立ち向かうため、体温や血糖値を上げるホルモンを出して戦闘態勢をとります。この状態が続くとストレスへの抵抗力が弱まり、心や体がむしばまれていきます。また免疫力が下がったり、糖尿病や高血圧、がんも心配されます。

イライラをやわらげるには、カルシウムやマグネシウム、ビタミンB群が効果的。ストレスと闘うホルモンの分泌には、ビタミンCやタンパク質を消耗するので補給を忘れずに。

改善ポイント

①意識的にリラックスタイムをとる

アロマや運動などの気分転換を意識的に行い、ストレスを溜めないことが大切です。

②カルシウム、マグネシウム、ビタミンB群をとる

足りなくなると、イライラが倍増してしまいます。

③ビタミンC、タンパク質の摂取も忘れずに

ストレスと闘う物質、コルチゾールを体内でつくるための材料になります。

とりたい食材

カルシウム、マグネシウムを中心に

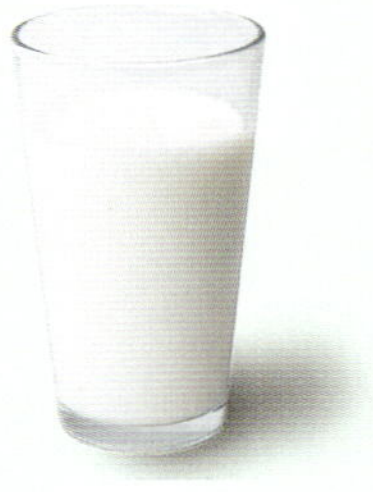

牛乳

カルシウム補給食材の代表格。CPP※を含んでいるので吸収力が高めです。そのほかのビタミン、ミネラルも豊富。

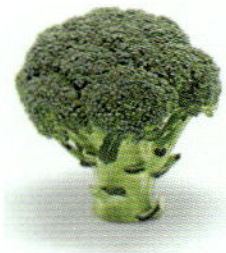

ブロッコリー

がんを予防するスルフォラファンを含むことで注目される野菜。ビタミンCが多く熱に強いのが特徴です。

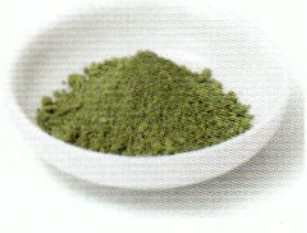

抹茶

心をほっとさせるテアニンが多く、ビタミンCも豊富です。カフェインも含まれているので、寝る前は避けて。

※CPP（カゼインホスホペプチド）　カゼインタンパク質が酵素に反応したもので、カルシウムの吸収を助ける物質。

どんな症状？

▼のどの痛みや咳《せき》、発熱が起こりやすくなる

かぜをひきやすい

栄養・体力不足が免疫力の低下を引き起こす

のどが痛くなったりゾクゾクしたりするのは、空気中のウイルスがのどなどの粘膜にくっついてしまうことが原因。通常なら体を守る抗体がウイルスをつかまえ、鼻水などで体の外に出してくれますが、免疫力が下がっているときは排出することができず、本格的なかぜに。

そんなときには十分な栄養と水分を補給して、免疫力を上げましょう。抗体の材料であるタンパク質、白血球の働きを助けるビタミンC、粘膜を強化するビタミンAを。

改善ポイント

①まずはしっかり休養
疲れや睡眠不足は、免疫力を低下させる原因になります。

②ビタミンCやタンパク質をとる
ウイルスと闘う抗体は、タンパク質からつくられます。ビタミンCも免疫力を高めます。

③ビタミンAも意識的に
のどや鼻の粘膜の材料が、ビタミンAです。

④殺菌作用のある食材も
ねぎやショウガは、抗菌作用だけでなく体を温める作用もあります。

とりたい食材

ビタミンAやC、タンパク質、抗菌作用のあるものを

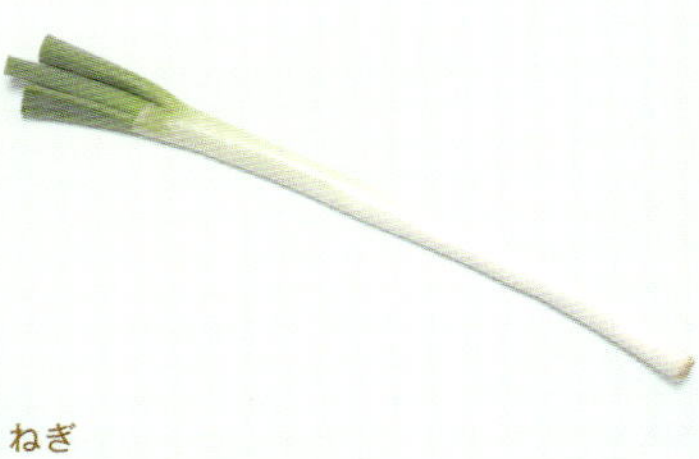

ねぎ
ツンとくる香り成分、硫化アリルに殺菌作用があります。味噌汁にたっぷりのねぎを入れて免疫力をアップさせて。

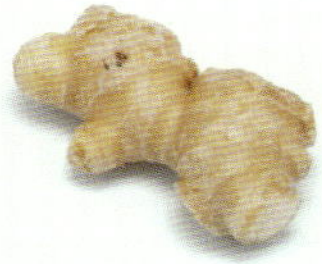

ショウガ
体を温めて新陳代謝を上げます。すりおろしたショウガとハチミツにお湯を注いだ、ショウガ湯も効果的です。

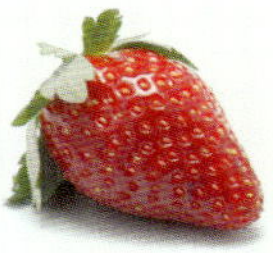

イチゴ
ビタミンCの多い食材。かぜのひき始めは食欲が落ちることも多いので、果物で栄養成分をとるのもおすすめです。

どんな症状？

花粉症

▼スギなどの花粉に反応。鼻水や目のかゆみなど

免疫の過剰反応で、体がつらくなる

鼻がムズムズ、目がかゆい——。その理由は免疫にあります。通常、体はウイルスや細菌を敵とみなし、鼻水や咳《せき》などで体外に出すように働くのですが、花粉までも敵とみなすのが花粉症。頭痛やかゆみが起こる人もいます。

症状をやわらげるためには、まずは免疫機能を整えるビタミンB_6を。炎症やかゆみを抑えるビタミンCもおすすめです。腸が免疫機能にかかわっているため、乳酸菌など腸内環境をよくする食べ物も効果的。

改善ポイント

①**ビタミンB_6をとる**
体内でのタンパク質づくりに関係し、免疫を正常にします。

②**ビタミンCをとる**
つらい目のかゆみや鼻水を抑える働きがあります。

③**ビタミンPをとる**
ビタミンCの吸収を促進します。ミカン、トマト、大根などに含まれています。

④**乳酸菌をとる**
免疫細胞の7割があるといわれる腸内環境を整えます。

⑤**タンパク質のとりすぎに注意**
免疫機能が活性化しすぎて、症状が悪化する場合があります。

とりたい食材

気になる日はビタミンB_6やビタミンC、乳酸菌を

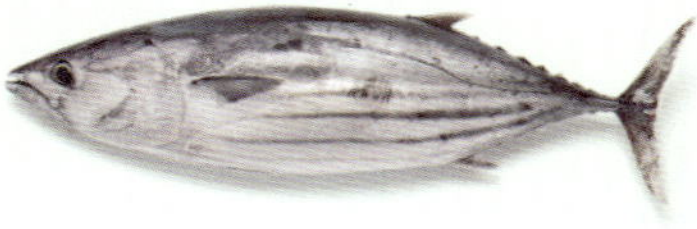

カツオ
免疫機能を整えるビタミンB_6の宝庫。フレッシュなものをとるのがおすすめです。炎症を抑えるオメガ3も豊富。

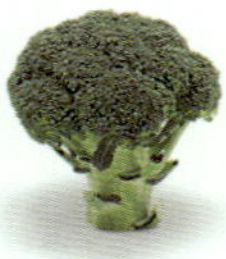

ブロッコリー
炎症をしずめてくれるビタミンCがたっぷり。ピクルスなどにして日ごろから食卓に常備しておくのもおすすめ。

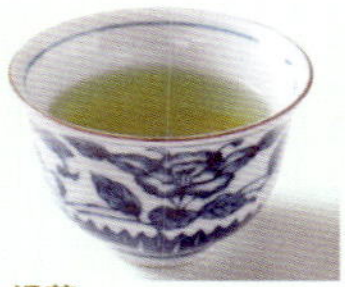

緑茶
つらい症状をやわらげるカテキンに加え、ビタミンCも多め。熱いお湯で濃いめに淹れると、カテキンが多くとれます。

どんな症状？

血圧が高い

▼血管がもろくなり、重大な病気にかかりやすくなる

加齢や塩分過多、ストレス、喫煙などで、血管に負担が

心臓が全身に向けて血液を送る圧がつねに強い高血圧の状態では、心臓や血管に負担がかかって血管がもろくなり、動脈硬化や心筋梗塞《こうそく》、脳卒中などの引き金に。ふだんの生活で痛みやつらさを感じることが少なく、「サイレントキラー」の異名もあるので気をつけましょう。

原因としては、遺伝や加齢が挙げられます。塩分のとりすぎ、ストレス、睡眠不足、喫煙なども。内臓脂肪が増えることで血圧が上がりやすくなることもわかっています。

改善ポイント

①塩分を控えめにする
一日の塩分摂取の目標量は、男性8g未満、女性7g未満です。

②カリウム、食物繊維を補給する
野菜や果物に豊富なカリウムや食物繊維は、塩分のもとであるナトリウムを体外に排出します。ただし、腎臓病の人はカリウム摂取量を医師に相談しましょう。

③太りすぎに注意
内臓脂肪が増えると血圧も上がりやすくなります。運動をすると内臓脂肪を減らすことができます。

④十分な睡眠をとる
寝不足を解消すると血圧は下がりやすくなります。なるべく24時前に寝るようにしましょう。

とりたい食材

血圧を下げる働きのある成分を上手に活用

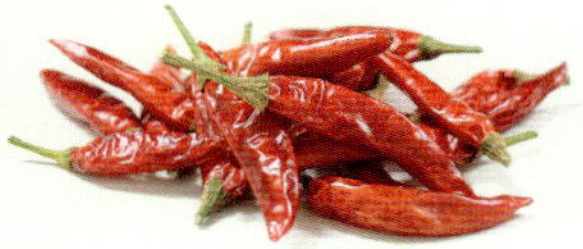

唐辛子
辛み成分のカプサイシンには末梢血管を広げ、血圧を下げる働きがあります。料理に使うことで減塩も期待できます。

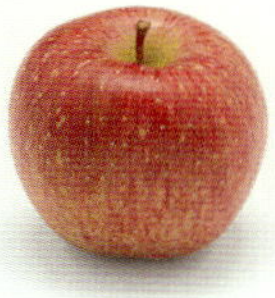

リンゴ
カリウムがたっぷり含まれている食材。塩分を多めにとっている東北でも積極的に食されています。

炭酸水
炭酸水に含まれる二酸化炭素が血のめぐりをよくし、血圧低下に貢献。常飲するなら無糖タイプを。

どんな症状？

▼放っておくと失明や神経障害を起こすことも

血糖値が高い

糖は体のエネルギー源 少なすぎても多すぎてもNG

全身の細胞のエネルギー源となる、血液中のブドウ糖の量のことを血糖値と呼びます。

この血糖値が高くなるのが糖尿病で、放置すれば毛細血管や神経の損傷が進んで、失明、神経障害、腎不全などの合併症が引き起こされます。

血糖値の安定にはまず、糖のとりすぎに注意して、自分に合った適正なエネルギー量を摂取すること。

消化、吸収を穏やかにして食後血糖値の急上昇を防ぐ食物繊維も、メニューに取り入れましょう。

改善ポイント

①適正なエネルギー量を心がける
高血糖の人は、つい食べすぎてしまうことが多いので、腹八分目にしましょう。

②三食、規則正しくとる
食事の数を減らすと一食の量が増え、血糖値が急激にアップしてしまいます。

③脂質は少なめに
動脈硬化などとの合併症を防ぐため、脂質は控えめにしましょう。

④食物繊維豊富な野菜を多めに
血糖値やコレステロール値の上昇を、緩やかにしてくれます。

とりたい食材

血糖値の急上昇を抑える食物繊維を中心に食べる

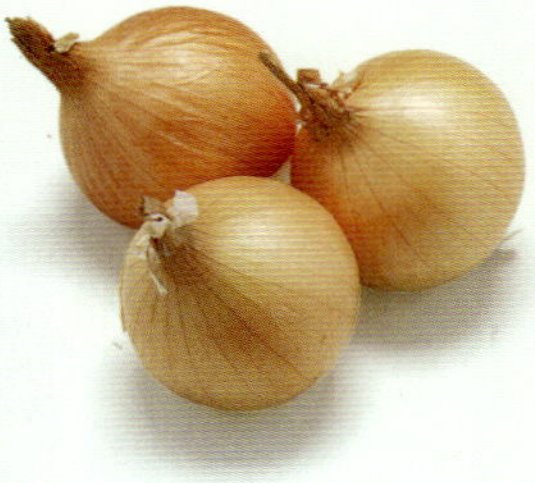

玉ねぎ
玉ねぎには血液をサラサラにし、血糖値を下げる働きがあります。いろいろな料理から、こまめにとりましょう。

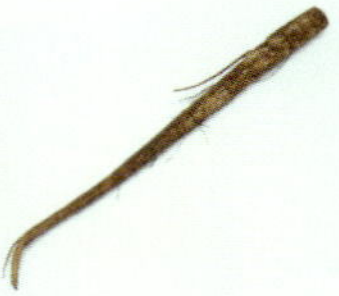

ごぼう
言わずと知れた食物繊維の多い食材。こんにゃくと組み合わせると、さらに血糖値の上昇を抑えてくれます。

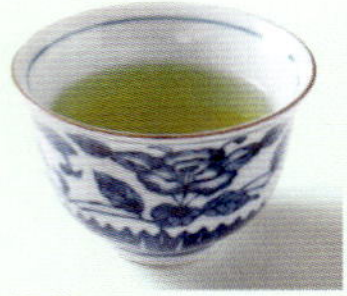

緑茶
緑茶に含まれるテアニンというアミノ酸にリラックス効果があり、満腹感を与えて食べすぎを防いでくれます。

どんな症状？

下痢・便秘

▼水のような便が出たり、かたくなり出にくくなったりする

自律神経の乱れが腸のぜん動運動を低下させる

腹痛や吐き気とともに水のような便が出るのが下痢。冷たいもののとりすぎや、食中毒などで起こります。水分やナトリウム、カリウムが一気に失われるので補給を。

一方、本来、一日1回が理想のお通じが、便がかたくなるなどして出にくくなるのが便秘。大腸のぜん動運動が低下することなどが原因です。おなかのハリや腹痛、肌荒れなども起こりやすくなります。

ストレスで下痢や便秘が起こる、過敏性腸症候群にも注意が必要です。

改善ポイント

①食物繊維をしっかりとる
便秘のときは水溶性、不溶性の食物繊維を意識的にとりましょう。

②朝ごはんを食べる
食べ物が入ることで腸が刺激され、お通じが促されます。

③整腸作用のあるものをとる
下痢の場合、消化がよく整腸作用のあるものが◯。

④ストレスを解消するよう心がける
過敏性腸症候群の場合は、ストレスに向き合うことも必要です。

とりたい食材

食物繊維と乳酸菌で腸内環境を整える

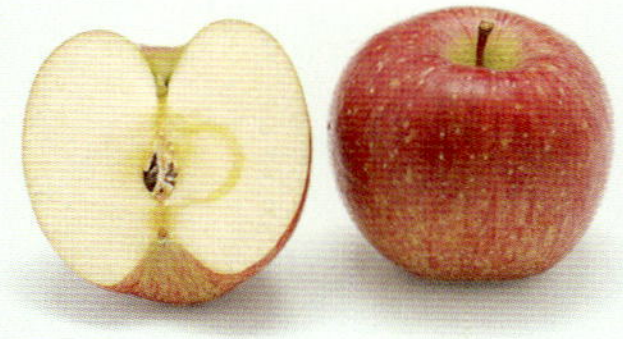

リンゴ
整腸作用のある水溶性食物繊維、ペクチンが豊富。下痢の場合は皮ごとすりおろして食べましょう。できれば無農薬が◎。

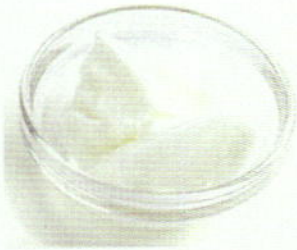

ヨーグルト
善玉菌に活力を与え、腸内環境を向上させます。たまに食べるのではなく、毎日コツコツととるのもポイント。

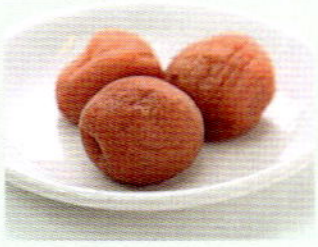

梅干し
伝統食材の梅干しには、水分調整をし、腸の調子を整える働きがあります。ふだんから食卓に常備しておくと安心です。

どんな症状?

▼女性ホルモンの分泌量が減り、さまざまな不調が起こる

更年期の不調・月経障害

食事内容を見直してホルモンバランスを整えることが先決

女性は、閉経が近づくと卵巣の働きが衰え、女性ホルモンの分泌量が減ります。すると自律神経が乱れ、ほてりやイライラ、うつなどが現れることがあります。女性ホルモンは、骨の形成やコレステロール値上昇の抑制などさまざまな働きにかかわっているため、骨が弱ったり、太りやすくなったりすることも。

一方、月経の周期や期間、量にばらつきがあったり、月経痛が起こる月経障害も、ホルモンバランスが関係しています。

改善ポイント

①食事内容を見直す
不調の原因は、栄養バランスの乱れからくることも。試しに、食事記録をつけてみてもよいでしょう。

②ビタミンEをとる
女性ホルモンの分泌を調整してくれます。血のめぐりもアップし、冷えに効果的です。

③カルシウムをとる
イライラを防ぐほか、骨粗しょう症の予防もできるのでおすすめです。

④体を温める
温めることで症状がやわらぐことが多々あります。

とりたい食材

ホルモンバランスを整えるにはビタミンE

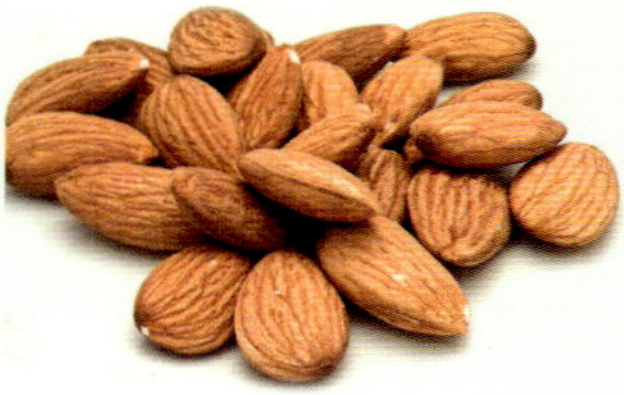

アーモンド
ビタミンEを効率よく摂取できます。ただし、食べすぎには注意。一日5粒程度までで、様子をみましょう。

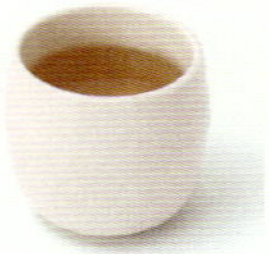

ハトムギ茶
ハトムギに含まれるヨクイニンには、更年期のつらいトラブルをやわらげる効果が期待できます。ふだんのお茶として。

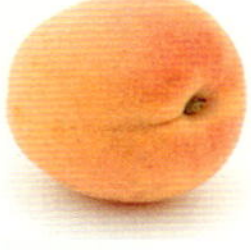

あんず
バラ科の植物は血行をよくするといわれています。また、更年期のイライラをやわらげるビタミンCも含みます。

どんな症状？

骨粗しょう症

▼骨がもろくなり、ちょっとした動作で骨折しやすくなる

骨はカルシウムの貯蔵庫 コツコツ蓄積することが大事

骨の密度が減ってスカスカになり、ちょっとした衝撃でも折れやすくなる病気が骨粗しょう症です。

無理なダイエットによる栄養不良や、骨の形成にかかわる女性ホルモンの分泌減がその誘因とされます。

骨粗しょう症予防の基本は、骨の材料であるカルシウムの補給。タンパク質、ビタミンD、ビタミンKがカルシウムの骨への沈着を促します。

骨の支柱としてカルシウムを蓄えるコラーゲン組織の合成には、緑黄色野菜のビタミンCが役立ちます。

改善ポイント

①タンパク質、カルシウムをとる
骨の材料をしっかりとることで、骨密度がアップします。

②軽めの運動を心がける
骨に適度な負荷をかけると丈夫になります。

③無理なダイエットをくり返さない
食事制限によるカルシウム不足によって、骨はどんどん弱くなってしまいます。

④ビタミンDもしっかりと
カルシウムの吸収を促してくれる栄養素です。

とりたい食材

骨づくりにかかわるカルシウム、ビタミンD、ビタミンKを

牛乳
カルシウムの吸収率の高さはピカイチ。料理に使えるのも魅力です。コップ1杯を毎日の習慣にしてもよいでしょう。

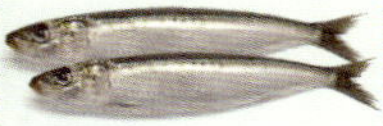

イワシ
カルシウムに加え、吸収をサポートするビタミンDや、骨や筋肉の材料となるタンパク質もしっかり含んでいます。

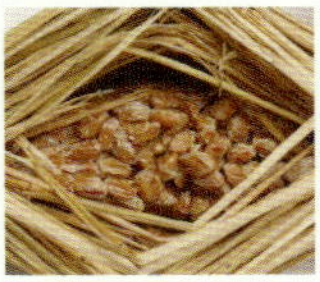

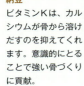

納豆
ビタミンKは、カルシウムが骨から溶けだすのを抑えてくれます。意識的にとることで強い骨づくりに貢献。

どんな症状？

▼脂質異常症から動脈硬化、心筋梗塞《こうそく》などへの心配が

コレステロール値が高い

細胞膜や女性ホルモンの材料 必要な分はしっかり摂取

脳や血液、筋肉など全身に広く存在する、コレステロール。全身にある60兆個の細胞膜や女性ホルモンの材料でもあり、生きていくために不可欠なものです。体内のコレステロール全体量の約8割は肝臓などでつくられており、残り2割が食事からとったものとなります。

血中のコレステロール値が高いと、動脈硬化や心筋梗塞《こうそく》が心配です。血中コレステロール量を増やす飽和脂肪酸のとりすぎにも気をつけましょう。

改善ポイント

①肉やバター、卵、魚卵は控える
LDL（悪玉）コレステロールの摂取を減らすことができます。

②食物繊維をたっぷりと
コレステロールを体の外に出す役割に、注目が集まっています。

③抗酸化成分をとる
血管の酸化（炎症）を抑え、動脈硬化を防ぎます。抗酸化作用のある食べ物を積極的にとりましょう。

④毎日食べているものを見直す
知らず知らずのうちに、コレステロール値の高いものばかり選んで食べていませんか？　バターたっぷりのパンを毎日摂取することは控えて。

とりたい食材

食物繊維、抗酸化成分を積極的に

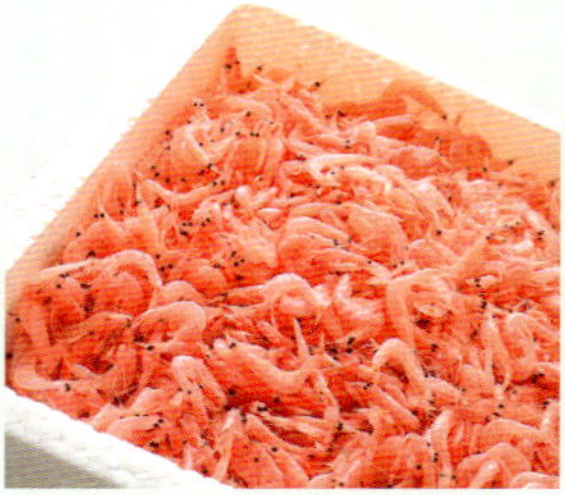

桜エビ
まるごと食べられるのが◎。殻の部分に含まれるキチン・キトサンがコレステロールの吸収を抑えます。

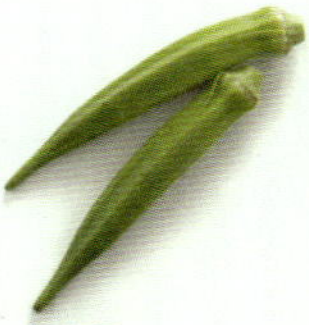

オクラ
粘りのもとは水溶性食物繊維。コレステロールを体の外に出してくれます。抗酸化物質のβ-カロテンも。

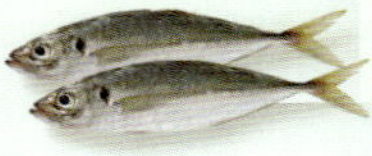

アジ
血液サラサラ効果で知られるEPAがたっぷりの食材。脂は酸化するので、新鮮なものをたっぷりとりましょう。

どんな症状？

だるい、疲れがとれない・夏バテ

▼全身の疲れがいつまでも残り、活力が低下した状態

クエン酸やビタミンが疲労を解消！

疲れが抜けない、やる気が起きないなどの心身の疲労解消には、体のエネルギー代謝を活性化させることが先決。筋肉や血液中にたまった疲労物質が分解されると、慢性疲労は軽減します。

代謝を上げるにはビタミン、ミネラル、アミノ酸も有効に働きますが、夏バテで食欲がないときには、酢などに含まれるクエン酸を。クエン酸は、ビタミンB_1、ビタミンB_2を介さずATPという細胞のエネルギーを素早くつくりだすことができます。

改善ポイント

①ビタミンB_1、クエン酸をとる
たまった疲労物質をスムーズに分解してくれます。

②睡眠、休養をしっかりとる
栄養をとるのと同時に、きちんと休んでリセットすることも大切です。

③夏バテのときも、食事を規則的にとる
疲労物質を代謝するにも、エネルギーが必要です。栄養価が高く、体に負担をかけないような食事をとるようにしましょう。すっぱいものをとると、食欲が増進されます。

とりたい食材

疲労物質の分解を促すビタミンB_1、クエン酸を

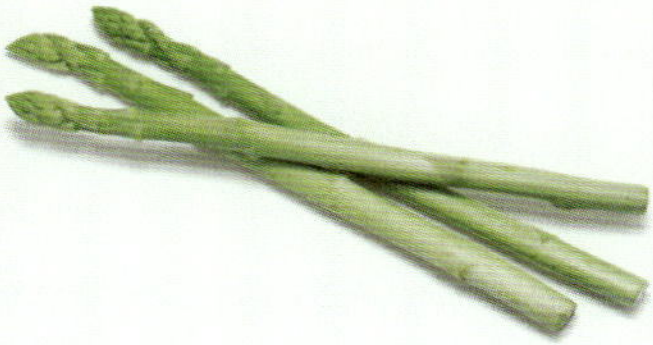

アスパラガス
アミノ酸の一種、アスパラギン酸はエネルギーづくりにかかわり、疲労回復にひと役買ってくれます。

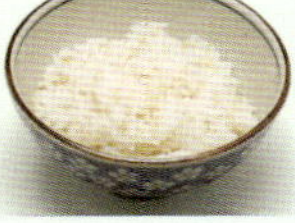

玄米
ビタミンB_1の宝庫。このほか各種ビタミン、ミネラルを含んでいます。七分づきのものが食べやすく、おすすめです。

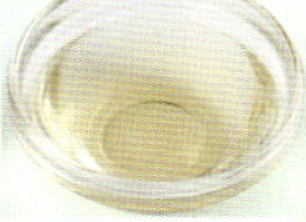

酢
すっぱい味の成分、クエン酸が、疲労物質の分解を進めてくれます。リンゴ酢などは水で薄めて飲むのもおすすめ。

どんな症状？

肌荒れ・口内炎

▼肌のキメが荒れ、凹凸が目立つ。口内に炎症ができる

肌は体調のバロメーター 生活を見直して、健康管理を

　暴飲暴食、不規則な睡眠、ストレスなどが重なると、肌荒れや乾燥などが起こります。粘膜の代謝も滞り、口内炎ができやすくなることも。

　とくに肌のターンオーバー（肌細胞の生まれ変わり）のサイクルは、20代では約28日周期ですが、40代では約60日周期と次第に遅くなっていくといわれています。年齢を追うごとに肌のダメージは抜けにくくなることを念頭に置いて、肌の新陳代謝を促すビタミンの補給と生活習慣の改善に努めましょう。

改善ポイント

①タンパク質をとる
美しい肌のためには、材料であるタンパク質をしっかりチャージしましょう。

②ビタミンA、Cをとる
ビタミンAは肌の保湿因子の産生にかかわるとともに、粘膜の機能を正常に整えます。ビタミンCは肌の弾力のもとであるコラーゲン組織の合成を助けます。

③ビタミンB群をとる
肌のバリア役である皮脂の分泌を調整するほか、粘膜の炎症をしずめて口内炎を緩和します。

④生活を見直す
睡眠不足、ストレス過多なども、お肌の敵です。

とりたい食材
ビタミンA、B群、C、タンパク質を中心に

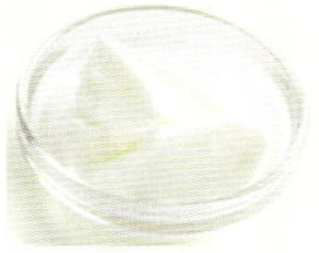

ヨーグルト
豊富なビタミンB_2が、つらい口内炎の治りをスムーズにしてくれます。乳酸菌が多いので腸内環境向上にも。

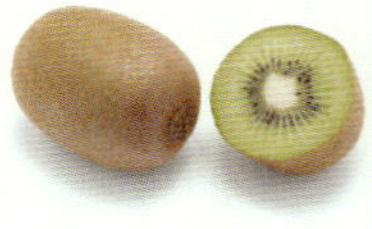

キウイフルーツ
ビタミンCの量はピカイチ。また生のまま食べられるので、損失も最小限で済みます。毎朝１個食べるのもおすすめ。

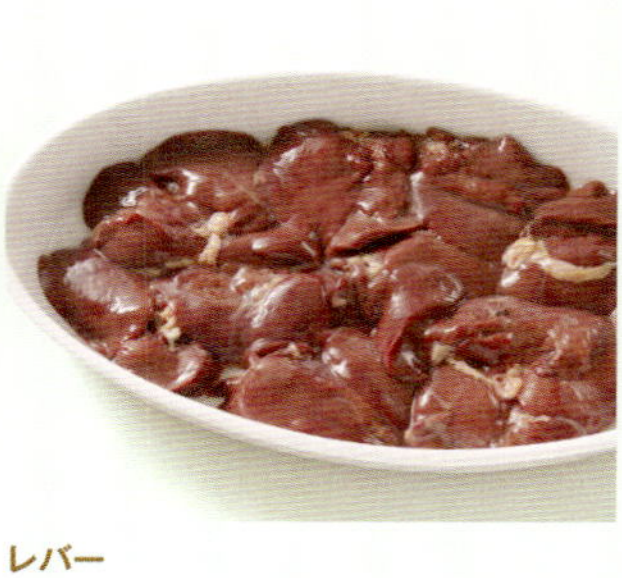

レバー
ビタミンA、B_2をはじめ栄養豊富な食材。ビタミンCの多いほうれん草と一緒に調理すれば、栄養満点。

どんな症状？

冷え・血行不良

▼手足や腰などが冷え、痛みやだるさを感じやすくなる

たかが「冷え」と侮るなかれ さまざまな病気の温床に

女性の7割が悩んでいるという体の冷え。手足やおなかが冷たくなるほか、頭痛、関節痛、肩こりをともなったり、疲れやすくなるなど、さまざまな体調不良を引き起こします。

女性に冷え性が多いのは、熱を産生する筋肉の量が男性よりも少ないため。さらに、血管を収縮、拡張させる自律神経の乱れや貧血が、冷えを助長することもあります。

血行をよくして体を温める食材を努めてとるほか、筋肉量の減少を抑える運動の習慣も心がけましょう。

改善ポイント

①**タンパク質をとる**
熱を生みだす筋肉の材料が、タンパク質です。

②**適量の鉄をとる**
鉄は酸素を運搬する赤血球の成分で、不足すると貧血や冷えを招きます。とりすぎると、便秘などが起こることがあります。

③**ビタミンB群、C、ミネラルをとる**
末梢神経の働きを強くします。

④**体を温める**
運動や入浴など、コツコツと体を温めて。薄着をしないようにも気をつけましょう。

とりたい食材

ポカポカ成分をとって内側から温める

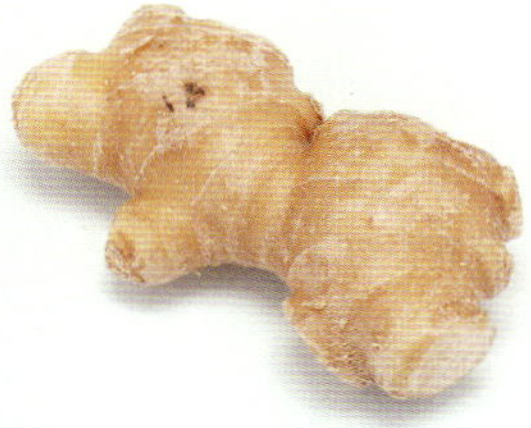

ショウガ
独特の辛み成分、ショウガオールが体を温めます。すりおろして紅茶に入れたり、味噌汁などふだんの料理にも◎。

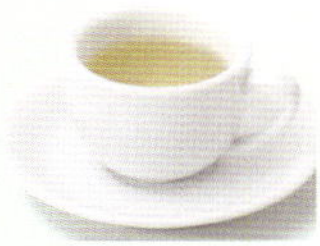

カモミール茶
古くから体を温める働きがあるといわれます。リラックス作用もあるので、自律神経の乱れからくる冷えにも効果的。

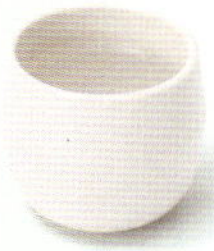

葛湯《くずゆ》
葛には血のめぐりをよくし、体を温める働きがあります。粉をお湯に溶かして飲むことで、全身がポカポカに。

どんな症状？

貧血

▼全身にくまなく酸素が行き渡らず、めまいなどが起こる

酸素を届けるヘモグロビンは、鉄とビタミン、葉酸が材料

全身にある細胞に酸素を送り届けるヘモグロビン。このヘモグロビンの量が減ってしまい、酸素を届けることができなくなった結果、めまいやふらつき、頭痛、疲れやすさを感じるのが貧血です。ヘモグロビンの材料でもある鉄が不足する「鉄欠乏性貧血」と、ヘモグロビンをつくる際に欠かせないビタミンB_{12}と葉酸が不足する「巨赤芽球性貧血」に大別することができます。女性に貧血が起きやすいのは、生理や妊娠で鉄の必要量が増えるためです。

改善ポイント

①鉄をしっかりとる
肉などに含まれるヘム鉄は、植物性食品や卵、乳製品に含まれている非ヘム鉄にくらべ、体内での吸収率が高いので、積極的にとりましょう。

②ビタミンB群をしっかりとる
とくに巨赤芽球性貧血の場合は、ビタミン不足に要注意です。しっかりチャージすると、ふらつきが解消されます。

③カフェインや食物繊維は控える
鉄が体内に吸収されるのを妨げてしまうため、コーヒーや紅茶などのとりすぎは控え、飲むときは、食事の前後30分を避けるようにしましょう。

とりたい食材

日ごろから鉄をこまめにとるように

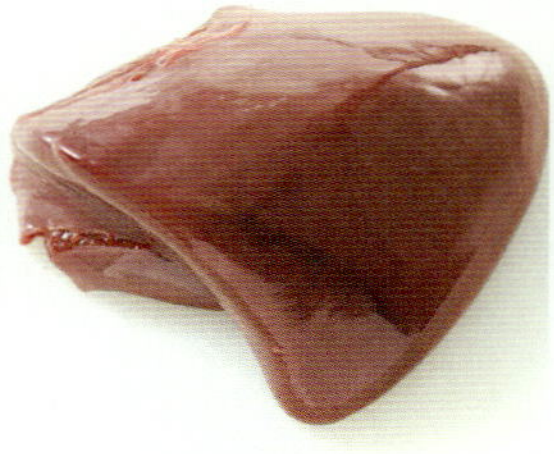

レバー
鉄を補給する食材の筆頭ともいえるレバー。ビタミンCと一緒にとると、より吸収率が上がります。

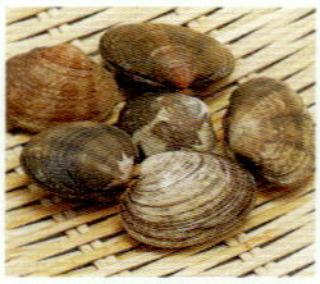

アサリ
吸収率のよいヘム鉄が豊富です。味噌汁に入れるなど、ふだんからとると◎。鉄の働きを助ける銅も含まれています。

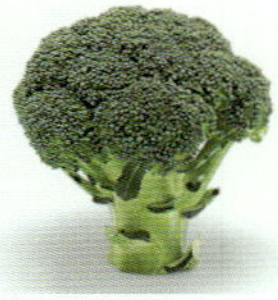

ブロッコリー
鉄の吸収を促すビタミンCが豊富。鉄の多いごまを使ったドレッシングと一緒に食べると、効率的に鉄を吸収できます。

どんな症状？

▼体内にアルコールがとどまり、頭痛や吐き気を起こす

二日酔い

アルコールを代謝する肝臓のサポートを

お酒の飲みすぎで起こる二日酔い。体内に入ったアルコールは肝臓でアセトアルデヒドに分解され、水と二酸化炭素になって排出されますが、量が多いと処理が追いつかず、吐き気や頭痛などが起こります。

この二日酔いをやわらげるには、アセトアルデヒドを外に出すためのケアをすること。水をたっぷり飲むことは血液中のアセトアルデヒドを薄めることにつながります。さらに肝臓をいたわる栄養成分も一緒にとるのがおすすめです。

改善ポイント

①水をたくさん飲む
アルコールは利尿作用があるので、水をたっぷりとり、アルコールを体外に排出しましょう。

②肝臓の機能をサポートする成分が強い味方に
クルクミン、タウリンを積極的にとり、肝臓がアルコールを代謝するのを助けましょう。

③アルコール分解を助けるセサミンを
セサミンはごまやごま油に豊富に含まれています。最近ではサプリメントも人気です。

④日ごろからタンパク質をとる
肝臓の機能を高めるためにも、肉や魚をしっかりとっておくことが重要です。

とりたい食材

タウリンやセサミン、クルクミンを含む食材を活用

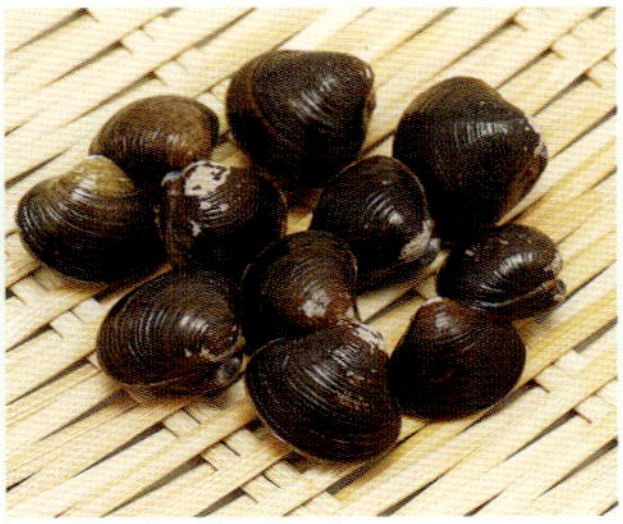

シジミ
肝臓の働きを助けるタウリンがたっぷり。よくいわれる「飲んだ次の日にはシジミのお味噌汁」は理に適ったチョイス。

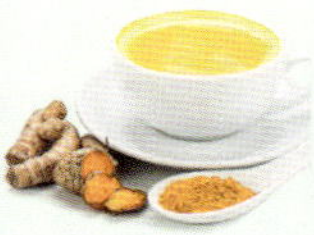

ウコン茶
ウコンは、肝臓の特効薬ともいえるクルクミンを含んでいます。ウコン茶は、二日酔いの水分補給に最適な飲み物です。

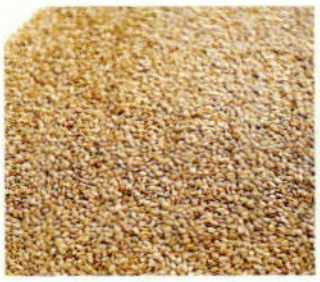

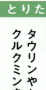

ごま
アルコールの排出を促すセサミンを含みます。お酒のおつまみに、ごま和えやごまを使った料理を選ぶのも賢い選択。

どんな症状?

むくみやすい

▼体内の余った水分が手足や顔に溜まることで起こる

冷えや塩分のとりすぎが起きていないか要チェック!

体内の余分な水分が排出しきれずに、顔や手足に溜まってしまうのがむくみの原因です。

栄養面での対策は、血行を盛んにして代謝を促すタンパク質と、その働きをサポートするビタミンB_1、ビタミンB_2を補給すること。

体内に水分を溜め込む性質がある塩分は控えめにして、逆に利尿作用のある食材を多くとるのもポイントです。運動で筋肉量を増やす、体を温めてよく眠るなどの生活の工夫も、むくみ解消に役立つでしょう。

改善ポイント

①塩分を控える
薄味を基本に。ラーメンなどのスープも注意。飲み干すと、塩分過多になります。

②カリウムをとる
体内の余計な塩分を体の外に出す働きのあるカリウムは、生野菜や果物に多く含まれています。意識的にとりましょう。

③運動や入浴を積極的に
体を温め血のめぐりをよくすることで、余分な水分を排出することができます。

④ビタミンB_1、B_2をとる
エネルギー代謝を活性化するとともに、老廃物の蓄積を防ぎます。

とりたい食材

カリウムやビタミンB群で水分の排出を促す

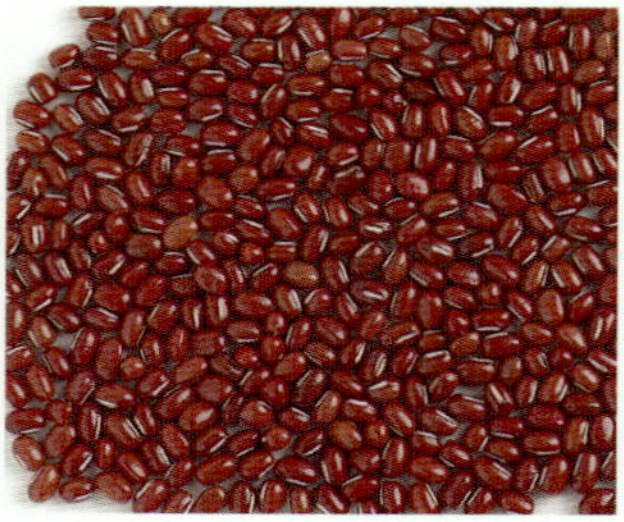

あずき
代謝を促すビタミンB群やカリウムがたっぷり。煮汁に多く含まれるので、お汁粉など一緒にとる調理がベスト。

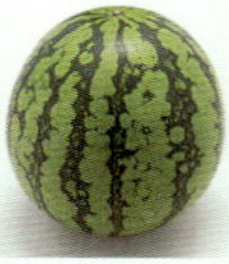

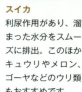

スイカ
利尿作用があり、溜まった水分をスムーズに排出。このほかキュウリやメロン、ゴーヤなどのウリ類もおすすめです。

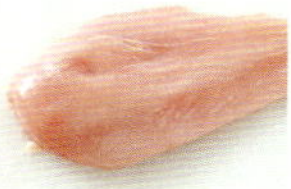

ササミ
運動不足などで筋肉量が少ないと、むくみやすくなりがち。適量のタンパク質と運動で筋肉がつき、むくみ解消に。

栄養素が体で働くしくみQ&A

覚えておきたい消化、吸収のしくみや、ダイエットに関するソボクな疑問、健康診断の検査結果の見方など、栄養や健康に関して気になるアレコレを、Q&A形式でご紹介します。

Q 食べ物はどのようにして体内で栄養素に変わるの？

A

ごはんや肉などの食べ物に含まれる栄養素。そのままでは体内で吸収できないため、歯で噛み砕いたり、胃腸で分泌される消化酵素を使って分子レベルにまで細かくしてから、小腸にて吸収され、栄養素として働き始めます。吸収された栄養素は静脈やリンパ管を通って肝臓に届けられ、そこから必要に応じて全身に届けられます。

【三大栄養素が消化・吸収されるしくみ】

食べ物に含まれる三大栄養素は、体内の消化器官から分泌される消化酵素によって分解され、最終的に小腸で吸収されて、毛細血管やリンパ管を通って全身へ送られます。

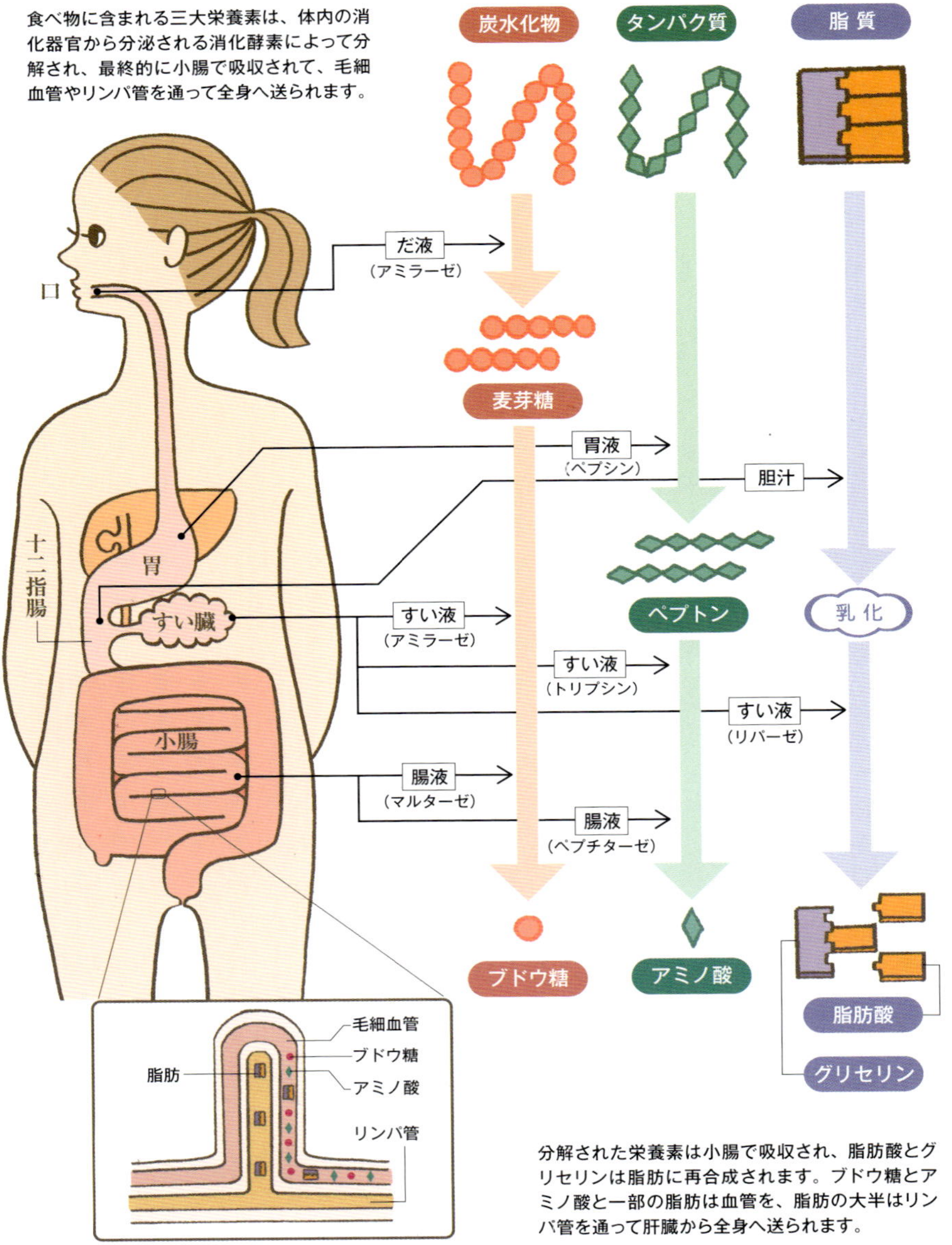

分解された栄養素は小腸で吸収され、脂肪酸とグリセリンは脂肪に再合成されます。ブドウ糖とアミノ酸と一部の脂肪は血管を、脂肪の大半はリンパ管を通って肝臓から全身へ送られます。

Q

カロリー制限をしているのに太るのはなぜ？

A

食事に含まれる糖質や脂質などは、体内でそのまま燃焼するわけではありません。タンパク質、ビタミン、ミネラルの助けを借りてエネルギーに変換されます。そのためカロリー制限をしても、これらが不足しているとエネルギーづくりがうまくいかず太ることも。バランスをとってまんべんなく栄養をとることが、減量につながります。

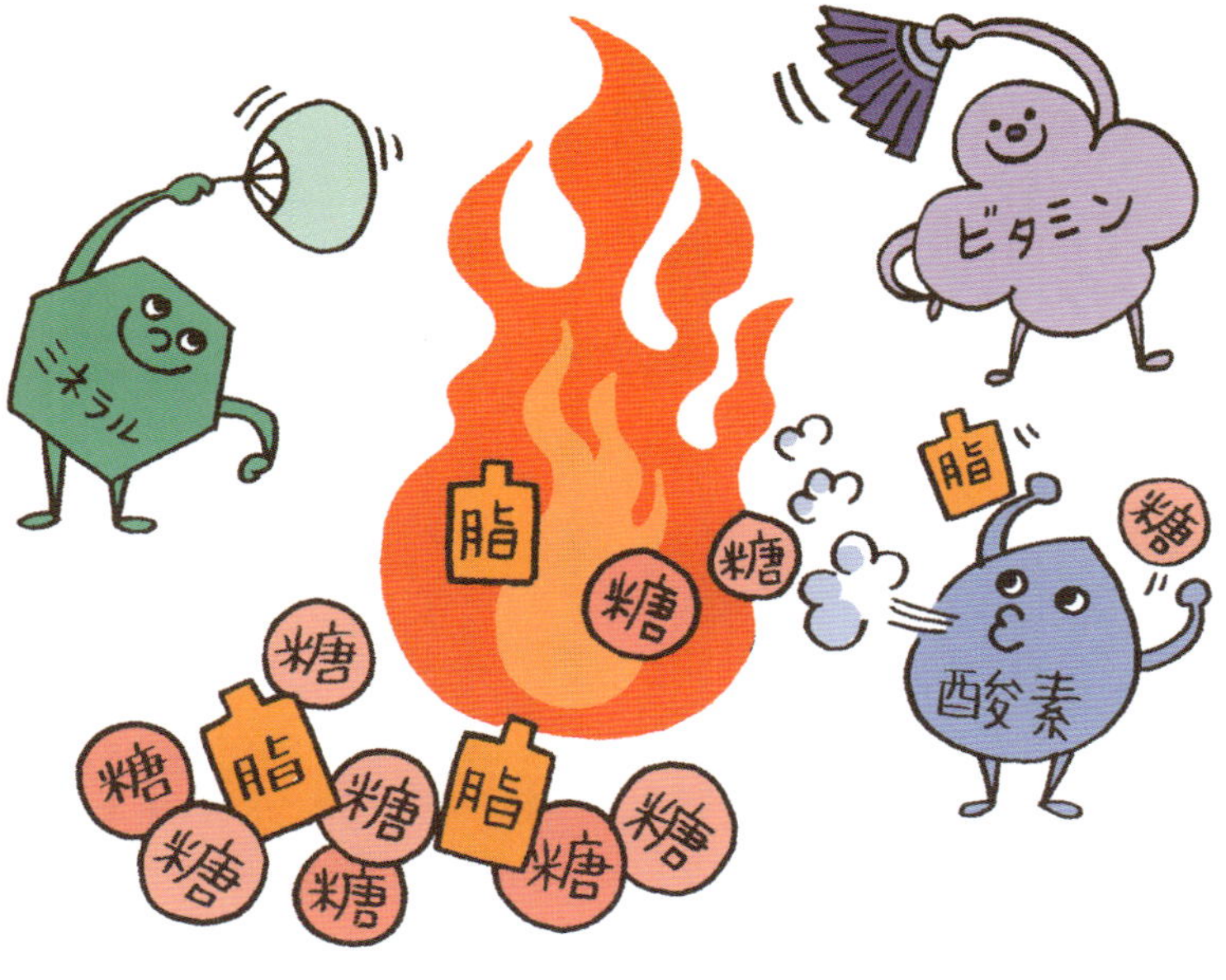

Q 体内時計とダイエットの関係って？

A

昼に活動して夜に眠る、毎月月経があるなど、人間は体内時計をもとに一定のリズムを刻んでいます。これはダイエットに応用可能。朝は起きて2時間以内にタンパク質と糖質を中心の食事を。夕食は朝食から12時間以内にとります。ただし、22時以降は体内で脂肪が生成されやすくなるため、夜遅い時間の食事は控えたいものです。

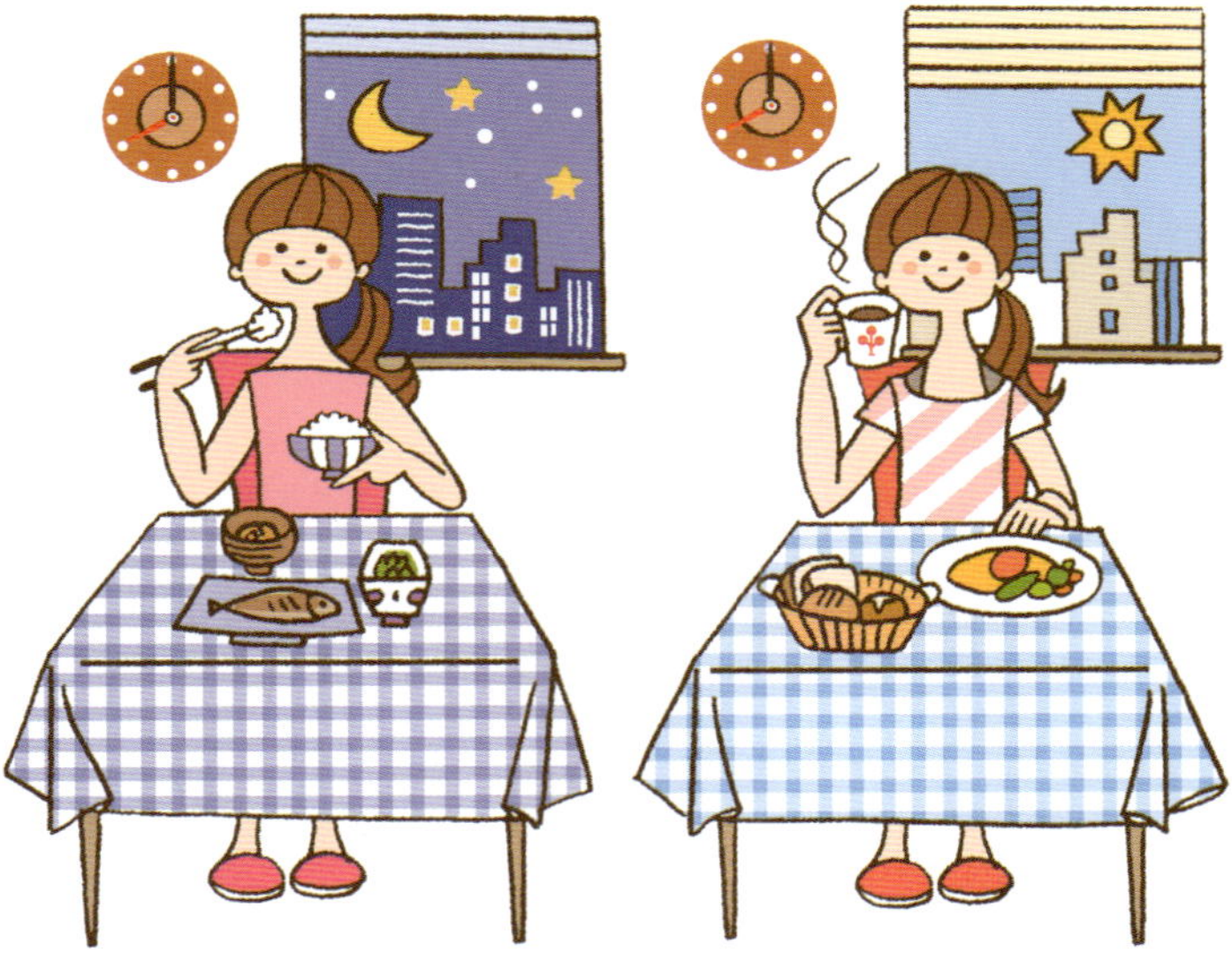

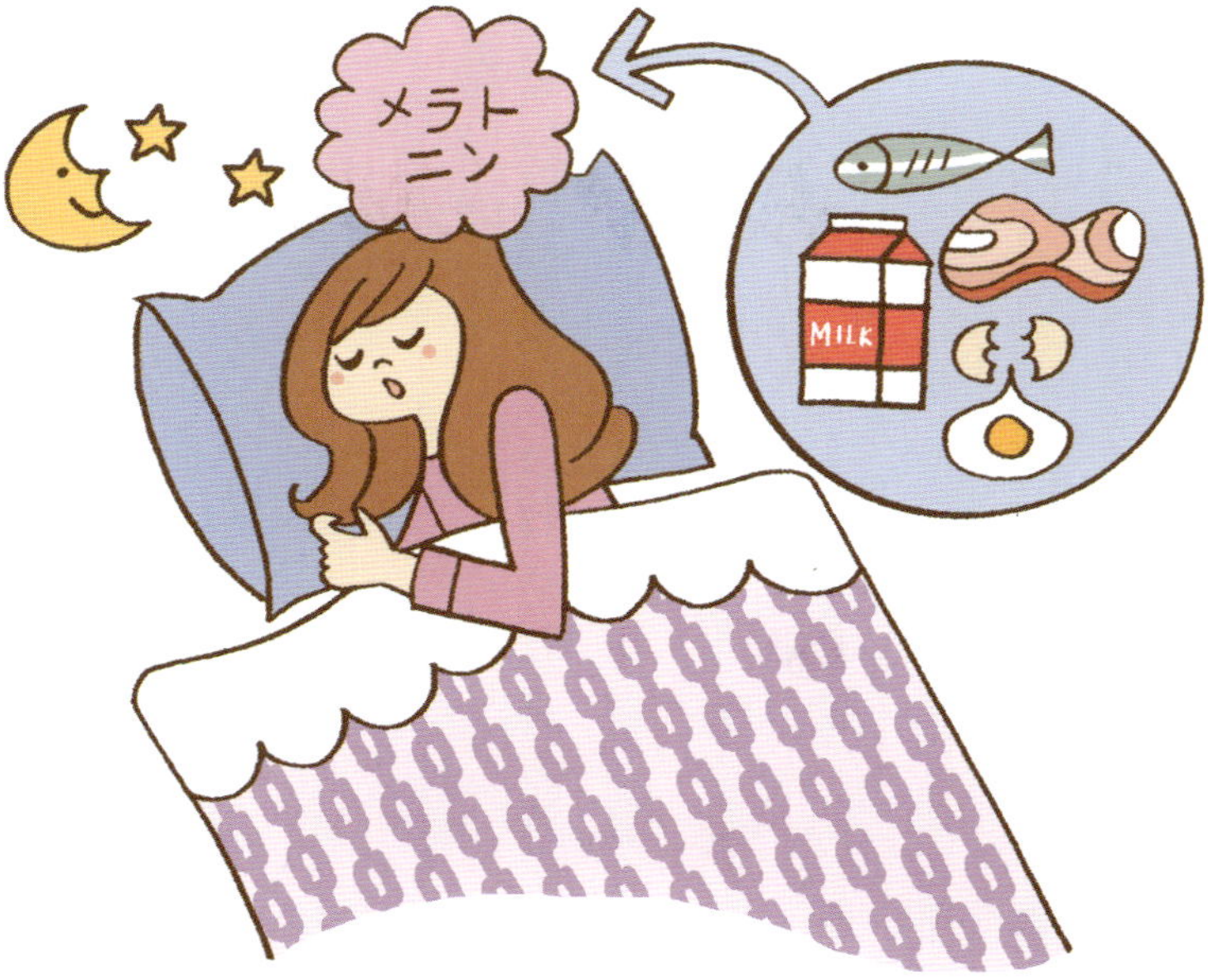

Q たくさん寝ているのに疲れがとれにくいのはなぜ?

A 疲れがとれていないということは、熟睡できていない可能性が考えられます。原因はいろいろありますが、栄養不足もそのひとつ。スムーズな眠りのためにはメラトニンというホルモンが必要ですが、これらはタンパク質やビタミンB_6を材料につくられます。肉や魚に豊富なので、あまり食べない人は不眠になることがあります。

Q 妊娠・授乳期の食事で気をつけることは？

A

妊娠中に不足しやすい栄養素の代表格は、鉄とカルシウム。それぞれ血液、骨の材料となるものです。タンパク質とともにしっかりととりましょう。反対にセーブしたほうがいいのはお菓子です。体重が増えすぎると妊娠糖尿病などの心配が高まります。産後は体を立て直す時期。食べたものは母乳に影響するので、油を控えめにした質のよい食事を心がけましょう。

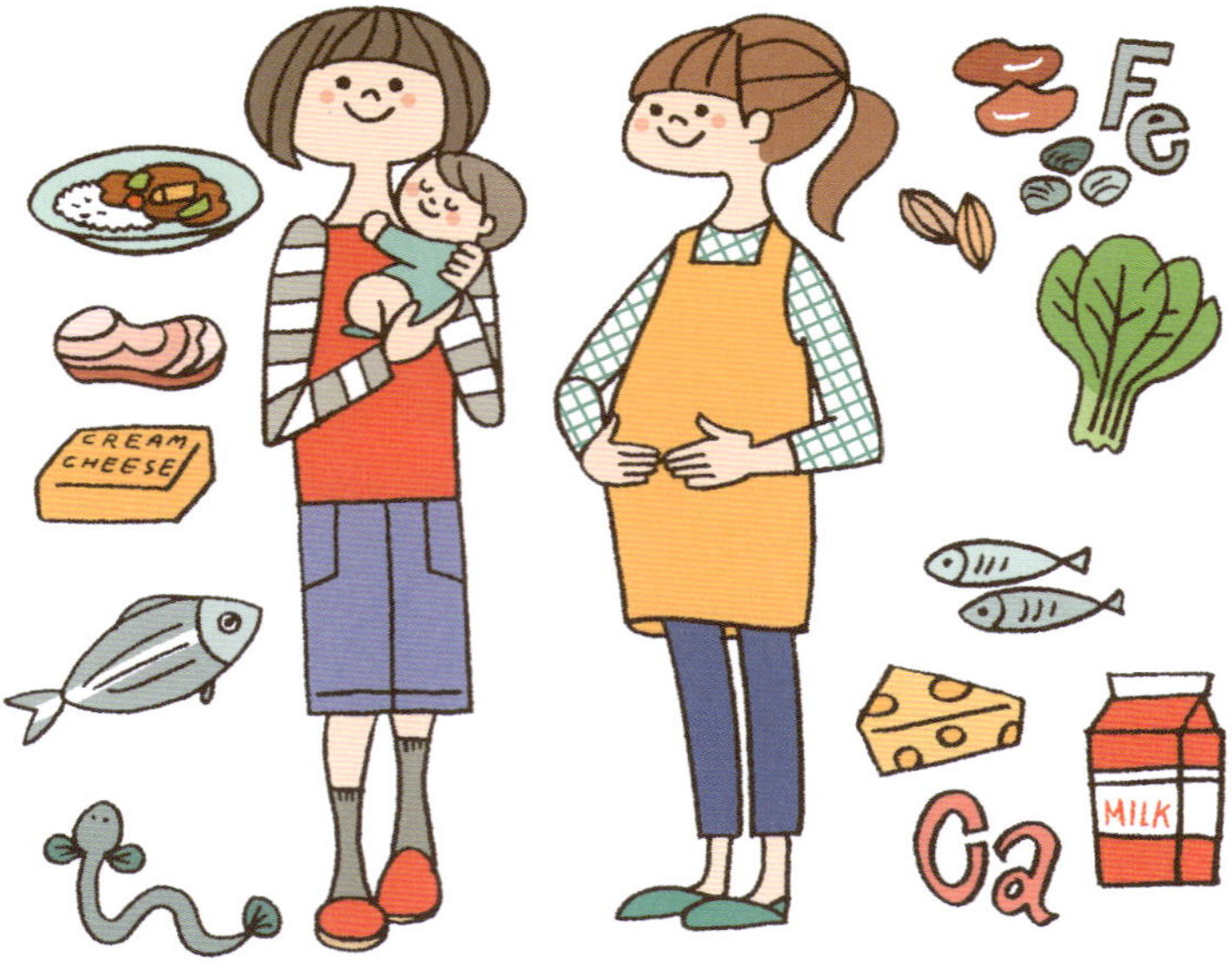

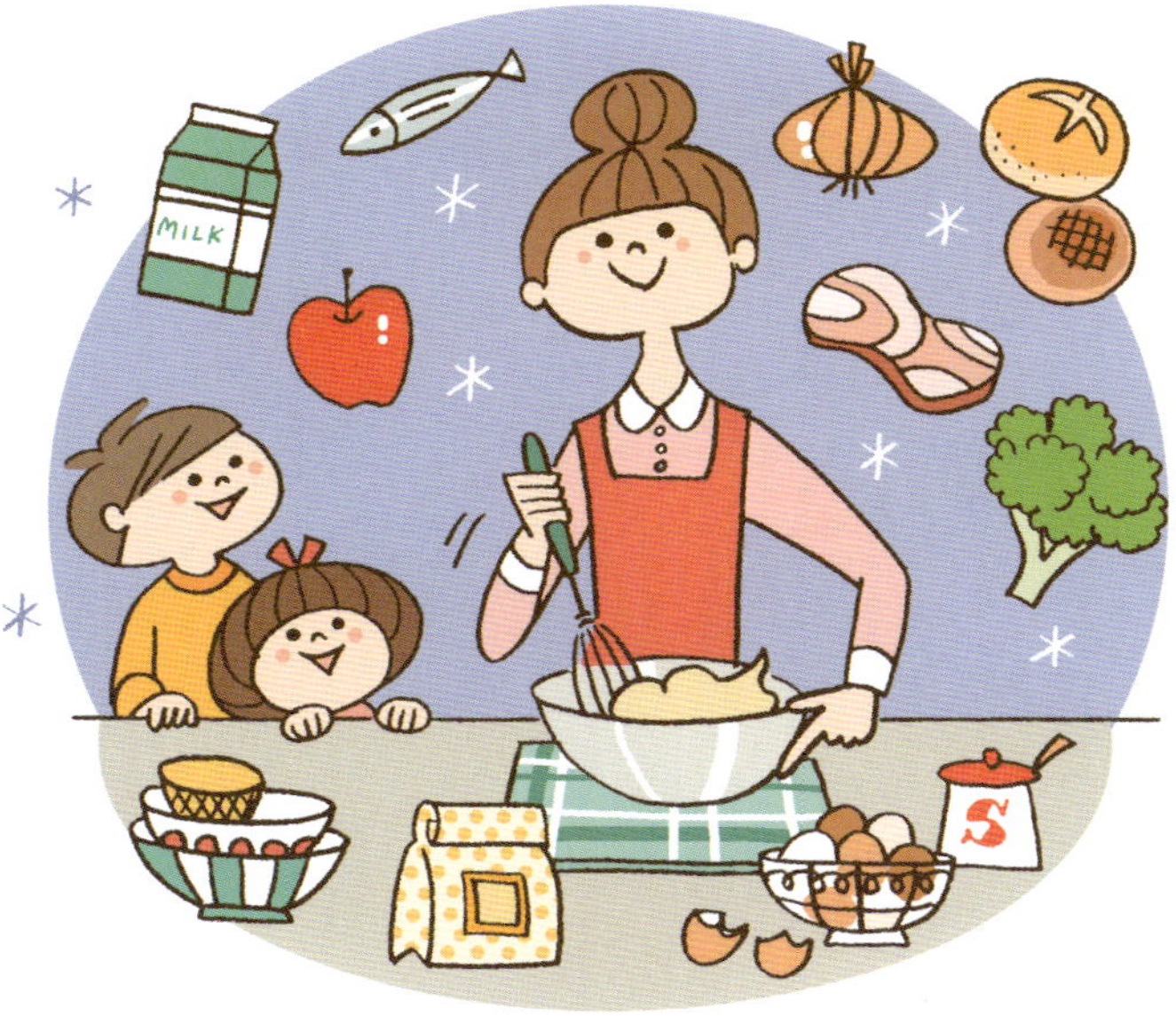

Q 幼児期・学童期に身につけたい食習慣は？

A

幼児期は食生活の基本となる、味覚がつくられる時期。いろんな味を経験させておくことで好き嫌いを減らすことができます。薄味に慣れさせるのもポイントです。同時に、タンパク質や脂質といった栄養素の意味を教えるのもよいこと。最近では子ども向けにわかりやすく紹介した本もあるので活用するのもよいでしょう。

Q 健康診断の検査結果の見方は？

A

健康診断の検査結果報告書は、あなたの今の体調をリアルに伝える情報の宝庫。これから起こる可能性のある病気についても読みとることができます。「難しそうだから」と敬遠するのは少々もったいないかもしれません。そこで検査項目のなかでも、栄養素と関連の深いものについてピックアップしてみました。照らし合わせて見てみましょう。

BMI
身長と体重から肥満度を測ります。25 以上は赤信号。

血圧
生活習慣病リスクを高める高血圧を調べます。

AST（GOT）
肝臓や心臓にトラブルがあると上昇します。

ALT（GPT）
肝炎など肝障害が起こったとき、とくに増加します。

ALP
肝臓や胆道、骨の代謝の異常を判断するものです。

γ-GT（γ-GTP）
おもにアルコール性肝炎のリスクがわかります。

総コレステロール
LDL コレステロール、HDL コレステロールなどの総量です。

LDL コレステロール
高い場合は動脈硬化の進行が早まる傾向に。

HDL コレステロール
動脈硬化を防ぐ役割があります。少ない場合は注意。

TG（中性脂肪）
多いと、脂肪肝や肥満の原因になります。

グルコース
血中の糖の量。多いときは糖尿病が疑われます。

HbA1c《ヘモグロビンエーワンシー》
過去１～２カ月の血糖値の変動を反映します。

尿素窒素（UN）
数値が上がると、腎機能障害や脱水の可能性があります。

クレアチニン
腎臓のろ過機能をチェックするものです。

尿酸（UA）
おもに痛風のリスクを調べます。

白血球数
細菌感染や免疫機能を調べます。

赤血球数
貧血かどうかを判断します。

ヘモグロビン
酸素を体内に運べる量をチェックします。

ヘマトクリット
血液中の赤血球の割合を調べて貧血の種類を特定します。

血小板数
高くても低くても×。止血能力がわかります。

蛋白定性
尿からタンパク質が出ているかをチェックします。

糖定性
尿から糖が出ているかどうかをチェックします。

ウロビリノーゲン定性
擬陽性以外の場合、肝臓、胆のうの障害のリスクが。

潜血反応
便や尿に血液が混じっているかを調べます。

健康診断 検査結果報告書

日付　××年××月××日

	基準値	検査結果
身長	–	
体重	–	
BMI	18.5 ～ 24.9	
血圧	最高 130mmHg 未満	
	最低 85mmHg 未満	
AST（GOT）	10 ～ 40U/L	
ALT（GPT）	5 ～ 45U/L	
ALP	100 ～ 325U/L	
γ-GT（γ-GTP）	男性 80U/L 以下	
	女性 30U/L 以下	
総コレステロール	120 ～ 219mg/dL	
LDL コレステロール	65 ～ 139mg/dL	
HDL コレステロール	男性　40 ～ 85mg/dL	
	女性　40 ～ 95mg/dL	
TG（中性脂肪）	30 ～ 149mg/dL	
グルコース	70 ～ 109mg/dL	
HbA1c	4.6 ～ 6.2%	
尿素窒素（UN）	8 ～ 20mg/dL	
クレアチニン	男性　0.61 ～ 1.04mg/dL	
	女性　0.47 ～ 0.79mg/dL	
尿酸（UA）	男性 3.8 ～ 7mg/dL	
	女性 2.5 ～ 7mg/dL	
白血球数	3300 ～ 9000 個 / μL	
赤血球数	男性 430 万～ 570 万個 / μL	
	女性 380 万～ 500 万個 / μL	
ヘモグロビン	男性 13.5 ～ 17.5g/dL	
	女性 11.5 ～ 15g/dL	
ヘマトクリット	男性 39.7 ～ 52.4%	
	女性 34.8 ～ 45%	
血小板数	14 万～ 34 万個 / μL	
蛋白定性	(－) 陰性	
糖定性	(－) 陰性	
ウロビリノーゲン定性	(±) 擬陽性	
潜血反応	(－) 陰性	

※基準値は検査機関によって若干、異なります。

や行

ら行

わ行

アルファベット

ま行

な行

は行

た行

さ行

食品・栄養用語 さくいん

あ行

か行

■ 監修者

田中 明（たなか・あきら）

女子栄養大学臨床栄養医学研究室教授、栄養クリニック所長。医学博士、糖尿病専門医、糖尿病研修指導医、東京医科歯科大学医学部臨床教授、日本健康栄養食品協会学術アドバイザー
1976 年東京医科歯科大学医学部医学科卒業。東京都立府中病院内科（糖尿病）医長、東京医科歯科大学第 3 内科講師などを経て、2007 年より現職。

蒲池桂子（かまち・けいこ）

女子栄養大学 栄養クリニック主任、教授。管理栄養士、栄養学博士、病態栄養認定管理栄養士
1985 年女子栄養大学栄養学部栄養学科栄養科学専攻卒業。東京慈恵医科大学内科学講座勤務などを経て 2003 年より現職。一般の人を対象にした個別栄養相談、企業向け栄養コンサルティングなどを行っている。

■ スタッフ

[装丁・本文デザイン・DTP] 小田直司（ナナグラフィックス）
[本文イラスト] 青山京子
[撮影] 内田祐介
[資料提供] 有限会社カネツル砂子商店
[執筆協力] 吉川圭美　織本知英子　八城 丈　水野昌美
[編集協力] 長谷部美佐
[校正] 株式会社 みね工房
[編集・制作] 株式会社 童夢

あたらしい栄養《えいよう》事典《じてん》

2016 年 12 月 20 日　第 1 刷発行

監修者　田中《たなか》 明《あきら》　蒲池桂子《かまちけいこ》
発行者　中村 誠
印刷所　株式会社 光邦
製本所　株式会社 光邦
発行所　株式会社 日本文芸社
〒 101-8407　東京都千代田区神田神保町 1-7
TEL 03-3294-8931（営業）　03-3294-8920（編集）
Printed in Japan　112161125-112161125 Ⓝ 01
ISBN978-4-537-21436-9
URL http://www.nihonbungeisha.co.jp/

編集担当　吉村